Dr. med. Astrid Neuy-Lobkowicz

PD Dr. med. Daniel Schöttle

AD(H)S in der zweiten Lebenshälfte

Dr. med. Astrid Neuy-Lobkowicz
PD Dr. med. Daniel Schöttle

AD(H)S IN DER ZWEITEN LEBENSHÄLFTE

Strategien für einen dauerhaft erfolgreichen Umgang mit einer besonderen Art zu sein

KÖSEL

3. Auflage

in der Penguin Random House Verlagsgruppe GmbH,
Neumarkter Straße 28, D-81673 München
produktsicherheit@penguinrandomhouse.de

Redaktion: Jennifer Wagner
Umschlaggestaltung: Penguin Random House Verlagsgruppe nach einem Entwurf von zero-media.net
Umschlagmotiv: © Sylverarts – AdobeStock.com;
© weedezign – AdobeStock.com
Satz: Satzwerk Huber, Germering
Druck: GGP Media GmbH, Pößneck
Printed in Germany
ISBN 978-3-466-34858-9

www.koesel.de

INHALT

VORWORT: ADHS IN DER ZWEITEN LEBENSHÄLFTE

Es ist noch nicht so lange her, dass ADHS als Erkrankung kleiner Jungen gesehen wurde, die nicht stillsitzen können und hyperaktiv sind. In den letzten 20 Jahren allerdings ist deutlich geworden, dass erstens auch Mädchen und Frauen betroffen sind und dass es zweitens nicht nur hyperaktives ADHS, sondern auch ADS, den unaufmerksamen Typ, gibt. Je länger zu ADHS geforscht wird, desto deutlicher zeigt sich: ADHS zieht sich durch den gesamten Lebenslauf Betroffener. Die Einschätzung, dass sich ADHS im Jugendalter verwachsen würde, gilt heute als überholt. Über 50 Prozent der Kinder mit ADHS zeigen im Erwachsenenalter noch immer deutliche Symptome beziehungsweise haben weitere psychische Erkrankungen entwickelt.

Bisher ist ADHS über die erste Lebenshälfte hinaus kaum erforscht. Dies ist das erste deutschsprachige Buch, das sich mit diesem Thema beschäftigt. Bisher wird ADHS vorwiegend bei Kindern und Jugendlichen und im jüngeren Erwachsenenalter bis zur Lebensmitte wahrgenommen. In Social-Media-Beiträgen und auch in der Presse gibt es hierzu viele Artikel. Wir möchten ausführen, warum die Diagnose ADHS auch in der zweiten Lebenshälfte, also ab 40, von großer Bedeutung ist und dass die Auseinandersetzung mit den positiven wie herausfordernden Anteilen des eigenen ADHS und eine leitliniengerechte Therapie sehr hilfreich sein können. Wir möchten einen Beitrag dazu leisten, dass dieses Thema sowohl von Betroffenen als auch von Fachleuten wahrgenommen wird und somit eine hilfreiche Auseinandersetzung und Behandlung unternommen beziehungsweise angeboten werden kann.

Im ersten Teil des Buches geht es darum, was ADHS überhaupt ist und welche Besonderheiten sich daraus ergeben. Wichtig ist uns, dass Sie sich selbst als Betroffene oder Ihre Partnerperson sowie andere Menschen besser verstehen können. ADHS ist erst einmal eine besondere Art, zu sein, mit der man auf die Welt kommt und die meist das ganze Leben Betroffener begleitet. Sich zu verstehen, hilft dabei, sich selbst anzunehmen, anderen eine Gebrauchsanweisung zu geben, wie anders man sich und die Welt erlebt, und zu erklären, warum man in manchen Situationen anders reagiert als andere Menschen.

Wir wollen anschauen, wie sich ADHS in den einzelnen Lebensabschnitten darstellt und wo sich für ADHS-Betroffene Problemfelder zeigen. Viele typische ADHS-Symptome tauchen im Laufe des Lebens in unterschiedlicher Ausprägung mit Einfluss auf verschiedene Lebensthemen auf, die sie mit guten Strategien bewältigen und nutzen können.

Nach den Erläuterungen zu Diagnostik und Behandlung werden wir Tools vorstellen, die in Problemsituationen gut anwendbar sind. Es hilft, eine Art Werkzeugkasten für ADHS-Symptome zu entwickeln, auf den man in schwierigen Situationen immer wieder zurückgreifen kann. Gut ist es, wenn man »Werkzeuge« zur Hand hat und sie immer wieder anwenden kann, denn von ADHS betroffene Menschen sollten ein glückliches und erfolgreiches Leben führen können. Das Gleiche gilt auch für Partnerpersonen oder andere Familienangehörige, die nicht betroffen sind, aber immer wieder mit ADHS-Symptomen konfrontiert werden.

Wir wünschen uns, einen Beitrag dazu zu leisten, dass Menschen mit ADHS mit den hierdurch bedingten Herausforderungen auf eine positive Weise umgehen und ihre individuellen Ressourcen und Potenziale nachhaltig stärken und erfolgreich nutzen können.

Dr. Astrid Neuy-Lobkowicz und PD Dr. Daniel Schöttle

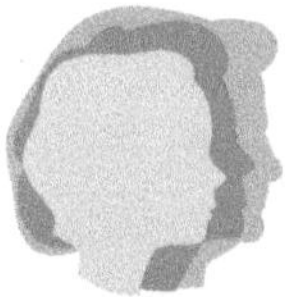

NEURODIVERSITÄT IM LAUF DES LEBENS

ADHS, also die Aufmerksamkeitsdefizit-Hyperaktivitätsstörung, ist Teil des neurodiversen Spektrums, zu dem zum Beispiel auch Autismus und Dyslexie gezählt werden. Der Begriff Neurodiversität beschreibt die Vielfalt menschlicher Gehirnfunktionen und Verhaltensweisen als natürlichen Bestandteil der biologischen und sozialen Diversität (Botha et al., 2024). Anstatt neurologische Unterschiede als krankhafte Abweichungen von einer vermeintlichen Norm zu sehen, betont das Konzept, dass diese Unterschiede Ausdruck menschlicher Vielfalt sind. Neurodivergente Menschen sehen sich mit unterschiedlichen Einschränkungen oder Herausforderungen konfrontiert, haben aber auch spezielle Stärken.

ADHS ist dementsprechend als eine Art Grundausstattung zu sehen, die Betroffene anerkennen und schätzen sollten. Damit geht einher, das eigene Leben so zu gestalten, dass die Lebens- und Arbeitsbedingungen zum eigenen Stil passen. Menschen mit ADHS sind vielleicht sehr kreativ, voller Energie, können für spannende Projekte brennen und diese hyperfokussiert angehen. Gleichzeitig können sie aufgrund von Desorganisation, Prokrastination (Aufschieberitis) und Impulsivität erhebliche Schwierigkeiten damit haben, ihren beruflichen Aufgaben nachzukommen. Sie prägen spannende Partnerschaften, in denen es nicht langweilig wird. Gleichzeitig haben sie Schwierigkeiten, Verbindlichkeit zu zeigen und überschießende

Emotionen zu regulieren. Als Mütter sind sie vielleicht liebevoll und haben eine starke Verbindung zu ihren Kindern, gleichzeitig fühlen sie sich aufgrund ihrer Planungsschwierigkeiten und der Reizüberflutung überfordert damit, Schule, Kindergeburtstage oder Pubertätskrisen im Alltag zu meistern. Stärken und Einschränkungen können also nebeneinander existieren. ADHS und die damit verbundenen Auswirkungen verändern sich oft im Lauf des Lebens.

Vielleicht haben Sie gerade erst die Diagnose ADHS erhalten. Vielleicht vermuten Sie es schon lange – bei sich selbst, bei Ihrem Partner, Ihrer Partnerin oder einer anderen nahestehenden Person. Wenn Sie begonnen haben, sich mit dem Thema auseinanderzusetzen, ist Ihnen wahrscheinlich aufgefallen, dass sich viele der gängigen Beschreibungen von ADHS auf Kinder und Jugendliche beziehen. Lange Zeit wurde ADHS fast ausschließlich als in diesen ersten Lebensphasen vorkommend betrachtet. Doch die Forschung und vor allem die Erfahrungen Betroffener zeigen heute sehr deutlich: ADHS ist für viele Menschen ein lebenslanger Begleiter. Die Symptomatik und der Umgang damit verändern sich genauso wie die Auswirkungen auf verschiedene Lebensbereiche – im Positiven wie im Negativen.

Warum wird ADHS im Alter so selten diagnostiziert?

»Ich weiß gar nicht, wo ich anfangen soll. Ich war irgendwie immer … zu viel. Zu laut, zu ungeduldig, zu emotional, zu schnell. Am stressigsten war das nicht für andere, sondern hauptsächlich für mich selbst.«

Mein Patient ist 55 Jahre alt, Werbetexter in einer Agentur, verheiratet, Vater zweier pubertierender Kinder. Sein Leben sieht auf den ersten Blick stabil aus. Beruflich ist er erfolgreich, seine Kampagnen laufen gut, seine Ideen sind gefragt. Aber was andere bewundern – seine Spontaneität, sein Energielevel, seine Kreativität –, fühlt sich für ihn selbst oft wie eine konstante Überforderung an. Sie erschöpft ihn, bevor der Tag überhaupt richtig begonnen hat.

Schon in der Schule galt er als der »verpeilte, aber lustige Chaot«. Seine Noten waren je nach Interessenlage mal sehr gut, mal sehr schlecht. Hausaufgaben wurden vergessen, Projekte in letzter Minute nur mit viel Nachtarbeit und aufgrund seines Charmes gerettet. Im Studium kam ihm die Schnelllebigkeit seiner Kreativität zugute – gleichzeitig fiel es ihm schwer, langfristig an theoretischen oder detaillierten Aufgaben dranzubleiben. Sein erster Job in der Werbung war perfekt: ständig neue Themen, keine Langeweile, kurze Deadlines, keine Routinen. Besprechungen, in denen jeder Einwürfe machen konnte, emotionale Diskussionen wurden geschätzt. Aber irgendwann traten die ersten Risse auf.

»Ich habe ständig das Gefühl gehabt, ich renne los und nach hundert Metern weiß ich nicht mehr, wohin eigentlich. Ich war schon so aus der Puste, dass ich überhaupt keine Idee mehr hatte, welche Aufgaben ich wie erledigen sollte.«

Er vergaß Deadlines, Termine, versank in Ideen, ohne sie umzusetzen. Seine Kolleginnen und Kollegen reagierten zunehmend genervt, weil sie sich nicht auf ihn verlassen konnten. Obwohl seine Sprunghaftigkeit zwar neue Ideen hervorbrachte, ließ er jedoch keine Substanz in der Umsetzung spüren.

Zu Hause war es nicht besser. Seine Kinder liebten ihn – aber auch sie spürten, dass Papa oft abwesend, mit den Gedanken ganz woanders oder plötzlich impulsiv und laut war, wenn es ihm zu viel wurde. Seine Frau war zunehmend frustriert, weil sie das Familienleben alleine organisierte und die emotionalen Schwankungen, zusätzlich zu den Bedürfnissen ihrer Kinder, ausgleichen musste.

»Ich kenne den Gedanken ›nicht zu genügen‹ so gut aus meiner Kindheit. Ich hatte eine niedrige Frustrationstoleranz entwickelt, wenn etwas nicht sofort klappte. Das Scheitern, das ich so gut kenne, war schon vorprogrammiert. Ich wollte ja nicht so sein und kam gleichzeitig aus meinem Strudel nicht heraus. Ich habe Listen geschrieben, To-do-Apps ausprobiert, mich mit Kaffee und Podcasts motiviert. Aber es hat einfach nicht gereicht. Die einzige kurze Entspannung, die ich finden konnte, war, wenn alle im Bett waren und ich abends auf dem Balkon einen Joint rauchte. Ich wusste, dass das nicht gut ist und war gleichzeitig verzweifelt, weil ich keine andere Möglichkeit sah, um irgendwie Ordnung und Ruhe in mein Chaos zu bringen.«

Der Wendepunkt kam, als er bei einem Elterngespräch in der Schule seines Sohnes saß. Die Lehrkraft sprach über Konzentrationsprobleme, Impulsivität, emotionale Ausbrüche – über ADHS. Plötzlich hörte er nicht mehr nur die Beschreibung seines Sohnes, sondern die seiner selbst. Was folgte, war eine lange Phase des Nachdenkens. Schließlich entschloss er sich, selbst eine Diagnostik machen zu lassen.

Die Diagnose ADHS war eine Erleichterung, denn endlich ergab vieles Sinn: sein Lebenstempo, seine Vergesslichkeit, sein inneres Chaos. Doch mit der Erkenntnis kam auch die Trauer. Trauer um die vielen Jahre, in denen er sich für seine empfundene Andersartigkeit geschämt hatte und an sich selbst verzweifelt war. Trauer und Wut spürte er wegen des Energieaufwands, der hauptsächlich dazu gedient hatte, »irgendwie normal zu sein und es wie die anderen Menschen zu schaffen«, um verpasste Chancen, Beziehungen und seine Anwesenheit in der Familie, die vielleicht anders hätten verlaufen können.

Er entschloss sich, eine Psychotherapie zu machen und eine ADHS-Medikation einzunehmen. »Ich bin immer noch zu viel. Aber ich weiß mittlerweile, wie ich meine Energie für mich statt gegen mich einsetze. Mein ADHS will ich zwar nicht missen, denn ich ziehe auch viel Positives daraus. Ich kann mich allerdings jetzt besser einschätzen und habe Strategien entwickelt, die es mir ermöglichen, die damit verbundenen Stärken einzusetzen und meine Defizite auszugleichen. Was sehr entlastend ist: Meine Familie kann mich besser einordnen und ich kann Hilfe annehmen. Das war jahrelang anders. Die Medikation nehme ich oft, lasse sie aber an manchen Tagen auch weg. Allein das Wissen, wesentlich besser konzentriert und weniger ablenkbar, innerlich ruhiger und strukturierter zu sein, gibt mir Sicherheit. Für mich war am wichtigsten, zu sehen, dass ich in eine Selbstwirksamkeit – so nennt meine Therapeutin es – komme, von der ich nicht ahnte, dass sie in mir steckt.«

ADHS wird häufig im Kindesalter um das zwölfte Lebensjahr herum diagnostiziert (Solmi et al., 2022) und galt lange Zeit als Störungsbild in Kindheit und Jugend. Bei ungefähr 40 bis 50 Prozent derjenigen, die ADHS in der Kindheit haben, setzt sich die Symptomatik im Erwachsenenalter fort (Di Lorenzo et al., 2021). Häufig kommen Betroffene durch die eigenen Kinder mit ADHS, durch Freundschaften, die Beschäftigung mit der Thematik im Internet oder durch die sozialen Medien zur Diagnostik. Viele von ihnen hatten schon immer das Gefühl, irgendwie anders zu sein, ohne das genau erklären zu können.

In den Köpfen nicht weniger therapeutischer Fachkräfte ist ADHS im Erwachsenenalter als Diagnosemöglichkeit nicht präsent, zumal sich die Symptomatik im Verlauf des Lebens ändert. Die von außen sichtbaren hyperaktiven und impulsiven Verhaltensweisen werden dann eher verinnerlicht und äußern sich nur noch in Mikrobewegungen (mit dem Kugelschreiber spielen, Beinwippen, an den Häutchen der Fingernägel zupfen …). Teils wird die Diagnostik wegen stereotyper Vorstellungen davon versäumt, dass »ADHS ja gar nicht sein kann«, wenn jemand ein Studium absolviert hat oder beruflich erfolgreich ist. Jemand kann sich länger bei interessanten Themen konzentrieren? Das soll ADHS sein? Die Abhängigkeit von Umgebungsfaktoren oder davon, ob etwas interessant ist, sowie der schwankende

Verlauf zeigen, dass ADHS sich nicht starr und kontinuierlich zeigt. Das kann zu diagnostischen Verunsicherungen führen. Bei manchen Betroffenen sorgen auch Scham oder das fehlende Bewusstsein, dass ADHS auch im Erwachsenenalter als Erklärung für Schwierigkeiten infrage kommt, dafür, dass sie sich keine Hilfe suchen.

Erschwerend kommt hinzu, dass eine Fremdanamnese, also die Befragung Angehöriger zu Auffälligkeiten in Kindheit und Jugend, bei einigen Erwachsenen aus unterschiedlichen Gründen (Scham, Tod der Eltern, Streitigkeiten in der Familie) nicht mehr möglich ist und viele Betroffene berichten, dass sie sich kaum an ihre eigene Kindheit oder Jugend erinnern können.

ADHS-Betroffene entwickeln im Laufe ihres Lebens häufig Begleiterkrankungen, die die Symptomatik entweder überdecken oder ihr in manchen Punkten sehr ähnlich sind. Dann wird die Symptomatik einer depressiven Erkrankung oder einer Persönlichkeitsstörung wie der emotional-instabilen vom Borderline-Typ zugeschrieben und ADHS dabei übersehen. Zudem haben viele Erwachsene gelernt, mit der Symptomatik umzugehen, und sogenannte Kompensationsstrategien entwickelt, hinter denen sich bei genauer Betrachtung ADHS-Symptome verstecken. Das kann dazu führen, dass es vermeintlich keine Einschränkungen durch ADHS gibt und der enorme Anpassungsaufwand übersehen wird. Oft führt diese Anstrengung auch schon früh zu Erschöpfungssymptomen, denn die ständige Anspannung, das Maskieren, kostet ganz viel Kraft, und häufig ist eine Erholung und Regeneration nicht mehr ausreichend möglich. Die Energiebatterie der Betroffenen leert sich zunehmend.

Dadurch werden sie anfällig für die Entwicklung weiterer Erkrankungen oder sehr ungesunder Kompensationsstrategien. Dazu gehören die Entwicklung von Substanzkonsum und Abhängigkeitserkrankungen.

Die Gründe, aus denen ADHS im Erwachsenenalter häufig übersehen oder nicht diagnostiziert wird, sind vielfältig. Daher ist es wichtig, diese zu berücksichtigen und ADHS auch bei Erwachsenen als mögliche Differenzialdiagnose einzubeziehen.

Typen von ADHS

ADHS steht für Aufmerksamkeitsdefizit-Hyperaktivitätsstörung, aber nicht alle Betroffenen sind unaufmerksam oder hyperaktiv-impulsiv zu gleichen Anteilen. Manche Betroffene haben den primär unaufmerksamen Typ (also eigentlich ADS) und nur wenige bis gar keine hyperaktiven oder impulsiven Anteile. Im Gegenteil: Manche sind sogar hypoaktiv, also eher langsam, und kommen schwer in die Gänge. Andere wiederum sind ausgeprägt hyperaktiv/impulsiv, wobei die meisten Betroffenen beide Anteile in unterschiedlicher Gewichtung haben (ADHS).

ADHS beginnt in der Kindheit und setzt sich im Erwachsenenalter bei knapp der Hälfte der Menschen mit unterschiedlicher Ausprägung fort. Mit ADHS sind Sie nicht alleine! Ungefähr 2,5 bis 3,5 Prozent der Erwachsenen sind davon betroffen. Es gibt nur wenige Studien mit unterschiedlichen Ergebnissen zu ADHS im höheren Lebensalter. Darin zeigt sich einerseits, dass die Häufigkeit von ADHS im Alter deutlich abnimmt (bei über 60-Jährigen auf 0,8 Prozent geschätzt, P. Song et al., 2021), was wahrscheinlich an unterschiedlichen Methoden der Erfassung und einem Rückgang der Symptomatik liegt. Es gibt auch zu wenige Ärztinnen und Psychotherapeuten, die ADHS diagnostizieren. Auch deshalb wird die Häufigkeit nicht ausreichend erfasst. In einer anderen Studie sind es in der Altersgruppe von 40 bis 59 geschätzte 3,1 Prozent und in der Altersgruppe von 60 bis 80 Jahren 2,1 Prozent. ADHS wächst sich also bei den meisten Betroffenen nicht aus (Müller et al., 2023).

Männer sind etwas häufiger betroffen als Frauen, wobei sich mit zunehmendem Alter die Geschlechtsunterschiede in der Häufigkeit von ADHS verringern und angleichen. Außerdem wird bei Frauen die Diagnose häufig später gestellt (circa vier Jahre) und die Problematik häufiger übersehen oder mit anderen Erkrankungen verwechselt (Skoglund et al., 2024). Wieso das so ist, erklären wir im Kapitel »Geschlechterunterschiede«.

Der Begriff ADHS sorgt teilweise für Verwirrung, denn es herrscht das Vorurteil, dass Menschen mit ADHS sich überhaupt nicht konzentrieren könnten. Das stimmt natürlich nicht. ADHS-Betroffene können sich bei spannenden Themen sehr wohl konzentrieren und in den Hyperfokus geraten. Problematisch ist nur, dass viele Themen im Erwachsenenalter (Steuererklärung, Rechnungen schreiben, Termine organisieren …) nicht spannend sind und Betroffenen daher Flüchtigkeitsfehler passieren. Zudem kann die Konzentrationsleistung häufig nicht gut abgerufen werden, so dass die Leistungsfähigkeit schwankt und somit eher einer Aufmerksamkeitsregulationsstörung entspricht. ADHS-Betroffene haben also ein Problem damit, die Aufmerksamkeit gezielt und kontrolliert auf notwendige Aufgaben zu richten.

Nicht alle Betroffenen sind unruhige Zappelphilippe oder Zappelliesen, sondern können äußerlich ruhig wirken – oftmals allerdings nur unter großer Anstrengung. Nicht alle Betroffenen haben gleichermaßen Schwierigkeiten in allen Unterbereichen (Aufmerksamkeit, Hyperaktivität und Impulsivität); das ist individuell unterschiedlich stark gewichtet. Es gibt Betroffene, die sehr ruhig, teils eher »hypoaktiv« und entspannt, durchs Leben gehen und nur sehr wenig Impulsivität besitzen. Sie können jedoch sehr unaufmerksam und unkonzentriert sein. Diese Erscheinungsform wird dem primär unaufmerksamen Typ von ADHS zugeordnet. Hochenergetische und ausgeprägt impulsive Menschen, bei denen die Konzentrationsleistung weniger stark berührt ist, entsprechen dem hyperaktiv-impulsiven Typ. Bei den meisten Menschen liegen allerdings Anteile aus beiden Bereichen vor, die sich im Verlauf des Lebens ändern können. ADHS wirkt sich also individuell unterschiedlich aus.

Legt man das Diagnosemanual DSM-5 (American Psychiatric Association, 2013) zugrunde, müssen folgende Kriterien erfüllt sein, damit die Diagnose ADHS gestellt werden kann:

- Die Symptome müssen über sechs Monate bestehen.
- Die Symptome sollten bereits vor dem zwölften Lebensjahr vorhanden sein (das ist etwa bei Frauen nicht immer sehr deutlich der Fall).
- Es müssen deutliche Einschränkungen im schulischen, beruflichen und privaten Bereich vorhanden sein.

Die Symptome müssen nicht immer konstant und in gleicher Ausprägung vorliegen. Die Symptome können zum Beispiel bei Frauen auch hormonabhängig sein. Das bedeutet, dass Hormonschwankungen ADHS-Symptome verschlimmern können. Auch unter Stress werden ADHS-Symptome meist deutlicher.

Bei sehr intelligenten ADHS-Betroffenen müssen »deutliche Einschränkungen im schulischen Bereich« nicht gleichbedeutend mit schlechten schulischen Leistungen sein. Sie können unter ihren Möglichkeiten bleiben und dennoch gute Leistungen zeigen, die alle zufrieden stellen, aber tatsächlich schaffen sie es nicht, ihr wahres Potenzial abzurufen. Oder sie müssen sich trotz der guten Intelligenz sehr anstrengen, um einfache Routineaufgaben zu erledigen, so dass Energie für andere Aufgaben fehlt.

Beim vorwiegend unaufmerksamen Typ sollten für eine Diagnose fünf Symptome vorhanden sein.

- Macht häufig Flüchtigkeitsfehler
- Hat häufig Schwierigkeiten, die Aufmerksamkeit bei Aufgaben zu halten
- Scheint häufig nicht zuzuhören, wenn direkt angesprochen

- Führt häufig Anweisungen nicht vollständig aus und scheitert daran, Aufgaben zu beenden
- Hat Schwierigkeiten, Aufgaben zu organisieren
- Meidet oder ist widerwillig bei Aufgaben, die anhaltende geistige Anstrengung erfordern (beispielsweise lange Berichte, Steuererklärung)
- Verliert häufig Dinge, die für Aufgaben oder Aktivitäten notwendig sind
- Lässt sich leicht von äußeren Reizen ablenken
- Ist im Alltag häufig vergesslich

Beim vorwiegend hyperaktiv-impulsiven Typ sollten mindestens fünf dieser Symptome vorhanden sein.

- Zappelt häufig mit Händen und Füßen oder wippt auf dem Stuhl
- Steht in Situationen auf, in denen Sitzen erwartet wird (zum Beispiel in Besprechungen)
- Erlebt häufig innere Unruhe
- Hat häufig Schwierigkeiten, sich ruhig zu beschäftigen
- Ist häufig »auf dem Sprung« oder wirkt »getrieben«
- Redet übermäßig viel
- Platzt mit Antworten heraus, bevor Fragen zu Ende gestellt sind
- Hat Schwierigkeiten, zu warten, bis er/sie dran ist (beispielsweise in Warteschlangen)
- Unterbricht oder stört andere häufig (zum Beispiel in Gesprächen)

Der ADHS-Typ kann sich im Lauf des Lebens verändern, vor allem in der Pubertät. Im Erwachsenenalter sehen wir vorwiegend den Mischtyp aus beiden Anteilen mit unterschiedlicher Gewichtung. Dann zeigen ADHS-Betroffene von beiden Typen Symptome. Frauen haben öfter unaufmerksame Symptome als Männer.

Es gibt weitere Auffälligkeiten, die zwar nicht in den Diagnosesystemen auftauchen, allerdings sehr häufig von ADHS-Betroffenen genannt und diagnostisch genutzt werden können. Dazu gehören Stimmungsschwankungen, Probleme, diese ausreichend zu kontrollieren, und überschießende Emotionen sowie Reizbarkeit. Manche Betroffenen berichten davon, dass sie sich ihren Gefühlsschwankungen ausgeliefert fühlen, die teils unabhängig von einer Reaktion auf äußere Stimuli (wie Kränkungen, Streitigkeiten, Lob etc.) vorkommen. ADHS-Betroffene leiden darunter, dass sie oft heftig und überschießend reagieren, was zu Schwierigkeiten mit ihren Mitmenschen führen kann. Sie haben Probleme damit, ihre Gefühlsreaktionen angemessen zu steuern. Oft verspüren sie eine besondere Empfindsamkeit bei Zurückweisung oder Kritik, die als Rejection Sensitivity bezeichnet wird. Darüber hinaus zeigen sich Schwierigkeiten in der Zeiteinteilung (»Zeitblindheit«). Das bedeutet, dass ADHS-Betroffene Zeit häufig nicht richtig einschätzen können: Was kann ich in einer halben Stunde realistisch erledigen? Wann muss ich los, um pünktlich zu sein? Was war genau vorgestern?

ADHS-Betroffene haben oft eine geringe Frustrationstoleranz. Wenn etwas nicht so läuft, wie sie es erwarten, sind sie schnell frustriert oder ärgerlich. Sie machen Zusagen, ohne genau zu überlegen, ob man die zugesagten Aufgaben erfüllen kann und will. Viele Betroffene haben Probleme damit, unliebsame Erledigungen rechtzeitig anzufangen. Sie können den ersten Schritt nicht machen, was für Betroffene quälend sein kann. Außerdem haben einige von ihnen Probleme damit, angefangene Aufgaben zu beenden. Es fällt ihnen zwischendurch immer etwas Neues ein, woran sie hängen bleiben. Häufig zeigt sich ein Ganz-oder-gar-nicht-Modus: Aufgeräumt wird entweder im totalen »Flow-Erleben« bis ins letzte Detail oder gar nicht.

Das Chaos im Kopf, die Flut an Gedanken und die Unfähigkeit, abzuschalten, sowie Anpassungsleistungen im sozialen Umfeld können bei ADHS-Betroffenen dazu führen, dass eine totale Erschöpfung nach einem vermeintlich »normalen« Tag oder sozialen Aktionen die Folge ist. Oft geht das mit »Overthinking« einher, dem Analysieren und grüblerischen Nachdenken. Das kann zur Folge haben, dass sie nur schwer Entscheidungen treffen können oder sich wie gelähmt fühlen.

Ein weiteres »Over«-Phänomen ist das »Oversharing«. Das bedeutet, dass ADHS-Betroffene ungefiltert und detailliert von sich erzählen, ohne zu schauen, ob sie dieses Wissen auch wirklich preisgeben wollen. Oft bereuen sie das im Nachhinein oder schämen sich dafür, viel zu intime Details geteilt zu haben. Es zeigt sich auf vielen Ebenen, dass ADHS-Betroffene zu wenig über die Konsequenzen ihrer Handlungen nachdenken.

Von ADHS Betroffene haben oft einen ausgeprägten Gerechtigkeitssinn und eine hohe Sensibilität gegenüber Stimmungen im Raum. Sie können zwischen den Zeilen lesen und sich gut in andere Menschen einfühlen. Es kann aber auch sein, dass sie überempfindlich sind und dadurch schnell gestresst werden. Sie können empfindlich auf Geräusche reagieren (»Misophonie«) und sich vom Kauen oder Atmen ihrer Mitmenschen, Gerüchen oder Licht gestört fühlen. Ein- und Durchschlafstörungen sowie ein veränderter Tages- und Nachtrhythmus sind weitere Besonderheiten, die bei ADHS vermehrt auftreten.

Die ADHS-Symptomatik verändert sich meist im Lauf des Lebens hin zu einer weniger von außen zu beobachtenden Hyperaktivität und verbesserten Impulskontrolle, während Aufmerksamkeit und Konzentration sich meist nur in geringem Ausmaß verbessern. Häufig werden Bewältigungsmechanismen, sogenannte Kompensationsstrategien, entwickelt, mit denen sich Betroffene helfen, besser und effektiver mit den subjektiven Einschränkungen umzugehen und die mit ADHS einhergehenden Stärken für sich zu nutzen.

Wie ADHS entsteht

Die Ursachen von ADHS sind nicht abschließend geklärt. Wahrscheinlich gibt es nicht das eine verantwortliche Gen oder den einen entscheidenden Umweltfaktor. Vermutlich handelt es sich um ein komplexes Wechselspiel genetischer, neurobiologischer, sozialer und Umweltfaktoren, die sich gegenseitig beeinflussen (Banaschewski et al, 2017a).

Nach aktuellem Kenntnisstand wird von einer ausgeprägten genetischen Ursache ausgegangen, so dass bis zu 80 Prozent der Entstehungsursache über genetische Faktoren erklärt werden können. Das wird auch aus Familienstudien abgeleitet, in denen gezeigt wurde, dass ADHS sehr gehäuft familiär vorkommt. Haben Sie ADHS, haben Ihre erstgradig Verwandten (beispielsweise Bruder oder Schwester) ein fünf- bis zehnfach erhöhtes Risiko, selbst von ADHS betroffen zu sein. Kinder ADHS-betroffener Eltern haben zu 40 bis 60 Prozent selbst ADHS. Die Chancen sind also hoch, dass Sie in Ihrer Familie nicht die oder der einzige Betroffene sind (Banaschewski et al., 2017b; Häge et al., 2020; Faraone et al., 2005, 2019, 2024; Faraone & Larsson, 2019).

Interessant sind Zwillingsstudien, in denen eineiige (mit nahezu identischem Erbgut) und zweieiige Zwillinge (Erbgut wie Geschwister) untersucht wurden. Es zeigt sich, dass bei Vorliegen von ADHS bei einem eineiigen Zwilling der andere mit einer Wahrscheinlichkeit von 70 bis 80 Prozent ebenso davon betroffen ist, während sich diese Wahrscheinlichkeit bei zweieiigen Zwillingen deutlich reduziert. Das heißt, dass Betroffene wahrscheinlich mit der neurobiologischen Grundausstattung ADHS auf die Welt kommen (Faraone & Larsson, 2019).

Zudem geht ADHS häufig mit bestimmten psychischen Erkrankungen wie zum Beispiel mit Autismus, Depression, Bipolarität oder Angststörungen einher. ADHS tritt selten alleine auf (Faraone, 2024), worauf wir noch genauer eingehen werden. Auch körperliche Erkrankungen wie Übergewicht kommen häufig in Zusammenhang mit ADHS vor (Faraone et al., 2021, 2024; Faraone & Larsson, 2019; Larsson et al., 2014).

Gehirnentwicklung

Neben erblichen spielen biologische und psychosoziale sowie Umweltfaktoren eine Rolle für die Entstehung von ADHS. ADHS interagiert sehr stark mit dem sozialen Umfeld und den Lebenserfahrungen. Es spielt eine Rolle, wie es der Mutter in der Schwangerschaft ergangen ist. War sie übergewichtig? Gab es Schwangerschafts- und Geburtskomplikationen? Wurden bestimmte Medikamente in der Schwangerschaft eingenommen? Hat die Mutter in der Schwangerschaft geraucht? Gab es in der Familie viel Stress? Gibt es Familienmitglieder, die auch von ADHS betroffen sind oder gab es psychisch Erkrankte in der Familie? Gab es schwierige Lebensereignisse oder Traumata?

Man erbt die Grundausstattung ADHS in unterschiedlicher Ausprägung. Wie es im weiteren Leben verläuft, ist immer auch davon abhängig, ob man fördernde Einflüsse oder belastende Lebensbedingungen erlebt. Wenn man als Kind in einer gut situierten Familie aufwächst, am besten auf dem Land mit wenig Reizüberflutung, mit Garten und viel Bewegung und man engagierte Eltern hat, die das Kind fördern und fordern, wird ADHS wahrscheinlich anders verlaufen als bei Betroffenen mit einem alleinerziehenden Elternteil, das ganztags arbeiten muss, in einer kleinen Wohnung beengt in einer Großstadt. Wenn die Betreuungsperson auch ADHS hat, können sich die Kernsymptome von ADHS bei beiden verstärken, weil man sich in Hyperaktivität, Chaos und Impulsivität gegenseitig triggert.

An der Entwicklung von ADHS sind verschiedene Neurotransmitter (Botenstoffe) beteiligt, die in einem Ungleichgewicht im Gehirn vorkommen. Die wichtigsten drei sind Serotonin, das neben anderen für die Impulskontrolle wichtig ist, Noradrenalin, das für Aufmerksamkeit und Aktivität von Bedeutung ist, und Dopamin, das an der Regulation von Aktivität, Antrieb und Motivation (auch im Belohnungssystem!) beteiligt ist. Dopamin wird zwischen den kommunizierenden Nervenzellen ADHS-Betroffener, vor allem in den vorderen Teilen des Gehirns, zu schnell abgebaut. Das Hauptziel der Medikamente, zu denen wir später noch kommen werden, ist es, das auszugleichen.

Wie tickt ein ADHS-Gehirn?

Das ADHS-Gehirn tickt anders als das neurotypischer Menschen. Es hat die Eigenschaft, seine Besitzerin beziehungsweise seinen Besitzer zur Verzweiflung bringen zu können, aber es hat auch großartige Qualitäten.

Erst einmal sind ADHS-Gehirne schwer steuerbar und mögen es überhaupt nicht, zu etwas gezwungen werden. Es ist so, als würde darin ein kleiner trotziger Junge sitzen, der auf Sätze, die mit »Du musst« oder »Du sollst« beginnen, allergisch und trotzig reagiert. Es ist, als würde dieser Junge permanent sagen: »Ich muss gar nichts außer sterben.« Viele ADHS-Betroffene können sich noch gut an Schulsituationen erinnern, in denen ihr Gehirn einfach den Lernstoff für die Schulaufgabe nicht preisgegeben hat, der am Vortag noch gut gelernt und abrufbar war. Ja, es ist einfach so: Das ADHS-Gehirn arbeitet ungern auf Anweisung oder unter Druck und leider ist es nicht immer zuverlässig.

Deshalb ist es auch hilfreich, in Diskussionen mit Angehörigen nicht darauf zu beharren, wer wann und wo was gesagt hat. Darüber kann man sich jahrelang streiten. Leider ist es aber so, dass Sie nicht immer davon ausgehen können, dass Ihr Gehirn im fraglichen Moment anwesend war und alles richtig abgespeichert hat.

Die Frau eines Patienten sagte ihm morgens beim Frühstück, dass er doch bitte noch vor der Arbeit beim Bäcker vorbeifahren solle,

um Brot fürs Abendessen zu kaufen. Der Patient nickte. Für seine Frau war die Situation klar: Sie hatte ihm einen Auftrag gegeben, mit dem er sich einverstanden erklärt hatte.

Abends kam er ohne Brot nach Hause, was bei seiner Frau Unmut und Unverständnis hervorrief. Er insistierte, dass sie ihm das mit dem Brot mitbringen nie gesagt habe. Die Ehefrau verstand die Welt nicht mehr. Er hatte genickt! Das war für sie ein klares Signal gewesen, dass er einverstanden war. Er hatte die Botschaft aber gar nicht gehört, sondern hatte, wie er es gewohnt war, reflektorisch genickt und war innerlich mit seinen eigenen Gedanken beschäftigt gewesen.

Umgekehrt geht das auch. Im Eifer des Gefechts, wenn Sie emotional heftig getriggert sind, kann es sein, dass Sie unbedachte Aussagen machen, die sehr kränkend und verletzend sind. Und es kann sein, dass Sie auch das nicht zuverlässig abspeichern. ADHS-Betroffene können Mimosen mit verbalen Holzkeulen sein. Wenn sie sich abreagiert haben, ist der Ärger oft schnell verflogen – die Erinnerung daran aber auch.

Es kann passieren, dass Sie glauben, etwas gesagt zu haben, aber dann kam ein neuer Gedanke und Sie haben es doch nicht gesagt. Versuchen Sie, nicht zu viel Zeit mit solchen Diskussionen zu verbringen, sondern sagen Sie lieber: »Ich habe das anders in Erinnerung, aber lass uns jetzt mit der Situation einen guten Weg finden.«

Eine der Herausforderungen des ADHS-Gehirns ist, dass Sie wahrscheinlich den ganzen Tag lang sehr gute Ideen haben: Gedankenblitze, die aber im Gully der Vergesslichkeit versinken, wenn Sie sie nicht sofort festhalten und weiterverarbeiten. Es gilt, dieses sprunghafte und kreative Gehirn gut zu nutzen. Dazu gehört die Erkenntnis, dass Sie großartige Gedanken und Ideen oder auch kleine Geistesblitze, was es zum Beispiel noch zu erledigen gilt, nutzbar machen sollten. Das geht so: Ihr Gehirn arbeitet nach dem Motto: »aus den Augen aus dem Sinn« oder »guter Gedanke, neuer Gedanke, alter guter Gedanke weg«. Sie sollten sich angewöhnen, Ihre Gedanken zu ernten und festzuhalten. Dazu können Sie verschiedene Techniken nutzen. Schauen Sie, welche für Sie am besten passt. Eine Technik könnte sein, dass Sie alle guten Gedanken aufschreiben und dazu ein leeres Blatt neben sich liegen haben, wenn Sie arbeiten. Wenn Ihnen ein guter Gedanke kommt, schreiben Sie ihn auf und machen die Arbeit weiter, mit der Sie gerade beschäftigt sind. Oder Sie nutzen Post-its, kleben sie immer an die gleiche Stelle und ordnen abends die Gedanken Ihren Projekten zu. Oder diktieren Sie Ihre Gedanken ins Handy und lassen sich eine Mail dazu schicken. Nutzen Sie eine Smartwatch, um eine gute Idee festzuhalten. Lassen Sie die Originalität, die Sprunghaftigkeit und die Kreativität Ihrer Gedanken für sich wirken, indem Sie sie festhalten.

Ein ADHS-Gehirn kann seine Leistung herunterfahren, wenn es unterbeschäftigt und gelangweilt ist. Dann können oft einfache Aufgaben nicht bewältigt werden. Da es außerdem sehr vergesslich ist, empfiehlt es sich umso mehr, alles aufzuschreiben. Es gilt: Ohne Zettel verzetteln Sie sich.

Dafür kann das ADHS-Gehirn, wenn das Interesse groß ist, auch wahre Glanzleistungen erbringen und im Hyperfokus Mitmenschen in Erstaunen versetzen. Nur funktioniert der Hyperfokus leider nicht auf Knopfdruck, sondern ist interessen- und belohnungsabhängig. Da das ADHS-Gehirn mehr Reize und Eindrücke wahrnimmt als das neurotypische Gehirn, kann es Situationen schneller erfassen oder Dinge erspähen, die gerade im Mittelpunkt seines Interesses sind. Das kann eine Eule im Wald sein oder ein wertvoller Gegenstand auf einem Flohmarkt, der einfach achtlos zwischen viel Schrott liegt. ADHS-Betroffene nehmen Geräusche wahr, die andere Menschen ausblenden oder gar nicht erst hören, und fokussieren dann darauf. Leider kann genau das eine Quelle ständiger Ablenkung sein. Wenn zum Beispiel eine Computerkühlung leise vor sich hin summt, kann das ADHS-Betroffene in den Wahnsinn treiben, während neurotypische Menschen das Geräusch gar nicht wahrnehmen. Diese sensorische Hyperaktivität oder auch Hypersensitivität kann man jedoch nutzen und die feinsinnige Wahrnehmung kann eine große Stärke sein.

Die mit ADHS einhergehende Hypersensitivität kann einerseits zu einer Konfusion von Gefühlen und Wahrnehmungen führen, weil viel mehr Gefühle und Eindrücke verarbeitet werden müssen. Andererseits hilft sie ADHS-Betroffenen, Situationen und Stimmungen schnell zu erfassen. Man könnte sagen, dass zahlreiche Menschen mit ADHS die Fähigkeit haben, einen Raum intuitiv zu erfassen und zu lesen.

Viele ADHS-Betroffene leiden darunter, ständig denken, zerdenken und grübeln zu müssen. Sie berichten, dass ihr Kopf niemals stillstehe und dass sie abends keine Ruhe fänden. Das ist die mentale Hyperaktivität, die sich auch im »Overthinking« zeigt. Aber unter all diesen Gedanken befinden sich auch gute und wichtige, die es zu identifizieren und zu nutzen gilt.

Die positiven Seiten von ADHS

ADHS geht mit einer Reihe positiver Eigenschaften einher, die sich unter passenden Umweltbedingungen entfalten können. Es ist wichtig, sich diese positiven Eigenschaften bewusst zu machen und den Fokus nicht nur auf die eigenen Einschränkungen zu legen. Es geht also weder um ein »Schönreden« oder Umdeuten der Symptomatik noch darum, ADHS als reine »Super-Power« zu bezeichnen, wie es teilweise in den sozialen Medien dargestellt wird. Es geht um eine ausgewogene Sichtweise, die die positiven Eigenschaften berücksichtigt und in den therapeutischen Prozess einbezieht. Uns ist bewusst, dass wir in diesem Buch hauptsächlich auf Einschränkungen und Folgen von ADHS eingehen. Es soll aber nicht der Eindruck entstehen, dass wir die ADHS-bedingten Stärken ignorieren würden. Wir gehen lediglich ausführlich auf die Einschränkungen ein, da unter ihnen die Lebensqualität leidet. Wenn sie benannt werden, wird eine erfolgreiche Therapie erst möglich.

ADHS-Betroffene sind häufig sehr kreativ und unterhaltsam, zeichnen sich durch ungewöhnliche und weniger an Normen orientierte Denkweisen aus. Dieses »Out-of-the-box-Denken« führt zu innovativen und neuen Problemlösungsansätzen. Wenn ein Projekt spannend ist, schalten Betroffene in den Hyperfokus und verfolgen es mit sehr viel Energie und Begeisterungsfähigkeit. ADHS-Betroffene haben oft die Fähigkeit, andere Menschen zu motivieren und für etwas zu begeistern. Nicht umsonst sind in zahlreichen Führungsetagen Menschen mit ADHS tätig, die Mut zum Risiko und das Feuer in sich tragen, etwas zu wagen und anzustoßen. Die Neugierde, ihre Offenheit und der Drang, etwas zu erleben, führen dazu, dass ADHS-Betroffene Dinge erleben, die ungewöhnlich sind und Grenzen infrage stellen. Spontaneität und Flexibilität sowie die schnelle Anpassung an neue Situationen sind weitere Stärken. Teilweise sind sie wahre Stehaufmännchen, die mit einer Mischung aus Optimismus und dem Vergessen dessen, was zuvor passiert ist, voller Tatendrang ins nächste Abenteuer stolpern.

In Beziehungen von ADHS-Betroffenen ist Langeweile ein Fremdwort. Häufig erfassen sie die Stimmungen anderer schnell, sind empathisch und empfindsam. Manche berichten, eine Art inneres Radar für Stimmungen oder Unstimmigkeiten bei anderen Menschen oder Gruppen zu haben und sehr schnell zu merken, »wenn irgendwas nicht stimmt«. Ihre Ehrlichkeit und impulsive Art lassen sie authentisch sein, viele sind sehr hilfsbereit und zeigen großen Einsatz dabei, andere zu unterstützen. Der ausgeprägte Gerechtigkeitssinn kann für andere Menschen anstrengend sein, führt jedoch dazu, dass viele Betroffene sehr soziale Menschen sind, denen das Wohl anderer am Herzen liegt. Hierfür wird mit vollem Einsatz hartnäckig gekämpft.

Wir erleben immer wieder, dass es Menschen mit ADHS gibt, die gerade durch ihre Neugierde und hohe Energie bis ins fortgeschrittene Alter mit strahlenden Augen und unerschütterlichem Optimismus durchs Leben gehen. Ihre Energie und ihr Engagement für das, was sie interessiert, können beeindruckend sein und ihr Leben bunt und abwechslungsreich machen.

ADHS ist also mehr als nur eine Störung, sondern geht mit Stärken und positiven Eigenschaften einher, die nicht trotz, sondern gerade aufgrund von ADHS existieren. Im Alter kann das sehr positive Auswirkungen haben, denn mit ihrem Einfallsreichtum, ihrer Kreativität und ihrer enormen Energie können ADHS-Betroffene auch in der zweiten Lebenshälfte eine erstaunliche Leistungsfähigkeit und Flexibilität haben und jünger als ihre Vergleichsgruppe wirken.

Auswirkungen von ADHS im Lauf des Lebens

Viele Erwachsene mit ADHS haben im Lauf ihres Lebens Strategien entwickelt, um ihre Symptome zu kompensieren. Sobald sich Lebensumstände jedoch verändern, etwa durch eine neue familiäre oder berufliche Situation, können die mühsam aufgebauten Strategien ins Wanken geraten. Was früher irgendwie funktioniert hat, funktioniert plötzlich nicht mehr.

In beruflichen Kontexten spitzt sich diese Problematik oft zu. Wenn Karriereschritte neue Anforderungen mit sich bringen, wenn Unterstützung plötzlich wegfällt, stehen Betroffene vor der Herausforderung, sich selbst organisieren zu müssen – etwas, das bei ADHS besonders schwerfällt. Eine E-Mail zu öffnen, einen Rückruf zu tätigen, ein Projekt in Teilschritte zu zerlegen – das erscheint unüberwindbar. Unangenehme Aufgaben werden aufgeschoben, Prioritäten verschwimmen, alles wirkt gleichzeitig dringend und nichts wird fertig. Besprechungen sind eine Herausforderung, nicht nur wegen der geforderten Konzentration, sondern auch wegen der Reizoffenheit. Jede Bewegung, jedes Geräusch, jede Unklarheit lenkt ab. In Meetings fällt es schwer, den Gesprächsfaden zu behalten, andere ausreden zu lassen oder sich kurz zu fassen. Selbst, wenn man den Impuls, etwas sagen zu wollen, unterdrückt, kreist der Gedanke bereits um das, was man hätte sagen wollen – und lenkt vom Rest ab.

Auch im familiären Alltag wirkt sich ADHS aus. Wer mit Kindern lebt, weiß, wie viel Organisation, Überblick und Geduld dafür nötig ist. Wenn dann noch eine Aufmerksamkeitsstörung und Schwierigkeiten mit Impulskontrolle hinzukommen, entsteht schnell ein Gefühl von Überforderung. Das führt nicht selten zu Frustration – und manchmal auch zu Schuldgefühlen, weil man dem Anspruch nicht gerecht wird, das als Vater oder Mutter »wie alle anderen hinbekommen zu müssen«.

In Partnerschaften kann ADHS ebenfalls zu Spannungen führen. Wenn Gespräche nicht konzentriert verfolgt, Aufgaben vergessen oder Verabredungen verpasst werden, entsteht beim Gegenüber leicht der Eindruck von Desinteresse. Was für den einen »typisch ADHS« ist, fühlt sich für den anderen wie Ablehnung an. Es kommt zu Missverständnissen, Rückzug oder Streit – selbst wenn das Bedürfnis nach Nähe und Verständnis auf beiden Seiten groß ist.

Als besonders einschneidend erleben viele ADHS-Betroffene den Übergang in den Ruhestand. Die festen Strukturen des Berufslebens fallen weg, klare Zielvorgaben und die äußere Taktung verschwinden – und mit ihnen oft die äußeren Halteseile, die dabei halfen, sich zu organisieren, zu motivieren und den Tag zu strukturieren. Was bleibt, ist ein Gefühl von Desorientierung und des auf sich alleine gestellt Seins. Der Tag wird lang, das Leben langsamer – doch das innere Tempo, das Drängen, das Denken im Kreis bleiben. Langeweile führt nicht zu Entspannung, sondern wird zur Qual. Vorhaben zerfallen zu Absichtserklärungen, weil es so schwerfallt, ins Tun zu kommen.

Aber nicht nur die äußeren Umstände machen die Sache schwer. Viele ADHS-Betroffene tragen die Spuren eines langen, kräftezehrenden Lebens in sich. Immer wieder haben sie sich angestrengt, gekämpft, versucht, zu genügen – und sind dennoch oft gescheitert. Das führt im Laufe der Jahre zur tief verinnerlichten Überzeugung: Ich schaffe das nicht. Ich genüge nicht und bin gleichzeitig zu viel. Die Folge ist häufig ein früh beginnendes geringes Selbstwertgefühl verbunden mit einer negativen Erwartungshaltung und geringen Frustrationstoleranz. Das kann dazu führen, dass neue Herausforderungen – nicht aus Faulheit oder Desinteresse, sondern – aus Angst vor dem Scheitern gar nicht erst angegangen werden. Besser gar nicht erst anfangen, als sich mit dem Gefühl des Versagens auseinandersetzen zu müssen.

Im Laufe des Lebens verändern sich nicht nur die Symptome, sondern auch die Auswirkungen von ADHS. Die Schwierigkeiten mit Aufmerksamkeit, Planung, Motivation und Impulskontrolle bleiben bestehen, aber sie zeigen sich in anderen Formen. Was in jungen Jahren als »Sprunghaftigkeit« galt, wird im Alter zu Verzettelung. Was früher als »Unkonzentriertheit« belächelt wurde, führt irgendwann zu ernsthaften Schwierigkeiten im Alltag: Die Steuererklärung wird falsch ausgefüllt, Rechnungen werden vergessen, Termine übersehen. Oft werden Aufgaben nicht nach Dringlichkeit, sondern nach Interesse erledigt – was zu verpassten Fristen, Mahnungen und wachsendem Druck führt. Prokrastination – also das chronische Aufschieben – wird zur Dauerbelastung. Aufgaben, die in fünf Minuten erledigt sein könnten, werden über Tage oder Wochen hinausgeschoben und liegen wie ein schwerer Schatten über dem Alltag.

Diese anhaltenden Belastungen, gepaart mit einem Lebensstil, der häufig wenig Pausen, aber viele Wechsel, Krisen und Spannungen beinhaltet, führen bei vielen Betroffenen im Laufe der Jahre zu einer Erschöpfung: körperlich, emotional, mental. Ohne ausreichende

Unterstützung oder stabile Strukturen wächst das Risiko, im späteren Leben eine Depression zu entwickeln oder dauerhaft ausgebrannt zu sein.

Geschlechterunterschiede

Obwohl ADHS bei Frauen im Erwachsenenalter annähend gleich häufig auftritt wie bei Männern, werden sie seltener und später diagnostiziert. Das zeigt sich besonders im Kindes- und Jugendalter. In der Kindheit wird die Diagnose bei Jungen fünfmal häufiger gestellt als bei Mädchen. Frauen werden im Durchschnitt vier Jahre später diagnostiziert als Männer. Das ist von großem Nachteil für Frauen, weil sie deshalb später Hilfe bekommen. Gerade in einer Zeit, in der es um Schulabschluss, berufliche Ausbildung oder Studium geht, in der die Weichen für das gesamte weitere Leben gestellt werden, fehlt ihnen die Behandlung, die es ihnen ermöglichen würde, ihr Potenzial und ihre Begabungen zu entwickeln (Martin, 2024; Rao et al., 2021; Skoglund et al., 2024; Young, Adamo, et al., 2020).

Aber warum ist das so? Früher dachte man, dass ADHS vorwiegend eine Störung wilder und ungestümer Jungs wäre. Frauen neigen eher dazu, ihre Symptome zu verbergen und sie sind darum bemüht, ein prosoziales Verhalten zu zeigen. Dieser Anpassungsaufwand ist oft energiezehrend. Frauen wollen meist gefallen und Leistung erbringen. Sie wollen gemocht werden und schämen sich eher für ihre ADHS-Symptome. Sie erleben ihre Konzentrations- und ihre Motivationsstörung als Defizit und reagieren mit Versagens- und Schuldgefühlen darauf. Jungs gefallen sich eher darin, der Klassenkasper zu sein, mal richtig auf den Putz zu hauen oder Regeln zu übertreten. Mädchen sind schneller verunsichert und möchten dazugehören; sie wollen nicht auffallen. Das gilt natürlich nicht für alle Mädchen und es gibt auch hyperaktive Mädchen und unaufmerksame Jungs. Aber besonders im Jugendalter zeigt sich, dass der unaufmerksame ADHS-Typ deutlich häufiger bei Mädchen vorkommt. Gerade dieser ist unauffällig und wird diagnostisch daher leicht übersehen.

Weibliche ADHS

Unaufmerksame ADHS-Mädchen sind verträumt, ablenkbar, unsicher, oft sehr sensibel und verletzlich. Sie sind schnell gekränkt und fühlen sich abgelehnt. Durch ihre Empfindlichkeit sind sie unsicher und irritierbar. Hinzu kommt, dass sie oft langsam und zögerlich reagieren und dass es ihnen schwerfällt, sich zu behaupten und abzugrenzen. Außerdem haben sie Probleme damit, sich zu organisieren und mit dem Arbeiten anzufangen. All das kostet sie viel Kraft, weshalb sie früh Erschöpfungssymptome, aber auch Depressionen, Angststörungen und soziale Phobien zeigen. Diese Begleiterkrankungen überlagern und maskieren die ADHS-Symptome. Meist wird nur die Begleiterkrankung erkannt und die darunterliegende ADHS-Symptomatik übersehen. Bestehen dann noch auffallende Stimmungsschwankungen, die ein Kernmerkmal von ADHS sind, kann das schnell als emotional-instabile Persönlichkeitsstörung vom Borderline-Typ missinterpretiert werden (Philipsen, 2024; Young, Adamo et al., 2020).

ADHS-betroffene Frauen haben viel Erfahrung mit Scheitern und Misserfolgen und trauen sich daher wenig zu. Leider wird ihnen auch wenig zugetraut, weil sie so unsicher und zögerlich sind. Dementsprechend kommen sie oft schon angeschlagen und mit vielen Selbstzweifeln im Erwachsenenalter an.

Besonders bei Frauen verstärken sich – nicht zuletzt im Rahmen einer Berufsausbildung – Ohnmachtsgefühle, Unsicherheit und Scham. Sie neigen dazu, sich zurückzuziehen und werden häufig Opfer von Mobbing, weil sie sich nicht gut behaupten können und sowieso immer an sich zweifeln. Oft fehlen ihnen die Schlagfertigkeit und ein gesundes Selbstwertgefühl, mit dem sie anderen Grenzen setzen könnten. Bevor ihnen ein passender Spruch einfällt, ist die Situation vorbei. Sie grübeln (»Overthinking«) und kleinste Kränkungen können sie in Abgründe stürzen. Aus ihrer schon beschriebenen Hypersensibilität, die bei vielen ADHS-Mädchen und -Frauen vorhanden ist, kann sich aus – von außen wahrgenommen – kleinen Kränkungen ein wahres Drama entfachen. Sie leben in ständiger Angst vor Ablehnung und eigenem Versagen. So kann sich kein gesundes Selbstwertgefühl entwickeln. Was ihnen zudem oft fehlt, ist Erfolg. Sie haben mal wieder zu viele Flüchtigkeitsfehler gemacht oder konnten das Gelernte in der Prüfung nicht abrufen. Sie haben wieder ganz viel vergessen und es nicht geschafft, ihr Zimmer aufzuräumen. Sie haben wieder auf den letzten Drücker gelernt und dabei Panik bekommen. Viele ADHS-Frauen sind aufgrund solcher Erlebnisse früh in tiefer Resignation und auf dem sozialen Rückzug (Rucklidge, 2008; Faheem et al., 2022).

Partnerschaften sind für ADHS-Frauen oft schwierig. Weil sie nicht an sich selbst glauben, ziehen sie eher Menschen an, die sie genauso schlecht behandeln wie sie sich selbst, nach dem Motto: »Mich liebt sowieso niemand und ich kann froh sein, wenn überhaupt jemand bei mir bleibt.« So kann es sein, dass sie Partnerschaften eingehen, in denen sie ausgenutzt oder dominiert werden. Die Paarung mit einer narzisstischen Person ist zwar denkbar ungünstig, passiert aber aufgrund der mangelnden Abgrenzungsfähigkeit häufig.

ADHS-Frauen können schlecht Nein sagen und ihre eigenen Wünsche und Bedürfnisse nur begrenzt wahrnehmen. Sie machen schnell Zusagen und realisieren erst viel später, dass sie über ihre eigenen Grenzen gegangen sind und sich selbst damit überfordert haben. Es kränkt sie dann besonders, wenn sie nicht einmal Dankbarkeit für ihr Engagement bekommen (Young, Adamo, et al., 2020; Young, Hollingdale, et al., 2020).

Unterschiede in der Diagnose

Der im Kindesalter vorherrschende Typ des hyperaktiven ADHS ist bei Jungen auffälliger. Sie sind laut, ungestüm, provokant, hyperaktiv – das schafft häufig täglich Ärger und Auseinandersetzungen, besonders wenn oppositionelles Verhalten hinzukommt. Hyperaktivität und Impulsivität führen zu mehr Aufmerksamkeit und mehr Einschränkungen. Männer haben tendenziell mehr Probleme damit, sich an Regeln zu halten.

Mädchen und Frauen erfüllen öfter nicht die Kriterien der ADHS-Diagnostik; mit ADHS des unaufmerksamen Typs werden sie häufig übersehen. Die Fragebögen sind zudem eher an hyperaktiv-impulsiven Kriterien orientiert und somit erfüllen die Frauen, gerade wenn sie eine gute Anpassungsleistung haben, oft die diagnostischen Kriterien der ADHS-Tests nicht. Die Symptomatik von Verträumtheit, Ablenkbarkeit sowie Konzentrations- und Aufmerksamkeitsstörung kann bei schüchternen und scheuen Mädchen schnell übersehen, als Depression oder soziale Phobie gedeutet werden. Sind die Mädchen aber intelligent, gelingt es ihnen häufig, trotz Konzentrationsstörung akzeptable Leistungen zu erbringen, solange sie eine gute Struktur und Unterstützung im Elternhaus haben.

Es ist immer wieder erstaunlich, wie lange Mädchen es schaffen, ihre ADHS-Symptome zu verbergen. Wenn ADHS-Frauen eine hohe Intelligenz aufweisen, werden sie oft erst nach ihrem Schulabschluss auffällig, nämlich wenn sie ihr geordnetes Elternhaus verlassen und auf sich selbst gestellt sind. Dann sind alle erstaunt, dass diese fleißige, erfolgreiche Schülerin nun plötzlich einfache Aufgaben nicht schafft: Einkaufen, Putzen, die Wohnung in Ordnung halten, regelmäßig zur Uni oder zur Arbeit gehen, … Schnell wird dann die Diagnose Depression oder Burn-out gestellt, obwohl sich bei Betroffenen eher Resignation und tiefe Enttäuschung aufgrund des Scheiterns zeigen. Oft besteht eine große Scham, weil sie so einfache Aufgaben nicht hinkriegen und vor banalen Anforderungen kapitulieren.

Wichtig ist in solchen Fällen die Frage, warum sie das alles nicht schaffen, warum sie so erschöpft und angestrengt sind. Es liegt oft an Problemen wie Prokrastination, Selbstorganisation, Zeitmanagement und dem Abschließen von Aufgaben. Die Probleme mit den Planungsfunktionen treten erst zutage, wenn man sicheres Terrain wie das Elternhaus verlässt und sich neu organisieren muss. Viele ADHS-Symptome von Mädchen können durch eine gute Struktur im Elternhaus kompensiert werden.

Das Problem bei der ADHS-Diagnostik ist, dass sich die Symptome bis zum zwölften Lebensjahr zeigen sollten. So manche ADHS-Ambulanz vergibt die Diagnose an diese sehr begabten und gut geförderten Mädchen nicht, weil diese Vorgaben nicht erfüllt sind. Oder die Symptomatik ist bis zum zwölften Lebensjahr nicht so ausgeprägt vorhanden oder wird nicht erinnert. Aber die Betroffenen haben trotzdem ausgeprägtes ADHS und eine Therapie würde ihnen helfen. Stattdessen bekommen die Mädchen die Diagnose Depression.

Wenn Frauen wirksame Kompensationsstrategien entwickelt haben, bevor sie Mutter werden, können sie mit einer Mehrfach-Rolle als Mutter, Partnerin und Berufstätige später überfordert sein. Elternschaft ist eine Herausforderung und vielleicht die größte Veränderung im Leben. Viele ADHS-Betroffene sind im Job vielleicht erfolgreich, weil dieser klare Regeln und Aufgaben hat und Struktur gibt. Sie bekommen einen klaren Arbeitsauftrag, Deadlines und Kontrollen und leben im Job eine bestimmte Rolle. Aber alleine zuhause, ohne Struktur und klare Arbeitsabläufe kann es schwierig werden mit der Hausarbeit, dem Einkaufen und der Betreuung der Kinder. Diese können aufgrund der Erblichkeit ebenfalls von ADHS betroffen sein, was Chaos, Impulsivität und Reizüberflutung verstärken kann.

Oft zeigt sich, dass die ADHS-Frau vor Wäschekörben kapituliert oder aber das Chaos nicht bewältigen kann. Auch hier entstehen Scham, Unzufriedenheit und eine erlebte Unfähigkeit, das eigene Leben zu bewältigen. Andere »schaffen das doch auch« und im Internet inszenieren sich die guten Hausfrauen, die super gestylt Marmelade kochen, ihren Job wuppen und kreative Frühstücksschnittchen für ihre Kinder machen – natürlich jeden Tag etwas anderes. Die Anforderungen an Frauen sind insgesamt hoch: Karriere machen, Kinder erziehen, möglichst noch unter Vermeidung des Wortes Nein. Gutaussehend, sportlich und attraktiv sollte frau natürlich auch bleiben. Und zwar, obwohl die Hauptbelastung der Care-Arbeit und die Organisation des Familienlebens meistens an ihnen hängen bleiben.

Frauen mit ADHS in der Mutterrolle fehlen Rückzugsmöglichkeiten und Zeit für sich, um die Dinge zu machen, mit denen sie früher auftanken konnten, die Möglichkeiten, regelmäßig Sport zu machen, und oft auch gesunder und ausreichender Schlaf.

Manche ADHS-Mütter schaffen es nicht, ihre Aggressionen und Impulsivität ausreichend zu kontrollieren. Sie sind voller Schuldgefühle, weil sie wieder einmal impulsiv und überfordert ihre Kinder angeschrien haben. Sie lieben sie, aber der Druck, den sie sich selbst machen, stresst sie so sehr, dass sie ständig aus der Haut fahren und ihre Kinder anschreien, was ihre Versagens- und Schuldgefühle immer mehr steigert. ADHS-Frauen haben oft einen hohen Anspruch an ihre Funktionalität und den ausgeprägten Wunsch, eine gute, geduldige und verständnisvolle Mutter zu sein. Das kann zu Frustration und dem Gefühl des Scheiterns führen.

Hinzu kommen Hormonschwankungen in Zyklus, Schwangerschaft und Menopause. Hierüber gibt es ein eigenes Kapitel in diesem Buch. Jede zweite Frau mit ADHS hat deutliche Menopausen-Beschwerden in Form von Erschöpfung, Gelenkschmerzen, Hitzewallungen und Stimmungsschwankungen. Hier können eine Hormonersatztherapie sowie eine Anpassung der ADHS-Medikation helfen, um sich weiterhin psychisch und körperlich gesund zu fühlen und zu bleiben (de Jong et al., 2023; Dorani et al., 2021).

Aber bei alledem gibt es auch gute Nachrichten. Wir sehen häufig sehr agile, vitale und junggebliebene betagte ADHS-Betroffene beider

Geschlechter, besonders die hyperaktiven. Denn besonders sie verfügen über Vitalität, Power und Energie. Der Wunsch nach Bewegung und Action ist ein besonderes Anti-Aging-Elixier, das jung und aktiv hält. Ein gutes Mittel, um lange fit zu bleiben, ist, die Muskeln und das Gehirn möglichst häufig zu benutzen.

ADHS UND ANDERE SEELISCHE ERKRANKUNGEN

ADHS beginnt sehr früh in der Kindheit und wird daher zu den neuromentalen Entwicklungsstörungen gezählt, die als »Strukturdiagnosen« die weitere Persönlichkeits- und biographische Entwicklung beeinflussen. Der Entstehung liegt wahrscheinlich ein großer genetischer Anteil zugrunde. Dieser wird zwar durch prägende Erlebnisse in Kindheit und Jugend sowie den Einfluss der Primärfamilie, also der umgebenden Bindungen und Bezugspersonen, beeinflusst, allerdings in geringerem Ausmaß als es bei anderen psychischen Erkrankungen der Fall ist.

Bereits 1845 beschrieb H. Hoffmann, der später Direktor der Kinder- und Jugendpsychiatrie in Frankfurt am Main war, die ADHS-Symptome des hyperaktiven und unaufmerksamen Typs im *Struwwelpeter* ziemlich genau (Smith, 2011). Der englische Kinderarzt George F. Still hielt schon 1902 eine Vorlesung, in der er Kinder mit einer zu ADHS passenden Symptomatik beschrieb. Bereits in den 30er und 40er Jahren des vergangenen Jahrhunderts wurde eine medikamentöse Behandlung durchgeführt. Paul Wender beschrieb in den 70er Jahren, dass ADHS auch bei Erwachsenen vorkommt und sich bei vielen Menschen nicht einfach »auswächst«. Es handelt sich also nicht um eine neue Diagnose. Auch wenn die immense Beschäftigung mit ADHS in den sozialen Medien so zugenommen hat, dass sie zum Begriff »Modediagnose« führte, wird die Problematik häufig übersehen und die Therapie bei Erwachsenen nur unzureichend durchgeführt.

Dabei ist vor allem die medikamentöse Therapie sehr effektiv. Deswegen wird – anders als bei anderen psychischen Erkrankungen – neben der Psychoedukation gleich eine medikamentöse Behandlung empfohlen. Seit 2003 gibt es Leitlinien (diese sind eine Zusammenfassung der wichtigsten Forschungsarbeiten mit Handlungsempfehlungen) zur Behandlung von ADHS in Kindheit und Jugend sowie im Erwachsenenalter. Zu beachten ist, dass nicht jeder Mensch mit ADHS eine Behandlung benötigt. Manchmal genügen das Wissen um die eigenen Besonderheiten und ein angepasster Umgang mit den Symptomen, um gut klarzukommen. Es geht zudem bei der Behandlung nicht primär um »Heilung«, sondern um einen erleichterten Umgang mit den Symptomen. Es ist das Ziel, mit der eigenen Neurodiversität ein erfolgreiches und glückliches Leben führen zu können.

Die Ausprägung und damit auch die subjektive Einschränkung fluktuiert und ist abhängig von inneren (Schlafdauer, Essen, Hormone …) und äußeren Faktoren (strukturierte Umgebung, interessengeleitete Projektarbeit …). Stärken und Schwächen liegen sehr nah beieinander, was zu Verwechslungen und Missverständnissen führen kann.

Man kann zusammenfassend sagen, dass ADHS-Betroffene ein anderes Stärken- und Schwächenprofil haben als neurotypische Menschen. Ihre Stärken können sie unter besonderen Bedingungen gut nutzen, aber die Schwächen bei ADHS, insbesondere die Probleme mit Planung, Motivation und Gefühlskontrolle, können im Alltag große Probleme machen.

ADHS geht häufig mit weiteren psychischen Erkrankungen einher, die als Komorbiditäten (Begleiterkrankungen) bezeichnet werden. Ungefähr 80 Prozent der ADHS-Betroffenen im Erwachsenenalter haben mindestens eine weitere psychische Erkrankung zusätzlich zu ADHS (Choi et al., 2022). Gründe dafür sind unter anderem genetische/neurobiologische Ursachen, Lebensereignisse (mit häufigen Misserfolgen) und eine hohe Stressbelastung.

Depression und bipolare Erkrankungen

Depressionen und ADHS ähneln sich in vielen Symptomen, müssen allerdings klar voneinander unterschieden werden, um eine effektive Therapie zu gewährleisten. Das gilt auch, obwohl ADHS und Depression häufig gemeinsam auftreten.

Viele ADHS-Betroffene blicken auf eine Biographie zurück, die von immenser Anstrengung, Überanpassung, wenig Gefühl für die eigenen Belastungsgrenzen und vielen Situationen des subjektiven Scheiterns gekennzeichnet ist. All das summiert sich mit zunehmendem Alter. Das Selbstwertgefühl von Menschen mit ADHS ist oft schon seit der Kindheit angegriffen oder hat sich wegen häufigen Scheiterns und zu wenigen Erfolgserlebnissen gar nicht erst richtig entwickelt. Bei vielen Betroffenen entsteht eine deutlich erhöhte Sensitivität für Zurückweisungen, gepaart mit Selbstzweifeln und ausgeprägten Gefühlsschwankungen.

Bei Depressionen handelt es sich nicht um kurze, auf Stimmungsschwankungen zurückgehende Verstimmungen mit ausgeprägten Hochs und Tiefs, die viele ADHS-Betroffene als Stimmungsschwankungen kennen, sondern um Krankheitsepisoden, die sich im Alltag deutlich bemerkbar machen und einschränkend wirken. Menschen mit ADHS haben allerdings ein deutlich erhöhtes Risiko, an Depressionen zu erkranken. Diese treten bei Menschen mit ADHS deutlich häufiger auf als in der Allgemeinbevölkerung, oft schon vor dem 19. Lebensjahr. Sie gehören zu den häufigsten Begleiterkrankungen von ADHS (Choi et al., 2022).

Depressive Symptome treten typischerweise in Phasen auf und beginnen meist irgendwann im Jugend- oder Erwachsenenalter. In der

Depression stehen eine anhaltende Niedergeschlagenheit und pessimistische Grundstimmung, teils mit Reizbarkeit, im Vordergrund. Bei ADHS hingegen sind die Stimmungen eher instabil, es kommt schnell zu Frustration, emotionaler Verletzlichkeit und plötzlichen Stimmungswechseln – oft ohne äußeren Anlass. Diese Stimmungsschwankungen zeigen sich bei ADHS-Betroffenen durchgehend.

Eine Depression entsteht als Phase oder chronische Entwicklung. Auch wenn sie schleichend beginnt, wissen depressive Menschen, dass sie sich früher einmal anders gefühlt haben. Während einer Depression entsteht häufig ein für die Person ungewohnter und länger anhaltender Interessenverlust, während bei ADHS häufig schnell wechselndes Interesse zu beobachten ist: Begeisterung kann ebenso schnell verfliegen, wie sie entstanden ist. Auch bezüglich des Mangels an Antrieb unterscheiden sich die Symptome: In depressiven Episoden dominiert eine schwere Erschöpfung, wohingegen Menschen mit ADHS eher situativ motiviert sind – was sie langweilt, wird vermieden, was sie begeistert, wird mit großer Energie verfolgt. ADHS-Betroffene können aus depressiven Phasen herausgeholt und abgelenkt werden und ziehen sich nicht über einen längeren Zeitraum zurück.

Konzentrationsstörungen treten bei Depression meist phasenbezogen auf. Bei ADHS hingegen bestehen sie dauerhaft, bessern sich jedoch bei starker Motivation oder Interesse. Bei ADHS-Betroffenen zeigen sich im Lebensverlauf ein desorganisiertes Verhalten und ein sprunghafter, flüchtiger Arbeitsstil.

Depressive Episoden sind über mindestens zwei Wochen anhaltende Phasen, in denen eine deutlich vom sonstigen Befinden abweichende, niedergedrückte Stimmung bemerkbar ist, die oft mit Antriebsproblemen und Interessenverlust einhergeht. Die Gedankenwelt ist oft von Hoffnungslosigkeit, innerer Leere, Selbstabwertung und sorgenvollem Grübeln sowie Konzentrationsstörungen, körperlichen Beschwerden, Schlaflosigkeit und einem verringerten Appetit gekennzeichnet. Eine Depression kann sich in innerer Unruhe und starker Anspannung äußern. Suizidgedanken können sich mit zunehmendem Schweregrad entwickeln. Diese müssen besonders beachtet werden, denn gerade ADHS-Betroffene haben eine deutlich erhöhte Wahrscheinlichkeit, selbstverletzendes Verhalten zu zeigen und durch Suizid zu versterben. Dieses Risiko steigt weiter an (in manchen Studien bis hin zu einem neunfach erhöhten Risiko), wenn Begleiterkrankungen vorliegen (Jeng et al., 2024; Kang et al., 2024).

Eine Patientin hatte ihr ganzes Leben lang heftige Stimmungsschwankungen, weil sie sich immer wieder angegriffen und verletzt fühlte. Sie war unglaublich leicht zu triggern und hatte den Spitznamen »Dramaqueen« bekommen, weil sie aus Sicht anderer einfach alles zum Problem machen konnte. Aber sie war aus diesen Stimmungstiefs auch immer wieder schnell herauszuholen. Ihr Mann wusste gut damit umzugehen und wenn sie wieder zwischen Wutausbruch und Weltschmerz zerrissen die Kontrolle über ihre Gefühle verlor, schlug er ihr einen Spaziergang vor und hörte sich ihr Leid einfach an, ohne es zu kommentieren. »Abwettern« nannte er das. Es gehe vorbei und dann sei die Welt wieder in Ordnung.
In den letzten Monaten aber hatte sich seine Frau verändert. Sie war antriebs- und freudlos und konnte sich zu nichts mehr aufraffen. Die Patientin berichtete von einer bleiernen Schwere und dass ihr mittlerweile schon das Zähneputzen wie Schwerstarbeit vorkomme, weil sie keine Energie und Kraft mehr habe. Sie habe nur noch düstere Gedanken und sei hoffnungslos und verzweifelt. Ihr Mann berichtete, dass sie aus dieser Stimmung nicht mehr herauszubringen sei. Spazieren gehen wolle sie auch nicht mehr, das sei ihr einfach zu anstrengend. Es hatte sich eine Depression entwickelt, die die ADHS-Symptome überlagerte.

Bei ADHS besteht auch ein erhöhtes Risiko für die Entwicklung einer bipolaren Erkrankung (Choi et al., 2022; Mattingly et al., 2021). Eine solche liegt vor, wenn Hypomanien, also abgeschwächte manische Episoden oder Manien, zu den ADHS-Symptomen hinzukommen. Hypomanien sind von kürzerer Dauer und gehen mit deutlich geringeren Symptomen einher als Manien. Wechseln sich manische und depressive Episoden ab, wird das als bipolare Erkrankung bezeichnet.

Eine Hypomanie, also eine leichtere Form davon, zeichnet sich dadurch aus, dass sich Betroffene in diesen Phasen euphorisch oder unangemessen glücklich fühlen. Das Gefühl kann allerdings in Gereiztheit und Aggressivität übergehen. Das Selbstwertgefühl kann gesteigert sein, alles geht einem leicht von der Hand. Schüchterne Menschen können plötzlich sehr kontaktfreudig werden, ohne Punkt und Komma reden und sich in ihrem Gedankenschwall verlieren. Die Gedanken kommen immer schneller und sie reden immer mehr.

Dauert eine hypomane Episode länger und ist stärker ausgeprägt, spricht man von einer Manie oder manischen Episode. Zu Beginn einer Manie können Betroffene sehr kreativ und mitreißend sein, je stärker die Manie wird, desto wirrer und zusammenhangsloser werden diese rasenden Gedanken. Sie können trotz eines geringen Schlafbedürfnisses vor Energie strotzen und neigen zu Selbstüberschätzung. Es kommt vor, dass sie viel Geld ausgeben und ein gesteigertes sexuelles Verlangen haben. In besonders ausgeprägten Episoden können sogenannte psychotische Symptome (wie Größenwahn) auftreten. Eine Manie kann mit erheblichem Schaden in verschiedenen Lebensbereichen wie Familie, Finanzen und Arbeit einhergehen und wird oft von schweren depressiven Episoden gefolgt.

Es gibt Antidepressiva, die bei ADHS oder in Kombination mit Stimulanzien sehr gut einzusetzen sind. Bei einer bipolaren Erkrankung sollte diese zuerst behandelt werden. Bei einer Depression kommen zum Beispiel Antidepressiva zum Einsatz und bei Manien sollte eine Behandlung mit stimmungsstabilisierenden Medikamenten eingeleitet werden. Erst wenn sich die bipolare Erkrankung stabilisiert hat, sollte ADHS ebenfalls behandelt werden, denn die Medikamente zu dessen Behandlung können unter Umständen die Manie verstärken. Es gilt immer, dass neben ADHS auch die Begleiterkrankungen berücksichtigt werden müssen.

Vereinfacht kann man sagen: ADHS bleibt im ganzen Leben erhalten, die Stärke der Symptome kann variieren. Depressionen oder Manien sind phasenhafte Erkrankungen, die in unterschiedlicher Intensität auftreten und bei denen sich Betroffene während der Episoden deutlich verändert erleben und verhalten. Zudem beginnen diese Episoden meist deutlich später als ADHS, häufig zwischen dem 20. und 30. Lebensjahr.

Wenn Sie also Stimmungsschwankungen haben und dann wieder davon ablenkbar sind, handelt es sich wahrscheinlich um ADHS. Wenn Sie sich immer anhaltend antriebsgestörter oder pessimistischer fühlen, keine Freude mehr empfinden können und das sonst nicht von sich kennen, handelt es sich wahrscheinlich um eine Depression. Wenn Ihr Selbstwertgefühl unstet ist und Sie schnell Selbstzweifel haben, dann ist das wahrscheinlich ADHS. Wenn Sie in der letzten Zeit dauernd grübeln, an sich selbst zweifeln müssen und das so nicht von sich kennen, spricht das für eine Depression. Wenn Sie sich plötzlich selbst ganz toll finden, das Gefühl haben, eine Superidee nach der anderen zu haben und denken, dass Ihnen alles zufällt, sollten Sie an eine Manie denken. Wenn Sie immer denken, dass Sie großartig sind und eine besondere Behandlung verdienen, weil Ihnen das zusteht, spricht das eher für eine narzisstische Persönlichkeit.

Die Persönlichkeit ADHS-Betroffener bleibt gleich, sie befinden sich meistens irgendwo zwischen himmelhochjauchzend und zu Tode betrübt und so waren sie schon immer. Wichtig ist, dass bei Depressionen und bipolaren Erkrankungen darauf geachtet wird, ob zusätzlich ADHS als Begleiterkrankung vorliegt. Wichtig ist dann, dass diese mitbehandelt wird. Denn Depressionen und Manien können besser behandelt werden, wenn ADHS richtig behandelt wird (Mattingly et al., 2021).

Angsterkrankungen und Posttraumatische Belastungsstörung

Angst zu haben, ist gesund und ein Schutz: Angst erlaubt es, Gefahren zu erkennen und vorsichtig zu handeln. Wenn jedoch aus Overthinking ständiges sorgenvolles Grübeln wird und die Erfahrung, mal wieder nicht zugehört zu haben und in eine peinliche Situation zu geraten, sich langsam zu einer einschränkenden Angst vor sozialen Situationen entwickelt, wird das zu einem Problem.

Wenn Angst den Alltag bestimmt und sich zunehmend irrational verselbstständigt, spricht man von einer Angsterkrankung. Diese kann sich als generalisierte, also oft ohne konkreten Anlass auftretende, chronische Angst zeigen (generalisierte Angststörung), als einschränkende Angst vor der Bewertung durch andere (soziale Angststörung) oder als Panikstörung mit oder ohne begleitende Agoraphobie (meist Angst vor Situationen, in denen es vermeintlich keine oder erschwerte Fluchtmöglichkeiten gibt).

Etwa ein Viertel bis die Hälfte aller ADHS-Betroffenen leidet an Angststörungen, bis zu 30 Prozent an sozialen Phobien (Jakobsson Støre et al., 2024; Koyuncu et al., 2022; Michielsen et al., 2013; Reimherr et al., 2017). Frauen sind häufiger betroffen als Männer, das trifft bei Angststörungen auch auf Frauen zu, die kein ADHS haben. Neben genetischen Ursachen spielen häufig auch Lebenserfahrungen eine Rolle in der Entwicklung von Angsterkrankungen. ADHS-Betroffene berichten häufig, dass sie in der Kindheit Mobbing und Bullying erlebt haben, angeeckt sind, viele Unfälle hatten oder in Familien groß geworden sind, in denen starke Emotionen ausgelebt wurden. Subjektiv erleben sie viele Misserfolge, Überforderungssituationen, soziale Konflikte und Angst vor dem Scheitern.

Angsterkrankungen können ADHS-Symptome (wie etwa Konzentrationsstörungen, Ablenkbarkeit oder innere Unruhe) verstärken, so dass es zu ungünstigen synergetischen Wirkungen kommen kann. Hinzu kommt die soziale Alarmanlage, die bei ADHS häufig sehr fein eingestellt ist und Ablehnung immer wieder vorausahnt. Das kann dann dazu führen, dass ADHS-Betroffene eine hohe Empfindlichkeit und eine ausgeprägte Angst vor Ablehnung und Versagen entwickeln. Viele von ihnen haben schon immer das Gefühl, anders zu sein und nirgends dazuzugehören. Das kann schon früh zu Selbstzweifeln und einem Gefühl von Einsamkeit und Ausgeschlossensein führen. Die emotionale Dysregulation (also schnelle Stimmungswechsel mit teilweise überschießenden Gefühlsreaktionen, die schwer zu kontrollieren sind) kann diese Entwicklung verstärken und Betroffene im Erwachsenenalter erheblich belasten.

Menschen mit ADHS haben ein erhöhtes Risiko, traumatisierende Erfahrungen zu machen und eine Posttraumatische Belastungsstörung (PTBS) zu entwickeln (Konstenius et al., 2017; Y. Song et al., 2024). Auch dieses Risiko ist bei Frauen erhöht. Impulsivität und eine mangelnde Risikowahrnehmung können dazu führen, in gefährliche Situationen zu geraten. Menschen mit ADHS berichten häufig, dass sie in ihrer Kindheit emotionale Vernachlässigung, Abwertung oder sogar Missbrauch erlebt haben. Das trifft natürlich nicht auf alle ADHS-Betroffenen zu. Es ist aber eine Tatsache, dass ADHS-Familien eine höhere Rate an seelischen Begleiterkrankungen wie Sucht oder Depression aufweisen. Wenn Eltern von ADHS betroffen sind, können sie schnell impulsiv und heftig reagieren, was Kinder sehr kränken und sogar traumatisieren kann. Sie erleben ihre Eltern dann als unberechenbar oder sogar als gewalttätig und merken sich leider die Aussagen, die diese in einem Wutanfall in die Welt schleudern.

Solche frühen Traumata und die Entwicklung einer (komplexen) PTBS können dazu führen, dass sich eine Symptomatik zeigt, die ADHS sehr ähnlich und deswegen schwierig zu unterscheiden ist. ADHS und PTBS treten deshalb häufig zusammen auf. Es kann eine diagnostische Herausforderung sein, das genau voneinander abzugrenzen.

ADHS zu behandeln, kann erheblich dazu beitragen, dass Betroffene weniger Stress erleben und die Angststörung sich verbessert oder sogar verschwindet. Auch depressive Symptome können sich damit deutlich reduzieren, weil ADHS-Betroffene weniger Niederlagen erleben und selbstwirksamer und dementsprechend erfolgreicher werden. Bei Angststörungen sollte die Dosierung von ADHS-Medikamenten anfänglich niedrig gewählt werden, weil sich die Angststörung zu Therapiebeginn dadurch verstärken kann. Sehr hilfreich ist bei Angsterkrankungen auch eine Psychotherapie, besonders wenn eine PTBS vorhanden ist.

Persönlichkeitsstörungen

Persönlichkeitsstörungen kommen bei Menschen mit ADHS häufig vor. Teilweise ist es schwierig, sie von den ADHS-Symptomen abzugrenzen. Eine Persönlichkeitsstörung zeigt andauernde Verhaltensmuster, die erheblich von der Norm abweichen und zu Schwierigkeiten im Umgang mit Mitmenschen führen können. Betroffene können deshalb in ihrem privaten und beruflichen Umfeld beeinträchtigt sein.

Reaktionen von Menschen mit Persönlichkeitsstörung sind häufig unangemessen, unflexibel und nicht an die Situation angepasst. Betroffene verhalten sich dann so, wie es in früheren Entwicklungs- und Lebensphasen für das Überleben oder das Überstehen bedrohlicher Situationen nötig war. Es gelingt Betroffenen dann nicht, in ihrem weiteren Leben neue Erfahrungen zu machen und mehr Sicherheit und Vertrauen zu entwickeln. Die Wahrnehmung bleibt so, als ob sie sich noch weiter in der gefährlichen Situation befänden. Wenn ein Kind zum Beispiel nie wusste, wie der alkoholabhängige und gewalttätige Vater reagieren würde, wenn es zu Hause ankam, hat es sehr feine Antennen dafür entwickelt, die Atmosphäre und Gefahr einzuschätzen, die von anderen Personen ausgehen. Das hat sein Überleben gesichert. Aber es kann dazu führen, dass aktuelle Situationen als viel bedrohlicher eingeschätzt werden, als sie tatsächlich sind.

Im Erwachsenenalter entwickeln Menschen unter guten Bedingungen Autonomie und Selbstbestimmung. Menschen, die in ihrer Kindheit ständigen Bedrohungen ausgesetzt waren, neigen auch im Erwachsenenalter dazu, andere Menschen als feindselig und gefährlich zu erleben. Sie geraten schnell in einen Angriffs- oder Verteidigungsmodus, ohne dass eine aktuelle Gefahr besteht. Eine wichtige Eigenschaft, die früher den eigenen Schutz sicherte, verselbstständigt sich also im Lauf des Lebens und sorgt für zwischenmenschliche Probleme.

ADHS-Betroffene kennen das Gefühl von Ausgrenzung und übermäßiger Kritik an sich oft sehr gut und haben Mechanismen entwickeln müssen, um damit umzugehen. Diese sind teilweise hilfreich, können aber auch zu erheblichen Konflikten führen, wenn Betroffene immer wieder feindseliges und aggressives Verhalten ihrer Mitmenschen wittern.

Besonders viele Ähnlichkeiten mit ADHS und somit auch die Gefahr der Verwechslung weist die emotional-instabile Persönlichkeitsstörung des Borderline-Typs (BPS) auf (Ditrich et al., 2021; Moukhtarian et al., 2021; Weiner et al., 2019). Menschen mit BPS sind oft in einem schwierigen Umfeld aufgewachsen und haben traumatische Erfahrungen wie emotionale Vernachlässigung, Abwertung bis hin zu körperlichem und sexuellem Missbrauch gemacht. Meist haben sie wenig verlässliche Beziehungen erlebt. Auf dem Boden dieser Erfahrungen entwickeln sich Muster, die teilweise den Symptomen von ADHS ähneln. Betroffene haben oft starke Gefühlsschwankungen und können von ihren Gefühlen überwältigt werden. Die damit einhergehenden Verhaltensweisen führen oft zu heftigen Beziehungsproblemen. Menschen mit BPS haben ein hohes Risiko für Suchtentwicklungen. Ihr Denken und Handeln werden ähnlich wie bei ADHS häufig von Extremen bestimmt, es gibt »Schwarz oder Weiß« und nur sehr wenig dazwischen. Oft haben sie auch eine ausgeprägte Angst, verlassen zu werden, alleine zu sein. Sie erleben eine innere Leere und tun viel dafür, nie wieder alleine sein zu müssen. Außerdem können sie sehr empfindlich auf Kritik reagieren und entwickeln oft eine große Angst vor Ablehnung und Zurückweisung. Ihr Selbstwertgefühl ist schwankend und sie sind schnell aus der Spur zu bringen. Sie neigen dazu, sich selbst zu verletzen und sind häufig suizidgefährdet.

Die Überschneidungen von Borderline-Persönlichkeitsstörung und ADHS-Symptomatik können dazu führen, dass ADHS gerade bei erwachsenen Frauen übersehen wird und nur die Diagnose BPS gestellt wird. Damit werden leider wichtige Behandlungsoptionen vergeben.

Ein entscheidender Unterschied zwischen BPS und ADHS besteht darin, dass ADHS sich meist schon in der frühen Kindheit zeigt, während sich eine BPS meist im Verlauf der Pubertät und im frühen Erwachsenenalter entwickelt. Bei den meisten Menschen mit einer BPS nimmt die Symptomatik im Verlauf des Lebens deutlich ab. ADHS-Symptome können sich zwar auch im Laufe des Lebens bessern, begleiten Betroffene aber meist ein ganzes Leben lang. ADHS-Betroffene können in Ausnahmesituationen Suizidgedanken entwickeln, aber das ist eher die Ausnahme, während BPS-Betroffene häufig immer wieder Suizidgedanken haben. ADHS-Betroffene wollen sich nicht selbst verletzen, haben aber eine höhere Verletzungsgefahr, weil sie unachtsam und risikobereit sind.

Es gibt also viele Ähnlichkeiten und Unterschiede zwischen beiden. Die wirkungsvollste Therapie bei BPS ist die Dialektisch Behaviorale Therapie, in der viele Elemente bezüglich Achtsamkeit angewendet werden. Diese Therapieform hilft auch bei der Behandlung von ADHS. Insofern ist die psychotherapeutische Behandlung beider Störungsbilder ähnlich. Allerdings sprechen Menschen mit einer ausschließlichen BPS nicht auf Stimulanzien an. Schon deshalb ist die Unterscheidung sehr wichtig, weil die Stimulanzientherapie bei ADHS eine wichtige und erfolgreiche Behandlungsoption ist.

Natürlich kann man beides haben: ADHS und eine BPS. Manchmal entpuppt sich jedoch die vermeintliche BPS-Symptomatik als ADHS und nach erfolgreicher Behandlung verschwindet vieles, das nach BPS ausgesehen hat.

Autismus-Spektrum-Störung

Eine Autismus-Spektrum-Störung (ASS) kommt bei ungefähr einem Prozent der Bevölkerung vor, beginnt in der frühen Kindheit und ist zu einem hohen Anteil erblich (Bougeard et al., 2021). Männer sind etwas häufiger davon betroffen, allerdings wird ASS bei Frauen öfter übersehen, so dass sich im Verlauf der letzten Jahre und bei Erstdiagnose der Geschlechtsunterschied mit zunehmendem Alter immer mehr angleicht (Lai et al., 2022). Die Gründe hierfür sind vielfältig und liegen unter anderem in den eher männlich formulierten Diagnosekriterien. Aber auch Rollenklischees, wie man sich eine autistische Person vorstellt, führen dazu, dass man eher an Männer denkt. Hier haben wir das gleiche Phänomen wie bei ADHS-Frauen, denn auch autistische Frauen versuchen, ihre Symptome zu maskieren und sie sind sehr bemüht darum, ihr Verhalten so anzupassen, dass sie nach außen hin nicht auffallen.

ADHS ist die häufigste Begleiterscheinung von Autismus und kommt bei bis zu jedem zweiten Menschen mit ASS vor (Shoaib et al., 2022). Umgekehrt liegt eine ASS bei ADHS auch häufiger vor. In Familien von Menschen mit ASS oder ADHS zeigen sich außerdem häufig Angehörige, die ebenfalls betroffen sind (Ghirardi et al., 2018). Es gibt also einen engen Zusammenhang zwischen den beiden Störungsbildern.

In den letzten Jahren zeigt sich ein zunehmendes Interesse an ASS und die Diagnose wird häufiger gestellt. Es existieren viele Stereotype über autistische Menschen: Sie seien Sonderlinge oder würden als hochintelligente Einzelgängerinnen und Einzelgänger durch die Welt gehen und hätten abgefahrene Spezialinteressen. Das entspricht sicher nicht der Realität. Viele autistische Menschen sehen ihrem Gegenüber in die Augen, wollen Freundschaften oder Familie haben, sind loyal und hilfsbereit und können zwischenmenschliche Stimmungsänderungen wahrnehmen, um nur einige der Vorurteile zu entkräften. Die meisten Menschen mit (hochfunktionalem) Autismus haben gelernt, ihre Symptome zu »überlernen«. Verfügen sie über gute intellektuelle Fähigkeiten und soziale Lernstrategien, zeigen sich ihre Besonderheiten oft nur bei sehr genauer diagnostischer Beobachtung.

Die Kernmerkmale einer ASS bestehen in Schwierigkeiten in der sozialen Interaktion, nämlich dabei, nonverbale Signale wie Mimik oder Gestik intuitiv zu erfassen und zu interpretieren sowie angemessen auf soziale Interaktion zu reagieren. Sich in andere Menschen intuitiv hineinzuversetzen, fällt Betroffenen teilweise schwer und wird eher als aktiver und analytischer Prozess gesehen. Es bestehen Schwierigkeiten, Freundschaften aufzubauen und aufrechtzuerhalten. Small Talk wird oft abgelehnt und als langweilig empfunden. Autistische Menschen sind häufig unflexibel und mögen es, wenn Dinge vorhersehbar und wie geplant ablaufen. Plötzliche Änderungen im Ablauf werden als stressig wahrgenommen. Es besteht der Wunsch, sich an Regeln zu halten und Routinen werden sehr gemocht. Betroffene fordern die genaue Befolgung von Regeln oft auch unnachgiebig von ihren Mitmenschen ein, was zu großen Spannungen führen kann. Sprache und Tonfall können monoton oder wenig an die soziale Situation angepasst sein; Sprichwörter werden sehr konkret und wörtlich verstanden: Ihre Bedeutung kann nicht immer ausreichend erfasst werden. Das gilt auch für Witze, deren Pointe sich autistischen Menschen oft nicht intuitiv erschließt. Stress oder Ärger können sich in stereotypen oder sich wiederholenden Bewegungen zeigen.

Menschen mit ASS haben oft besondere Interessen, die nur von wenigen Menschen geteilt werden. Sie können sich beispielsweise für Briefmarken, Insekten, Dinosaurier oder Fahrpläne der deutschen Bahn interessieren – und wenn sie mal anfangen, von ihren Spezialinteressen zu reden, nehmen sie teils nicht wahr, dass sich ihr Gegenüber eher mäßig dafür interessiert. Außerdem können sie an Details hängen bleiben, bei der Erfüllung von Aufgaben daran festhängen und das Gesamtbild aus den Augen verlieren. Das ist, als würden sie den Wald vor lauter Bäumen nicht sehen.

Besonders belastend ist für viele autistische Menschen eine Überempfindlichkeit auf sensorische Reize (wie eine extreme Geräusch- und Lichtempfindlichkeit), die häufig mit einer Reizüberflutung einhergeht. Umgekehrt kann es vorkommen, dass sie nur eine geringe Schmerzempfindlichkeit haben, in bestimmten Situationen also schmerzfrei sind, auch wenn eine körperliche Verletzung besteht.

Für autistische Menschen ist es auch anstrengend, ihre Symptome zu maskieren. Sie haben genau wie ADHS-Betroffene viele Stärken – aber andere als Menschen ohne dieses Störungsbild. Dazu gehören zum Beispiel eine hohe Detailgenauigkeit, Ehrlichkeit, Loyalität sowie die Fähigkeit zum analytischen und logischen Denken. Sie haben oft ein hohes Wissen durch Spezialinteressen und können beeindruckende Spezialisten auf diesen Gebieten werden.

Es kann auch beides gleichzeitig vorkommen: ADHS und ASS. In den sozialen Medien wird das als AuDHS bezeichnet. Bei beiden treten Reizoffenheit und Reizüberflutung auf. Laute Geräusche, Hitze oder grelles Licht können schnell als zu intensiv oder störend wahrgenommen werden. Meist zeigen sich dann genauso Probleme damit zu planen, sich zu organisieren und die eigenen Gefühle zu kontrollieren. Menschen mit Autismus haben oft Schwierigkeiten, zu erkennen, wie es anderen Menschen geht und was diese fühlen und brauchen. Sie können schnell gestresst reagieren, vor allem wenn sie sich in sozialen Situationen von zu vielen Menschen oder zu starker Nähe überfordert fühlen. Sowohl mit ADHS als auch mit ASS gehen Konzentrationsprobleme und leichte Ablenkbarkeit einher. Einige exemplarische Unterschiede von ASS und ADHS werden in der folgenden Tabelle dargestellt.

Kriterium	**ADHS**	**ASS**
Körpersprache und Stimmungen interpretieren	Sehr gutes Einfühlungsvermögen außer in Erregungszuständen	Eher wenig ausgeprägt
Konzentration	Hauptsächlich im Hyperfokus gegeben	»Normale« Konzentrationsfähigkeit
Routineaufgaben	Schwer zu bewältigen	Gut zu bewältigen
Reizwahrnehmung	Schnell als Reizüberflutung wahrgenommen, neue Reize werden gesucht	Intensive Wahrnehmung von sensorischen Reizen, teils auch ausgeprägte Unempfindlichkeit gegenüber Reizen wie Kälte oder Wärme
Stimmungsschwankungen	Ausgeprägt	Nicht auffällig
Hobbys und Interessen	Häufig wechselnd	Fokussierung auf Spezialthemen oder Details
Abhängigkeitserkrankungen	Häufig	Selten

In der Behandlung von ASS steht die Psychotherapie im Vordergrund. Betroffene können beispielsweise erlernen, Gestik und Mimik ihrer Mitmenschen besser zu deuten. Wichtig ist, dass sie ihre Besonderheiten kennenlernen, denn das führt auch bei ihnen zu mehr Selbstakzeptanz und einem besseren Verständnis für sich selbst. Das stellt die notwendige Basis dar, um die daraus resultierenden Stärken besser zur Geltung zu bringen und leben zu können. Es ist für ASS-Betroffene hilfreich, die eigenen Grenzen wahrzunehmen und sich rechtzeitig zurückzuziehen, weil Reizüberflutung und zu viel Nähe sie schnell überfordern können. Wird außerdem ADHS behandelt, berichten viele Betroffene mit beiden Diagnosen, dass sich das Stresslevel senkt und die Reizüberflutung und Fähigkeit zur sozialen Interaktion deutlich bessern.

Sucht und ADHS

Aus einem Gläschen Wein werden viele und der Joint zum Einschlafen hat sich als Ritual eingeschlichen. Menschen mit ADHS haben ein erhöhtes Risiko, Substanzen zu missbrauchen und Abhängigkeitserkrankungen zu entwickeln. In diesem Unterkapitel geht es um die negativen Folgen, die daraus für Betroffene entstehen, insbesondere ohne Therapie. Bei ADHS-Betroffenen verschiebt sich der Konsum nicht selten hin zu einem problematischen Gebrauch und in Richtung einer Abhängigkeit. Es ist hilfreich, sich diese möglichen Entwicklungen bewusst zu machen. Nicht alle ADHS-Betroffenen haben solche Schwierigkeiten. Wichtig ist allerdings, sich der ADHS-bedingten Anfälligkeit für exzessive Verhaltensweisen und Sucht bewusst zu sein und ihr entgegenzusteuern – sei es allein, mit Hilfe des Partners, von Freunden oder durch professionelle Unterstützung und Selbsthilfegruppen.

Süchtig nach Substanzen

ADHS-Betroffene fangen häufig früh an, Substanzen wie Alkohol, Nikotin oder andere Drogen zu nehmen. Viele von ihnen machen auf der Suche nach einer Minderung ihrer ADHS-Symptome die Erfahrung, dass manche Substanzen genau dies bewirken können – allerdings mit dem Risko eines schädlichen Konsums bis hin zu einer Abhängigkeit. Man kann dies also als eine Art »Selbstbehandlung« sehen, die aber leider oft eine sehr gesundheitsschädigende Dynamik entwickelt. Begleiterkrankungen wie Bipolare Störungen erhöhen dieses Risiko zusätzlich. Untersuchungen haben ergeben, dass jede vierte bis fünfte Person mit einer Abhängigkeitserkrankung zusätzlich ADHS hat. Das scheint unabhängig davon zu sein, welche Substanz konsumiert wird. Werden das darunter liegende ADHS und der damit verbundene Versuch der »Selbstmedikation« nicht erkannt, ist die Prognose bezüglich einer Abstinenz deutlich schlechter.

Viele ADHS-Betroffene suchen auch nach einer Linderung ihrer Symptome, indem sie Nikotin, Kaffee oder Energydrinks exzessiv konsumieren. Sie möchten sich besser konzentrieren oder Ruhe finden können. Nikotin ist eine wirksame Selbstbehandlung, nur wegen der gesundheitsschädlichen Nebenwirkungen und des Abhängigkeitspotenzials natürlich nicht empfehlenswert.

Auch Cannabis ist unter Betroffenen beliebt. Es macht gelassener und Menschen mit ADHS beschreiben, dass damit endlich Ruhe im Kopf einkehrt und sie abends besser abschalten können. Wir bekommen als Ärztinnen und Ärzte immer wieder die Frage gestellt, ob wir Cannabis als ADHS-Behandlung auf Rezept verschreiben könnten. Die Behandlungs-Leitlinien lassen hier keinen Spielraum: Aktuell ist eine positive Wirkung in diesem Zusammenhang nicht nachgewiesen. Sehr wohl bekannt und gut dokumentiert sind aber die Nebenwirkungen von Cannabis: Wer es konsumiert, hat ein bis zu fünffach erhöhtes Risiko für Psychosen, eine der schwerwiegendsten Erkrankungen in der Psychiatrie. Außerdem geht Cannabiskonsum mit einer verminderten Motivation einher, die bei ADHS sowieso schon gering sein kann, kann für weitere Begleiterkrankungen (wie Depressionen) sorgen und das Risiko einer Abhängigkeit ist erhöht. Jugendliche, die Cannabis konsumieren, können (anhaltende) kognitive Schwierigkeiten bekommen, die sich sogar in geringeren Intelligenzwerten zeigen.

Oft zeigen sich bei ADHS auch gegenteilige Effekte. Auf Kokain oder Amphetamine reagieren ADHS-Betroffene anders als neurotypische Menschen: Während alle anderen mit diesen Substanzen aufdrehen und Party machen, wird ihr Kopf ruhig und sortiert. Sie können sich besser konzentrieren und mit dem Arbeiten anfangen.

Süchtig nach Action

Ein problematischer Umgang bis hin zur Abhängigkeit kann sich ebenso in Verhaltenssüchten bemerkbar machen. Online-Gaming, die Nutzung von Social Media und ähnliche Aktivitäten sollen hier aber nicht verteufelt werden. Es geht darum, ein Bewusstsein dafür zu schaffen, dass in Zusammenhang mit ADHS eine erhöhte Wahrscheinlichkeit besteht, dass sich der Konsum negativ entwickelt. Das kann sogar die Arbeit betreffen.

Shopping kann für ADHS-Betroffene zu einer großen Belastung werden, wenn daraus ein zwanghaftes Verlangen wird. Das geht mit einem Kontrollverlust einher und wird durch ausgeprägte Impulsivität verstärkt. Durch dieses Verhalten kommt es zwar zu einem Dopaminkick, langfristig aber auch zu Schuldgefühlen, einem mangelnden Überblick über den Kontostand beziehungsweise einer finanziellen Belastung. Online-Shopping ist teilweise auch mit Prokrastination verbunden und füllt »Langeweilelücken«.

Bei Männern besteht häufig ein Hang zum (Online-)Glücksspiel. Dadurch wird das innere Belohnungssystem aktiviert. Der Zugang zu entsprechenden Plattformen ist immer verfügbar. »Nur noch dieses eine Spiel und ich gewinne.« Aus diesem Gefühl und der mangelnden

Fähigkeit, Zeit einzuschätzen, entwickelt sich schnell ein Hyperfokus. Mangelnde Frustrationstoleranz tut ihr Übriges: »Jetzt mit einem Verlust aus dem Spiel zu gehen, halte ich nicht aus.«

Online-Games sprechen besonders ADHS-Betroffene an, die unter sozialen Ängsten leiden und sich einsam fühlen. Sie sind als Erlebnisräume leicht erreichbar und »Freunde und Teamplayer« sind jederzeit verfügbar und man muss wenig dafür tun. Wird das Angebot exzessiv genutzt, können allerdings Schlafstörungen, ein gestörter Tages- und Nachtrhythmus, depressive Verstimmungen und eine Zunahme der ADHS-Symptomatik die Folgen sein.

Der problematische Konsum sozialer Medien betrifft unserer Erfahrung nach eher Frauen. Gehen auch Sie manchmal todmüde ins Bett und scrollen dann bis nachts um zwei durch Instagram, nur um festzustellen, dass das Leben der anderen irgendwie besser ist als das eigene? Social Media bieten Anregung, kurze Belohnungsschleifen, Bestätigung durch den Algorithmus, Ablenkung und Videosequenzen für eine geringe Konzentrationsspanne: All das sind ideale Voraussetzungen für ADHS-Betroffene, um »hängenzubleiben«.

Ruhezeiten sind aber für alle Menschen nötig und eröffnen Raum für Kreativität und neue Ideen. Wenn wir uns ständig stimulieren, fehlt dieser Raum. Soziale Medien können wertvolle Anregungen geben, Spaß machen, Informationen vermitteln, die einen auf neue Ideen bringen, und vieles mehr. Der Umgang damit ist jedoch für ADHS-Betroffene mit Tücken versehen. Sich das bewusst zu machen, kann dazu beitragen, nicht in diese Spirale zu geraten.

Auch der Bereich Sexualität und Pornokonsum kann exzessive Verhaltensweisen mit sich bringen. Teilweise berichten ADHS-Betroffene, dass sie sich oft selbst befriedigen oder eine zwanghaft gesteigerte Sexualität haben. Ihr Pornokonsum dient dazu, ihre Stimmung zu regulieren und zu innerer Ruhe zu kommen.

Dadurch können Schuld- und Schamgefühle entstehen – oder der Wunsch, immer exzessiver Pornos zu konsumieren. Das kann zur Sucht werden, ein Gefühl der Leere verursachen, Beziehungen belasten und eine Menge Geld kosten.

ADHS UND KÖRPERLICHE ERKRANKUNGEN

ADHS ist mit der Entstehung verschiedener körperlicher Erkrankungen verbunden, die häufig auch früher und in stärkerer Ausprägung im Lauf des Lebens auftreten. So ist zum Beispiel die Häufigkeit von Herz-Kreislauf-Erkrankungen bei ADHS-Betroffenen doppelt so hoch wie bei der Allgemeinbevölkerung. Eine reduzierte Lebenserwartung zeigt sich in einer neuen Studie von 2025 aus England (O'Nions et al., 2025). Es wurde festgestellt, dass Männer mit ADHS im Durchschnitt eine sieben und Frauen sogar neun Jahre geringere Lebenserwartung haben als die Allgemeinbevölkerung. Das ist eine wirklich alarmierende Nachricht. Sie bedeutet aber nicht nur einen höheren Verlust an Lebensjahren, sondern auch an Lebensqualität für ADHS-Betroffene. Fast alle körperlichen Erkrankungen treten häufiger auf, wenn ADHS vorliegt (Libutzki et al., 2019, 2024). Durchschnittlich haben Betroffene einen geringeren allgemeinen Gesundheitsstatus. Besonders neurologische Erkrankungen wie Parkinson, Demenz, Migräne und Epilepsie sind bei ADHS erhöht.

Ein Patient, 60 Jahre, stellt sich bei uns vor: Er rauche seit seinem 13. Lebensjahr zwei Schachteln Zigaretten täglich. Er habe früh angefangen und sei direkt süchtig geworden. Zigaretten würden ihm helfen, ruhig zu bleiben und nicht ständig in die Luft zu gehen. Seit seinem 20. Lebensjahr habe er zusätzlich Alkoholprobleme entwickelt. Er habe mehrere Entzugstherapien gemacht und sei seit zehn Jahren abstinent. Seitdem er mit dem Alkohol aufgehört habe, müsse er ständig essen. Er sei wie die Raupe Nimmersatt, und es verlange ihn ständig nach Essen. Besonders groß sei sein Hunger auf Eiscreme, von der er eine Packung am Tag esse. Sein Körper schreie nach Zucker. Leider habe er dadurch 20 Kilogramm zugenommen. Seit fünf Jahren leide er an Bluthochdruck und Diabetes mellitus. Diese Erkrankungen habe er lange Zeit nicht ernst genommen und immer wieder vergessen, seine Medikamente zu nehmen. Jetzt habe er durch sein Übergewicht chronische Knieschmerzen und könne kaum noch laufen. Dadurch habe er noch mehr zugenommen.

Dieses Beispiel verdeutlicht, wie sehr sich die mit ADHS verbundenen Probleme im Laufe des Lebens Betroffener verdichten und potenzieren. Leider kennen viele Hausärzte und Internisten die körperliche Symptomatik von ADHS-Patientinnen und -Patienten nicht. Es würde sich lohnen, bei Menschen, denen es nicht ausreichend gelingt, chronische Erkrankungen zuverlässig zu behandeln, an ADHS zu denken.

Männer mit ADHS rauchen statistisch doppelt so häufig und leiden deshalb deutlich öfter an Lungenkrebs und Herz-Kreislauf-Erkrankungen (Li et al., 2022; McClernon & Kollins, 2008; ter Beek et al., 2023). Letztere werden auch durch den dauerhaften Stress begünstigt, dem sich ADHS-Betroffene ausgesetzt fühlen. Unfälle spielen ebenfalls eine Rolle und Ernährung sollte in diesem Zusammenhang wenigstens erwähnt werden.

Je älter wir werden, desto mehr Selbstfürsorge und ärztliche Begleitung, die sich um die Risikofaktoren kümmert, benötigen wir. Suchen Sie sich eine gute hausärztliche Praxis, die Sie engagiert begleitet und dabei unterstützt, einen gesunden Lebensstil zu entwickeln. Halten Sie Vorsorgetermine ein und machen Sie sich immer wieder klar, dass vor allem unser Lebensstil darüber bestimmt, wie wir altern.

Um medizinische Ratschläge dauerhaft und konsequent umzusetzen, bedarf es guter Planungsfunktionen. Das ist genau das, was bei ADHS besonders schwer fällt. Je größer das Wissen um die Zusammenhänge körperlicher und seelischer Erkrankungen, deren Risikofaktoren und die Zusammenhänge mit den Besonderheiten bei ADHS ist, desto eher werden Betroffene dazu in der Lage sein, gut für sich zu sorgen und damit auch ihr Risiko zu verringern.

Metabolische Erkrankungen

Metabolische Erkrankungen umfassen beispielsweise Adipositas (Übergewicht, wobei die Fetteinlagerungen im Bauchbereich von besonderer Bedeutung sind), einen erhöhten Blutzuckerspiegel oder Typ-2-Diabetes, Veränderungen in den Cholesterin- und Blutfettwerten (Dyslipoproteinämie, erhöhte Triglyzeride und/oder niedriges HDL-Cholesterin) sowie arterielle Hypertonie (Bluthochdruck). Es gibt eine Vielzahl von Studien, die belegen, dass ADHS mit der Entstehung von Übergewicht assoziiert ist (Caci et al., 2024; Chen et al., 2019). Auch Diabetes mellitus Typ 1 und 2, wobei letzterer wiederum mit Übergewicht zusammenhängen kann, sind deutlich häufiger bei Menschen mit ADHS zu finden (Ai et al., 2022; Kang et al., 2024). Obwohl beide Erkrankungen mit einem Insulinmangel einhergehen, entstehen sie völlig unterschiedlich. Gemeinsam ist beiden Typen, dass sie zu erhöhten Blutzuckerwerten und erheblichen Folgeerkrankungen führen, wenn sie nicht behandelt werden.

Typ-1-Diabetes tritt meist schon in jungen Jahren auf und entwickelt sich oft nach einem Infekt. Heute geht man davon aus, dass es sich um ein Autoimmungeschehen handelt. Der eigene Körper entwickelt Antikörper gegen die Zellen in der Bauchspeicheldrüse, die Insulin produzieren. Die Zellen werden zerstört, so dass kein Insulin mehr produziert werden kann. Etwa 10 Prozent der Diabetiker haben diesen Typ. Er ist nicht heilbar und Betroffene sind lebenslang auf Insulinspritzen angewiesen.

Typ-2-Diabetes entsteht durch eine verminderte Empfindlichkeit der Körperzellen gegen Insulin, also durch eine Insulinresistenz. Vorwiegend entsteht diese durch Übergewicht, mangelnde Bewegung und ballaststoffarme und fettreiche Ernährung mit zu vielen Kohlenhydraten (Zucker) und hohem Zuckerkonsum. Der Körper gewöhnt sich daran, dass Insulin in hoher Dosis ausgeschüttet wird, um den Zuckerkonsum zu verarbeiten. Die Zellen sprechen in der Folge nicht mehr auf Insulin an und dadurch steigt der Zucker im Blut, was unbehandelt zu ernsthaften Erkrankungen führt. Wichtig ist bei Typ-2-Diabetes, das Übergewicht zu verringern, auf ausreichend Bewegung und einen gesünderen Lebensstil umzustellen. Hier kommen zunächst Medikamente wie Metformin zum Einsatz.

ADHS-Betroffene tun sich besonders schwer damit, chronische Erkrankungen zu managen. Gerade Erkrankungen wie Diabetes erfordern eine gute Mitarbeit von Patientinnen und Patienten. Sie müssen regelmäßig ihren Blutzucker messen, die Ernährung kontrollieren, Sport treiben, Vorsorgetermine wahrnehmen und so weiter. Genau das ist für ADHS-Betroffene schwierig, denn schon die regelmäßige Einnahme von Medikamenten und erst recht eine Einschränkung der Essensmenge fallen ihnen schwer – genauso wie eine Veränderung der Ernährungsgewohnheiten. Dadurch entstehen Komplikationen. Eigentlich müsste eine Hausärztin oder ein Hausarzt bei der Feststellung, dass jemand die Anweisungen für das Managen einer Erkrankung nicht umsetzen kann, auf ADHS screenen. Es ist meist nicht so, dass Patientinnen und Patienten Anweisungen von Ärztinnen und Ärzten nicht befolgen wollen. Aufgrund von ADHS können sie diese allerdings oft einfach nicht umsetzen und täglich daran denken. Deshalb zeigt sich bei ADHS-Betroffenen ein höheres Risiko für eine Krankenhauseinweisung und für schwerwiegende Verläufe. Wenn eine chronische Erkrankung nicht gut gemanagt wird, verläuft sie ungünstiger und daraus entsteht ein Schaden für die betroffene Person.

In diesem Zusammenhang ist auch das metabolische Syndrom zu nennen, das eine typische Zivilisationserkrankung mit einer deutlichen Einschränkung der Lebensqualität und Lebenserwartung ist, die häufig vorkommt. Sie geht mit Übergewicht, Bluthochdruck, einer Fettstoffwechselstörung im Blut (wie Cholesterinerhöhung) und einer gestörten Zuckerverarbeitung (Insulinresistenz, woraus sich wiederum Diabetes entwickeln kann) einher. Ausgelöst wird das Krankheitsbild durch Übergewicht und Bewegungsmangel. Dass das Risiko für metabolische Erkrankungen bei ADHS erhöht ist, hängt mit genetischen, neurobiologischen, Lifestyle- und Umweltgründen zusammen. Die Besonderheiten im Belohnungssystem und die typische Symptomatik bei ADHS können zu Heißhunger, ungesunder Ernährung, Bewegungsmangel und Übergewicht führen. Chronische Entzündungsprozesse werden bei ADHS auch häufig gefunden. Diese wiederum begünstigen die Entstehung von Diabetes, Arteriosklerose und anderen Herz-Kreislauf-Erkrankungen.

Es gibt noch weitere Erklärungen, warum Bluthochdruck bei ADHS häufig vorkommt. Können Sie sich schnell aufregen und aus der Haut fahren? Genau das treibt den Blutdruck in die Höhe: in Wallung kommen, sich ärgern, sich emotional triggern lassen und dann nicht mehr herunterkommen. ADHS-Betroffene des impulsiven Typs können schnell sehr heftig reagieren, weil sie sich angegriffen oder bedroht fühlen. Sie empfinden dann heftigen Ärger. Wutausbrüche werden von massiven körperlichen Reaktionen wie einer steigenden Herzfrequenz und/oder erhöhtem Blutdruck begleitet, denn der Körper stellt Betroffenen Kräfte zur Verfügung, um einen möglichen Kampf abzuwehren und sich zu verteidigen. Allerdings geht es heute nicht mehr um Leben oder Tod, wenn hyperaktiv-impulsive ADHS-Betroffene sich angegriffen wähnen und ständig glauben, sich zur Wehr setzen zu müssen. ADHS-Betroffene sind solchen Empfindungen häufig ausgesetzt, weil ihre Alarmanlage so schnell feuert und sie dabei dünnhäutig und empfindlich sein können. Sie können schnell in den Kampfmodus wechseln und haben dann nur wenig Kontrolle über die Heftigkeit ihrer Gefühle. Wenn das mehrfach am Tag passiert, treibt es bei jedem Gefühlsausbruch auch Blutdruck und Puls in die Höhe. Weil sie ihren Ärger schlecht loslassen können, hat das eine permanente Anspannung zufolge und sorgt für einen dauerhaft erhöhten Blutdruck oder Herzschlag.

Eine medikamentöse Behandlung von ADHS führt meist zu weniger Stress und der Blutdruck kann sich unter einer Stimulanzientherapie sogar normalisieren. Auch Übergewicht kann sich durch eine medikamentöse Behandlung deutlich reduzieren, was sich wiederum günstig auf den Blutzuckerhaushalt auswirken kann. Außerdem ist zu vermuten, dass durch eine Behandlung die Therapietreue steigt und sich das positiv auf den Verlauf der Erkrankung auswirkt.

Insbesondere bei älteren Menschen sind deshalb eine genaue Risikoabwägung der Therapie und eine engmaschige Begleitung wichtig, vor allem wenn Bluthochdruck vorhanden und bekannt ist. Generell sollte ein erhöhter Blutdruck neben Lifestyle-Maßnahmen (Sport, Gewichtsabnahme, wenig Salz, gesunde Ernährung, Alkoholreduktion, Rauchstopp, Schlafhygiene ...) möglichst früh medikamentös behandelt werden. Für eine geplante Therapie mit Stimulanzien ist das die Voraussetzung. Erwachsene sollten in der zweiten Lebenshälfte einmal pro Woche selbstständig ihren Blutdruck in Ruhe messen (fünf Minuten mit umgebundener Blutdruckmanschette sitzen, dann erst messen).

Eine Psychotherapie kann dazu beitragen, ungesunde Verhaltensweisen zu ändern und Stress zu reduzieren. Chronischer Stress kann eine massive Auswirkung auf das Herzkreislaufsystem haben, daher ist dieser Faktor von besonderer Bedeutung in der Therapie von ADHS.

Sie können also sehr viel tun, um gesünder zu leben. Wie Sie zwischen dem vierzigsten und dem sechzigsten Lebensjahr leben, ist von großer Bedeutung dafür, wie Sie gesundheitlich in die Rente starten.

Prävention ist entscheidend. Metabolische Erkrankungen sind meist weder zu spüren noch tun sie weh. Daher sollten Sie die Prävention aktiv angehen und regelmäßige Vorsorgeuntersuchungen und Check-ups nutzen. Der Aufwand, den Sie investieren, führt dazu, dass Sie später weniger Zeit mit gesundheitlichen Einschränkungen und Klinikaufenthalten verbringen, dafür aber mehr Zeit mit einer deutlich verbesserten Lebensqualität haben!

Übergewicht und Essstörungen

Übergewicht und Essstörungen kommen in Zusammenhang mit ADHS häufig vor (Caci et al., 2024; Chen et al., 2019; Cortese et al., 2016; Kowalewska et al., 2024). Ein oft genannter Grund dafür ist mangelnde Impulskontrolle. Das heißt, dass ADHS-Betroffene ihre Gefühle und Bedürfnisse schlecht regulieren können. Kennen Sie das, aus Frust oder Enttäuschung zu essen oder weil Sie sich angespannt fühlen? Werden Sie oft von Ihren Gefühlen überwältigt und sind dann schnell unruhig und nervös? Viele ADHS-Betroffene greifen in diesen Situationen unbewusst auf die Beruhigungsmethode des Essens zurück. Das ist problematisch. Essen beruhigt, macht kurzfristig satt und zufrieden. Mittel- und langfristig kann es aber das Leben beschweren und krank machen. Essen kann als Ersatzbefriedigung dienen, Trost spenden und Spannung reduzieren, langfristig aber Esssüchtige in tiefe Selbstzweifel und selbstschädigendes Verhalten katapultieren.

Überlegen Sie, in welchen Situationen Sie Essattacken entwickeln oder Süßigkeiten brauchen. Oft sind es Situationen, in denen Sie vom Leben enttäuscht, frustriert oder in Ihren Bedürfnissen unbefriedigt sind oder sich kritisiert, gekränkt oder angegriffen fühlen. Dann »gönnen« sich viele ADHS-Betroffene zuckerhaltige Lebensmittel, die ihre Stimmung aufhellen. Diese Art der Beruhigung funktioniert kurzfristig, wird aber langfristig zum Problem, weil durch das Übergewicht viele seelische und körperliche Probleme entstehen. Gerade diese zeigen sich oft schon in der Kindheit. Das ist besonders ungünstig, weil die Fettzellen, die in der Kindheit angelegt werden, sich besonders schwer zurückbilden. Wenn man darüber hinaus nicht früh lernt, maßvoll zu essen, wird es meist im Erwachsenenalter schwierig, das Gewicht zu kontrollieren. Oft sind die Eltern ebenfalls von ADHS betroffen und können selbst kein gutes Vorbild für ihre Kinder sein.

Bei ADHS zeigt sich eine Störung im Belohnungssystem. Betroffene können Frustration nur schwer aushalten und fühlen sich schnell entmutigt und resigniert. Sie brauchen sofortige Erfolgserlebnisse und Belohnungen und zwar möglichst häufig und intensiv. So ist das Leben aber leider nicht, denn niemandem bleiben Kränkung, Verlassenwerden, Misserfolge oder das Zurückstecken der eigenen Bedürfnisse erspart.

Zucker kann außerdem dabei helfen, quälende Langeweile oder Ereignislosigkeit zu kompensieren, die für ADHS-Betroffene besonders schwer auszuhalten ist. So wird Essen gegen eine empfundene Leere eingetauscht. Mit Zucker wird das Belohnungssystem im Gehirn unbewusst angekurbelt, denn der Gehirnbotenstoff Serotonin wird ausgeschüttet. Schokolade macht glücklich, schafft kurzfristige Glücksmomente, sorgt für Entspannung und Befriedigung. Allerdings setzt das einen Kreislauf in Gang, der sich selbst aufrechterhält: Je mehr Süßigkeiten und Schokolade man isst, desto mehr Insulin, den Gegenspieler des Zuckers, schüttet der Körper aus, und desto eher entsteht wieder Heißhunger auf Schokolade und Süßigkeiten. So entstehen suchtartige Verhaltensweisen. Die kurzfristige Befriedigung durch Zucker löst die Gier nach Zucker aus und die nächste Essattacke ist vorprogrammiert. Mit der Körperfülle wachsen die Selbstzweifel, die Scham, das schlechte Gewissen und die Unzufriedenheit mit dem eigenen Körper.

Übergewichtige Menschen haben meist ein deutlich schlechteres Selbstwertgefühl und selbstentwertende Gedanken. Sie empfinden tiefe Scham, wenn sie es wieder nicht geschafft haben, »sich zu beherrschen«. Es zeigt sich auch, dass gerade übergewichtige Menschen ein verzögertes Sättigungsgefühl haben. Sie essen zu schnell, kauen nicht richtig und spüren zu spät, wann sie eigentlich satt sind.

Menschen mit Bulimie kennen diese Erfahrungen gut. Sie machen es nur anders und bringen sich nach einer Essattacke selbst zum Erbrechen. Dadurch gerät ihr Elektrolythaushalt (Salzhaushalt) zusätzlich durcheinander und die Magensäure kann die Speiseröhre verätzen und die Zähne schädigen.

Übergewicht und Essstörungen führen zu vielfältigen körperlichen Problemen. So entsteht häufig das bereits erwähnte metabolische Syndrom, denn Übergewicht erhöht den Blutdruck und verursacht eine Insulinresistenz. Das bedeutet, dass die Zellen nicht mehr so gut auf Insulin ansprechen. Ferner werden durch Übergewicht Blutfette wie Cholesterin und Triglyzeride erhöht, was die Blutgefäße schädigt. Das kann ein erhöhtes Risiko für Herzinfarkte, Durchblutungsstörungen und Schlaganfälle bedingen. Übergewicht führt im Körper auch zu chronischen Entzündungsreaktionen und kann die Entstehung von beispielsweise Darm-, Nieren- und Bauchspeicheldrüsenkrebs fördern (Behrens et al., 2018).

Auch die Gelenke werden durch Übergewicht belastet und verschleißen schneller. In der Folge entstehen chronische Schmerzen. 20 Kilo Übergewicht? Das hört sich bei erwachsenen Menschen nicht nach viel an. Aber stellen Sie sich das einmal in Tetrapaktüten vor. Packen Sie 20 Tüten Milch in einen großen Sack und tragen Sie ihn ein paar Minuten mit sich herum. So bekommen Sie ein Gespür dafür, wie sehr Ihre Gelenke belastet werden, wie schwer das Gewicht nach ein paar Minuten wird und wie anstrengend es ist, sich mit diesem Zusatzgewicht eine Treppe hochzuwuchten. Die Leistungsfähigkeit wird durch Übergewicht auf Dauer deutlich einschränkt und der Kreislauf übermäßig belastet.

30 Prozent der Frauen mit Übergewicht und Essanfällen sowie 20 bis 30 Prozent der Frauen, die an Bulimie leiden, weisen ADHS auf (Nazar et al., 2016; Svedlund et al., 2017). Es liegt also nahe, dass man Patientinnen und Patienten mit einer Essstörung grundsätzlich auf ADHS screenen sollte. Eine Gewichtsreduzierung hat oft vielfältige positive Auswirkungen und die gesamte Lebensqualität kann sich hierdurch verbessern. Hilfreich können dabei ADHS-Medikamente sein, die eine Verminderung des Appetits bewirken. Bei Magersucht allerdings kann das zum Problem werden, denn hier ist eine Gewichtszunahme bei Betroffenen ja ausdrücklich erwünscht.

ADHS-Betroffene konsumieren häufig Fastfood und industriell stark verarbeitete Lebensmittel. Das ist einer der Gründe, warum Folgeerkrankungen bei ihnen so häufig vorkommen. Gesunde Ernährung setzt Planung voraus. Um wirklich gesund zu essen, muss man verschiedene Schritte bedenken und Handlungen umsetzen. Das macht viel mehr Arbeit, als einfach eine Tüte aufzureißen oder eine Fertigpizza in den Ofen zu schieben. Erst einmal muss man ja eine Entscheidung treffen, was man essen möchte. Entweder muss man ein Rezept parat haben oder es heraussuchen. Dann muss man die notwendigen Zutaten besorgen, das Gericht zubereiten und den Tisch decken. Nach dem hoffentlich leckeren Essen muss man den Tisch ab- und die Küche aufräumen und den Abfall entsorgen. Das alles sind viele Handlungsschritte, bis ein gesundes Essen auf dem Tisch steht und die Küche wieder in einem aufgeräumten Zustand ist.

Da ADHS-Betroffene Probleme mit der Zukunfts- und Handlungsplanung haben, bedenken sie nicht, dass sie etwas einkaufen müssen, weil sie im Laufe des Tages Hunger bekommen werden. Der Hunger kommt plötzlich und unerwartet und er kann nicht aufgeschoben werden. Dann ist der Griff zu Fastfood naheliegend. Im Kapitel zu gesunder Ernährung werden wir noch ausführlich über hochindustriell verarbeitete Lebensmittel und ihre Gefahren berichten.

Die gute Nachricht ist, dass ADHS-Medikamente den Appetit reduzieren beziehungsweise helfen, ihn zu regulieren, und Symptome wie innere Unruhe und Impulsivität reduzieren. Viele Betroffene sind dann erstaunt, dass sie auf einmal an Gewicht verlieren, wo sie das doch vorher oft über Jahre erfolglos versucht haben. Auch bei Bulimie hat die medikamentöse Behandlung oft einen beeindruckenden positiven Effekt.

Chronische Schmerzsymptome und Migräne

Im Lebensverlauf entwickeln sich mit ADHS häufig chronische Schmerzsymptome und Migräne (Instanes et al., 2018; Kang et al., 2024; Libutzki et al., 2024; Salem et al., 2018). In einer Studie mit ADHS-Patientinnen und -Patienten über 55 Jahren zeigte sich, dass 17 Prozent unter einer Fibromyalgie und 74 Prozent unter chronischen Schmerzen litten (Lensing et al., 2015). Aktuell nimmt man an, dass ADHS-Betroffene ihr Leben lang unter ständiger Anspannung stehen und mehr Stress haben als neurotypische Menschen. Es ist einfach anstrengend, diese ständige Unruhe und innere Getriebenheit zu verbergen, weil Mitmenschen davon genervt sind. Das bedeutet für ADHS-Betroffene, dass sie sich ständig zusammenreißen müssen, wodurch Verspannungen ausgelöst werden. Ständig angespannt zu sein, kann zu chronischen Schmerzen führen, vor allem im Schulter-, Nacken- sowie im Lendenwirbelbereich. Man hat sozusagen zu viel zu schultern und zu viel im Kreuz.

Wahrscheinlich werden auch Sie oft von durcheinanderwirbelnden Gedanken erschlagen (vielleicht machen sie Ihnen »Kopfzerbrechen«) und wenn um Sie herum viel los ist, sind Sie schnell reizüberflutet, innerlich nervös und angespannt. Das hat damit zu tun, dass

ADHS-Betroffene eine Reizfilterschwäche haben. Das bedeutet, dass auf Ihrer Gehirnfestplatte einfach zu viele Reize ankommen. Ihr Gehirn kann nur schwer priorisieren und unwichtige Reize ausblenden. Deshalb wird es ständig von Ihren vielen Gedanken und von Außenreizen bombardiert. Das führt zu Verspannung, Fehlhaltungen und Kopfschmerzen. Wenn man eine Veranlagung dafür hat, kann es auch zu Migräneattacken führen, die bei ADHS häufig vorkommen (Kittel-Schneider et al., 2022).

Zeit für Erholung bleibt oft kaum, denn auch abends kann es schwierig sein, zu entspannen und runterzukommen. Für Betroffene ist es oft schwer, das Overthinking zu stoppen, wodurch häufig Schlafstörungen entstehen. Vielleicht kennen Sie es auch gut, abends noch tausend Gedanken im Kopf zu haben und einfach nicht abschalten zu können. Das hält die innere Anspannung auch abends und nachts aufrecht und vergrößert den Stress, den Sie sowieso schon haben. Stress wiederum triggert Verspannungen und damit Schmerzen und ein sich selbst aufrechterhaltender Kreislauf kommt in Gang. Viele Menschen mit ADHS haben zudem eine eher schlechte Selbstfürsorge und nur wenig innere Antennen, um frühzeitig zu merken, wann eine Pause oder Erholungszeit angebracht wären. Mit ADHS haben Sie also leider ein deutlich höheres Risiko, ein chronisches Schmerzsyndrom zu entwickeln.

Einer meiner Patienten ist oft sehr gestresst und angespannt. Er kommt häufig zu spät, weil er die Zeit aus dem Blick verliert, und er erledigt seine Aufgaben eigentlich immer auf den letzten Drücker. Nur wenn Alarmstufe dunkelrot angesagt ist, kommt er in die Gänge. Er hat sein ganzes Leben lang das Gefühl gehabt, dass er sich mehr anstrengen und zusammenreißen muss als andere Menschen. Oft kommt er abends erschöpft, verspannt und ausgebrannt nach Hause, aber seine Anspannung geht nicht weg. Sein Kiefer schmerzt, weil er den ganzen Tag die Zähne zusammenbeißt, um den Anforderungen gerecht zu werden, die an ihn gestellt werden. Sein Physiotherapeut meint, er habe keine Muskeln, sondern Stahlseile im Schulter- und Nackenbereich, die sich gar nicht mehr entspannen könnten.

Abends würde er gerne abschalten, aber er weiß nicht, wie das geht. Tausend Gedanken gehen ihm durch den Kopf. Selbst, wenn er einschlafen möchte, hört das nicht auf. Seit Jahren hat er Probleme mit der Bandscheibe und er hat bereits mehrere Kernspintomographien machen lassen, weil er chronische Schmerzen im Lendenwirbelbereich hat. Er wurde sogar schon in eine psychosomatische Klinik eingeliefert – wegen eines chronischen Erschöpfungszustandes und chronischem Schmerzsyndrom. Das hat er ohne Frage beides, aber leider hat lange niemand das darunter liegende ADHS entdeckt. Dabei wäre das wirklich wichtig gewesen, denn es ist die Ursache seiner Beschwerden und hätte mitbehandelt werden müssen.

Oft beginnen die Schmerzen ADHS-Betroffener schon in der Jugend. Der Gehirnbotenstoff Dopamin ist neben anderen Botenstoffen auch daran beteiligt, die Muskelaktivität und das Schmerzempfinden zu steuern. Eine gestörte Dopaminfunktion, wie sie mit ADHS einhergeht, kann sowohl Muskelverhärtungen verursachen als auch das Schmerzerleben verstärken.

Auch Fibromyalgie wird bei ADHS häufiger diagnostiziert (Libutzki et al., 2024). Dabei handelt es sich um eine chronische Schmerzerkrankung vor allem im Bereich von Muskeln und Sehnenansätzen. Die Schmerzen können überall und am ganzen Körper auftreten. Häufig zeigen sich damit einhergehend depressive Verstimmungen und eine Erschöpfungssymptomatik. Zu den Risikofaktoren gehören ADHS, aber auch Bewegungsmangel, Stress und Übergewicht. 25 bis 45 Prozent aller Fibromyalgie-Betroffenen haben eine ADHS-Diagnose. Wenn ADHS im Spiel ist, zeigt sich die Ausprägung der Fibromyalgie schwerer und die Beeinträchtigung ist größer. Außerdem geht damit ein erhöhtes Risiko für Abhängigkeitserkrankungen einher. Diese kommen zehnmal häufiger vor, wenn ADHS und ein chronisches Schmerzsyndrom vorliegen. Begleitet wird das oft von einem höheren Schmerzmittelgebrauch. Darüber hinaus sind Depressionen häufiger. Diese verstärken die Schmerzwahrnehmung und schränken so die Lebensqualität zusätzlich ein (Lensing et al., 2015).

Wenn ADHS behandelt wird, führt das meist zu einer deutlichen Verminderung des Stresserlebens. Damit werden die Selbstfürsorge ebenso wie eine abendliche Entspannung verbessert. Folgeerkrankungen treten dann seltener auf (Pallanti et al., 2021; van Rensburg et al., 2018).

Asthma, Autoimmun- und Darmerkrankungen

In den letzten Jahren haben Forschungen gezeigt, dass es Zusammenhänge zwischen ADHS und bestimmten körperlichen Erkrankungen gibt – vor allem mit Autoimmun- und Darmerkrankungen, aber auch mit Asthma und Allergien (Instanes et al., 2018; Lee et al., 2023). Menschen mit ADHS leiden häufiger an Autoimmunerkrankungen. Umgekehrt haben Patientinnen und Patienten mit Autoimmunerkrankungen häufiger ADHS-Diagnosen. Ein Beispiel ist die Hashimoto-Thyreoiditis, eine Erkrankung der Schilddrüse, die oft zu einer Unterfunktion führt. Studien zufolge tritt sie bei ADHS-Betroffenen etwa doppelt so häufig auf wie in der Allgemeinbevölkerung (Libutzki et al., 2024). Daher empfehlen Fachleute bei einer ADHS-Diagnostik, die Schilddrüsenwerte zu überprüfen. Auch Asthma, Neurodermitis und Heuschnupfen treten bei ADHS-Betroffenen öfter auf und können stärker ausgeprägt sein. Ebenso findet man bei ihnen rheumatische Erkrankungen wie Gelenkentzündungen oder Lupus erythematodes (Libutzki et al., 2024).

Darmerkrankungen treten bei ADHS ebenfalls häufiger auf (Libutzki et al., 2024). Dazu zählen nicht nur entzündliche Darmerkrankungen, sondern auch Zöliakie – eine Autoimmunerkrankung, bei der der Körper auf Gluten (ein Eiweiß in vielen Getreidesorten) reagiert. Menschen mit Zöliakie entwickeln Antikörper gegen Gluten, wodurch Entzündungen im Darm, Erschöpfung und Mangelernährung entstehen. Betroffene müssen ein Leben lang auf Gluten verzichten. Warum Zöliakie bei ADHS häufiger vorkommt, ist bislang unklar.

Interessant ist, dass Darm- und psychische Erkrankungen oft zusammenhängen und sich gegenseitig beeinflussen. So zeigt sich: Wer in der Kindheit eine entzündliche Darmerkrankung hatte, hat im Erwachsenenalter ein rund 30 bis 50 Prozent höheres Risiko für psychische Erkrankungen (Butwicka et al., 2019; Cooney et al., 2024). Wird ADHS früh mit Medikamenten (wie Stimulanzien) behandelt, scheint sich dieser Effekt nicht zu verstärken (Kappel et al., 2024).

Auch familiäre Häufungen spielen eine Rolle. Wenn Eltern – vor allem Mütter – an Autoimmunerkrankungen leiden, haben ihre Kinder ein etwas höheres Risiko, ADHS zu haben (Nielsen et al., 2021). Ähnliche Zusammenhänge wurden bei Vätern mit Erkrankungen wie Psoriasis, Morbus Bechterew, Lupus, Typ-1-Diabetes und entzündlichen Darmerkrankungen gefunden.

Der Zusammenhang zwischen ADHS und Autoimmunerkrankungen ist nicht vollständig geklärt. Es handelt sich bislang um Assoziationen – also statistische Verbindungen, die noch nichts über Ursache und Wirkung aussagen. Vermutlich spielen mehrere Faktoren zusammen, beispielsweise gemeinsame genetische Grundlagen, Fehlregulationen des Immunsystems und entzündliche Prozesse, Veränderungen im Darmmikrobiom, chronischer Stress und andere Gründe.

Wenn auch die genauen Ursachen dieser Zusammenhänge noch nicht endgültig verstanden werden – klar ist, dass Körper und Psyche enger zusammenhängen, als man lange dachte (Cao et al., 2024; Chuang et al., 2022; Gaur, 2022; Hegvik et al., 2022; Kappel et al., 2024; Lee et al., 2023; Loo et al., 2022; Nielsen et al., 2017; Omar et al., 2024; Vázquez-González et al., 2023; Yang et al., 2023).

Unfälle und Risikoverhalten

ADHS-Betroffene haben ein deutlich höheres Risiko, zu verunfallen, als neurotypische Menschen (Brunkhorst-Kanaan et al., 2021; Catalá-López et al., 2022; Dalsgaard et al., 2015; Jeng et al., 2024; Libutzki et al., 2023). Bei ADHS-Betroffenen sind Unfälle im Straßenverkehr sowie im Haushalt eine der häufigsten Ursachen für verfrühtes Versterben. Die Unfallhäufigkeit bei ADHS-Betroffenen lässt sich einerseits damit erklären, dass sie oft unkonzentriert Auto fahren.

Besonders die hyperaktiven ADHS-Betroffenen neigen zu riskantem Autofahren wie dem Fahren mit überhöhter Geschwindigkeit oder riskanten Überholmanövern. Viele von ihnen suchen den Kick und den Geschwindigkeitsrausch. Das ist einer der Gründe für die verkürzte Lebenserwartung ADHS-Betroffener. ADHS ist in vielerlei Hinsicht ein Risiko für die Entwicklung zwar spannender, aber gesundheitlich ungünstiger Lebensgewohnheiten. Das erstaunt nicht, denn wir haben schon ausgeführt, dass ADHS-Betroffene die Konsequenzen ihrer Handlungen weniger bedenken, die Zukunft schlecht vorausplanen und sich selbst weniger gut steuern können.

Das zeigt sich besonders im Straßenverkehr – gerade wenn ADHS nicht behandelt wird. Hinzu kommt eine unkonzentrierte Fahrweise und schnelle Ablenkung durch kleine Außenreize. Schon hängt man auf der Stoßstange des vorausfahrenden Autos, Straßenschilder werden übersehen und Vorfahrtsregeln missachtet.

Bei einem Screening von ADHS durch die Prada-Studie in einer chirurgischen Notaufnahme zeigte sich, dass über 6 Prozent der

Verunfallten von ADHS betroffen waren. Dabei waren weniger als 20 Prozent mit ADHS diagnostiziert und von denen mit ADHS-Diagnose sogar nur 30 Prozent mit Stimulanzien behandelt (Kittel-Schneider et al., 2019).

Viele hyperaktiv-impulsive ADHS-Betroffene haben darüber hinaus Probleme mit der Straßenverkehrsordnung. Sie hassen nichts mehr, als von anderen reglementiert zu werden. Deshalb können sie Geschwindigkeitsbegrenzungen und Abstandsregeln als Bevormundung und Einschränkung ihrer Freiheit erleben. Umgekehrt können sich ADHS-Betroffene mit hohem Gerechtigkeitssinn und ausgeprägter Impulsivität schnell über andere Verkehrsteilnehmende aufregen und versuchen, ihrem Unmut gegenüber anderen vermeintlich unfähigen Verkehrsteilnehmenden mit Ausbremsen und Bestrafungsaktionen auf der Autobahn Luft zu machen. Kommen Alkohol oder Drogen ins Spiel, steigt das Unfallrisiko noch einmal an. Dieses Risiko kann durch ADHS-Medikamente deutlich verringert werden (Li et al., 2024). Die Stimulanzienmedikation kann somit als eine Art Unfallprophylaxe gesehen werden.

Aber es gibt auch andere Möglichkeiten, das Risiko zu suchen oder das eigene Leben aufs Spiel zu setzen. Dazu gehören gefährliche Sportarten wie Rafting in gefährlichen Flüssen, Gleitschirmfliegen bei Unwetter, Tiefschnee bei Lawinengefahr und viele andere. Viele ADHS-Betroffene suchen nach dem ultimativen Kick, weil sie Schwierigkeiten haben, Langeweile auszuhalten, und ständig unter Strom stehen. Extremsportarten und riskantes Verhalten bieten die Neurotransmitterausschüttung, die sie ruhiger und entspannter macht. Der Adrenalin- und Dopaminausstoß wirkt ähnlich wie die Stimulanzienmedikation. Man kann sagen, dass hyperaktive ADHS-Betroffene mit ihrem riskanten Verhalten gezielt Adrenalin und Dopamin produzieren. Dieser Mechanismus springt richtig gut an, wenn der Körper eine extreme Stresserfahrung macht. Adrenalin und Dopamin werden in den für ADHS relevanten Bereichen im Gehirn erhöht und es kommt zu mehr Klarheit, Ruhe und einem wohltuenden Gefühl der Entspannung und Lebendigkeit. In diesem Zusammenhang ist interessant, dass Menschen mit ADHS oft sehr gute Notärztinnen und -ärzte, Feuerwehrleute, Katastrophenmanagerinnen und Polizisten sind. Wenn es für andere richtig stressig wird, können sie ruhig, klar und überlegt bleiben, was ein entscheidender Vorteil sein kann.

Im Alter kann die Suche nach Kicks, sei es durch Risikosituationen oder Sport, zu Schwierigkeiten führen, weil dieses Verhalten mit einem alternden Körper kaum zu schaffen ist und immer gefährlicher wird. Wenn man sich Risiken aussetzt, ist es gerade wichtig, schnell und gezielt reagieren zu können. Genau das wird mit zunehmendem Alter schwierig.

Akrobatische und riskante Sportleistungen sind dann nicht mehr zu erzielen beziehungsweise mit einem höheren Verletzungsrisiko belastet. Wenn jemand zum Ausgleich lebenslang sehr viel Sport betrieben hat, können sich Einschränkungen im Alter in einer verstärkten ADHS-Symptomatik und erhöhten Reizbarkeit zeigen. Auch hier können eine Anpassung der Bewegungsmöglichkeiten und die Einleitung einer ADHS-Therapie zu einem deutlichen Gewinn an Lebensqualität führen.

Folgen von unentdecktem oder nicht behandeltem ADHS im Erwachsenenalter

Das Vorliegen von unbehandeltem oder nicht diagnostiziertem ADHS zeigte in verschiedenen wissenschaftlichen Studien langfristig deutlich negative Auswirkungen (Di Lorenzo et al., 2021; O'Grady & Hinshaw, 2021). So haben ADHS-Betroffene neben den bereits erwähnten psychischen und körperlichen Begleiterkrankungen höhere

Suizidraten, unter anderem weil sie häufiger unter Depressionen und Abhängigkeitserkrankungen leiden. Sie haben auch durchschnittlich geringere Schul- oder Ausbildungsabschlüsse und einen geringeren sozioökonomischen Status als neurotypische Menschen, obwohl ihre Intelligenz nicht geringer ist. Unfälle, Verkehrsdelikte und juristische Probleme treten bei ADHS-Betroffenen häufiger auf. Auch in Beziehungen zeigen sich mehr zwischenmenschliche Probleme, Trennungen und Scheidungen. ADHS-Betroffene haben ein erhöhtes Risiko für Teenager-Schwangerschaften, sexuell übertragbare Erkrankungen sowie dafür, Täterinnen oder Täter und vor allem Opfer von Gewalttaten zu werden (DGKJP et al., 2017).

Die Liste der Probleme ist lang. All das hört sich sehr negativ an und trifft natürlich nicht auf jede Person mit ADHS zu. In den Studien zeigt sich nur eine erhöhte Wahrscheinlichkeit, dass diese Phänomene bei ADHS häufiger vorkommen.

Eine ADHS-Diagnose kann wesentlich dazu beitragen, einen besseren Weg mit ADHS-Symptomen und Begleiterkrankungen zu finden. Besonders hilfreich ist eine medikamentöse Behandlung. Wissenschaftliche Studien zeigen eindrücklich, dass ADHS-Medikamente das Risiko für Verletzungen, Verkehrsunfälle, Selbstschädigungen oder Abhängigkeitserkrankungen deutlich reduzieren. Außerdem können ADHS-Betroffene mit Medikation bessere Leistungen erbringen und somit ihre Performance und berufliche Ausbildung verbessern (Boland et al., 2020; Chang et al., 2014, 2020; Cortese et al., 2018; D'onofrio, 2018; Li et al., 2025; Molina et al., 2013; Taipale et al., 2024).

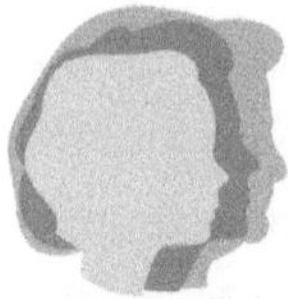

DIAGNOSTIK UND THERAPIEFORMEN

Es ist nie zu spät für die Diagnose von ADHS! Gerade in der zweiten Lebenshälfte wird an ADHS meist nicht gedacht, weil Ärzte und Psychotherapeutinnen es teilweise nicht auf dem Schirm haben. Das ist von Nachteil, gerade weil das Erkennen von ADHS und der Umgang damit für Betroffene eine deutliche Verbesserung ihrer Lebensqualität bewirken können. Die Diagnose kann einerseits zu einer großen Erleichterung führen: Die jahrelangen Probleme bekommen einen Namen, wobei häufig auch andere Menschen davon betroffen sind. Andererseits kann sie Betroffene sehr traurig oder wütend machen, weil sie sich fragen, was aus ihnen geworden wäre, wenn diese Diagnose früher gestellt worden wäre. Viele ADHS-Betroffene berichten von Misserfolgserlebnissen und frühen Erfahrungen: dass ihnen gesagt worden sei, »dumm und faul« zu sein, und dass sie wenig Unterstützung und Förderung bekommen haben. Manche Menschen übernehmen diese Zuschreibungen und glauben ihr ganzes Leben lang daran, dumm, faul und unfähig zu sein. Das führt zu Selbstzweifeln bis hin zu Selbsthass, der sich wie ein roter Faden durch das Leben Betroffener zieht. Es ist verständlich, dass Betroffene traurig und resigniert sind, weil sie zum Beispiel in der Ausbildung oder im Studium gescheitert sind, weil ADHS nicht erkannt worden ist. Ihr Lebensweg hätte mit Kenntnis und Behandlung von ADHS einen anderen Verlauf nehmen können. Mit fortgeschrittenem Alter reift bei vielen Betroffenen die Erkenntnis, dass so manche Erfahrung nicht mehr umkehrbar ist. Deshalb ist es so wichtig, ADHS früh zu erkennen, aufzuklären und zu behandeln. Auch Folgeerkrankungen entwickeln sich mit dem Wissen um ADHS und deren Behandlung vielleicht gar nicht erst.

Die Diagnostik zur Feststellung von ADHS sollte von einem erfahrenen Facharzt oder einer Fachärztin für Psychiatrie, Neurologie, Psychosomatik oder ärztlichen/psychologischen Psychotherapeutinnen und -therapeuten durchgeführt werden. Eine Diagnostik, die lediglich auf der Grundlage von Selbsttests durchgeführt wird, ist fehleranfällig und beweist weder das Vorhandensein von ADHS noch schließt es dieses aus. Im Übrigen kann kein ADHS-Test beweisen, dass man betroffen ist, sondern immer nur eine grobe Orientierung über die Kernsymptome von ADHS geben. Immer müssen die Begleitsymptome berücksichtigt werden. Außerdem muss abgewogen werden, ob eine andere psychische Erkrankung die Symptomatik besser erklären kann. Darüber hinaus sollten weitere organische Erkrankungen wie Schilddrüsenüberfunktion, Schmerzsyndrome, Bluthochdruck, Diabetes und so weiter ebenfalls erfasst werden.

Bei Menschen im fortgeschrittenen Erwachsenenalter kann die Abgrenzung zu einer altersbedingten Vergesslichkeit, leichten Einschränkung des Denkvermögens (leichte kognitive Störung) oder beginnenden Demenz schwierig sein. Auch durch die Menopause können sich ADHS-Symptome oder ADHS-ähnliche Symptome wie Konzentrationsstörungen und Vergesslichkeit verstärken. Wichtig ist immer, dass ADHS nur diagnostiziert werden kann, wenn sich die ADHS-Symptome bereits in der Jugend, aber auch im gesamten Leben zeigen.

Schwierigkeiten der späten Diagnostik

Die Symptome von ADHS sollten also über den Lebenslauf hinweg nachweisbar sein. Gerade in der zweiten Lebenshälfte ist es oft schwierig, Informationen über Zeugnisse, die schulische Entwicklung und eine Beschreibung von Bezugspersonen zu bekommen. Wer weiß schon genau, wie er oder sie als Kind war und welche Probleme man damals hatte? Wer hat schon bis dahin seine Grundschulzeugnisse aufgehoben?

Aber Sie können Partnerpersonen, Arbeitskolleginnen und -kollegen sowie andere Menschen aus Ihrem Umfeld befragen, um eine Meinung der Leute zu bekommen, die mit Ihnen zusammenarbeiten und leben. Das vervollständigt das Bild der aktuellen Symptome.

Wenn ADHS-Betroffene sehr intelligent sind, kann es sein, dass sie ihre ADHS-Symptome erst spät nicht mehr in den Griff bekommen und dann in Überforderungssituationen auffällig werden. Man kann ADHS auch am Lebenslauf erkennen: viele Abbrüche (in der Schule, im Beruf, in Beziehungen, Jobverluste), gehäufte Kündigungen, Trennungen, unter den eigenen Möglichkeiten geblieben zu sein, Erschöpfungssymptome, häufige Unfälle … Das alles können Hinweise auf ADHS sein. Oft wird auch von Familienangehörigen mit ADHS, aber auch anderen psychischen Erkrankungen wie Abhängigkeit, Depressionen, Autismus berichtet.

Eine ausführliche neuropsychologische Leistungsdiagnostik ist aus unserer Sicht in nur wenigen Fällen sinnvoll, zum Beispiel zur Einschätzung von Intelligenzminderungen, Teilleistungsstörungen oder demenziellen Erkrankungen, und keine regelhafte Voraussetzung, um zu einer fundierten Diagnose zu kommen. Eine körperliche Untersuchung sollte insbesondere zur Erfassung körperlicher Erkrankungen durchgeführt werden. Wichtig ist auch, zu wissen, dass es keinen biologischen Parameter (wie einen Blutwert oder eine bildgebende Untersuchung wie ein cMRT) gibt, der ADHS bestätigen oder ausschließen könnte. Das gilt im Übrigen auch für alle anderen psychischen Erkrankungen.

Hinweise auf ADHS können darüber hinaus ausgeprägte Stimmungsschwankungen und schwer zu kontrollierende, teils heftige emotionale Reaktionen sein. Selbst wenn das nicht zu den offiziellen Kernsymptomen von ADHS gehört, findet man sie bei vielen Betroffenen. Auch für Partnerpersonen ist die Diagnose oft wichtig, weil sie sich damit das Verhalten Betroffener besser erklären können.

Einer meiner Patienten ist oft geistig abwesend und kann nur schwer zuhören. Seine Gedanken wandern ständig ab und oft stellt seine Frau fest, dass er ihr wieder nicht richtig zugehört hat. Manchmal stellt er ihr Fragen, die sie ihm schon vor drei Minuten beantwortet hat. Noch dazu lässt er sie oft nicht ausreden, weil er immer glaubt, schon zu wissen, was sie sagen will. Das findet sie unhöflich und störend. So erzählte seine Frau ihm, dass ihre Freundin von Brustkrebs betroffen sei und sie das sehr erschüttert habe. Deshalb wusste sie auch ganz genau, was und wie sie es ihrem Mann erzählt hatte. Ein paar Tage später kam das Gespräch wieder auf ihre Freundin und ihr Mann wusste nichts mehr von ihrer Krebserkrankung. Die aufgewühlte Ehefrau wollte ihm das noch einmal genauer erklären und er fiel ihr ständig ins Wort und beharrte darauf, dass man Brustkrebs gut behandeln könne und dass sie sich unnötig aufrege. Seine Frau hat dazu zwei Erklärungen: Entweder ist er dement oder aber er interessiert sich nicht wirklich für ihre Meinung und zuhören möchte er ihr auch nicht.
Sie wurde als seine Partnerin durch seine ADHS-Diagnose sehr entlastet, denn jetzt hat sie eine Erklärung dafür, warum er nicht zuhören kann. Er hat ein Problem mit der Konzentration und damit »ist er schon auf die Welt gekommen«. Wenn sie sich daran erinnert, wie er war, als sie ihn kennengelernt hat, dann war das schon genauso. Sie kann nun sehen, dass auch er darunter leidet

und dass sein Verhalten nichts mit mangelndem Interesse an ihr zu tun hat.

Auswirkungen von spät diagnostiziertem ADHS

Es passiert leider nicht nichts, wenn man ADHS nicht erkennt und behandelt. In den meisten Fällen wird die Problematik im Laufe des Lebens zwar unauffälliger, aber oft verdichten sich über die Zeit Misserfolge und Niederlagen. Was wir im Lebensverlauf ADHS-Betroffener sehen, sind häufiges Scheitern, Trennungen und Beziehungsabbrüche. Darüber hinaus zeigt sich, dass ADHS-Betroffene ein geringes Selbstwertgefühl haben und unter Selbstzweifeln und Versagensängsten leiden. Das erstaunt nicht, denn ADHS-Betroffene können weniger Erfolge vorweisen und erfahren weniger Selbstwirksamkeit als neurotypische Menschen. Erfolg ist aber wichtig, um ein gutes Selbstwertgefühl zu entwickeln und es zu stabilisieren – und zwar schon in der Kindheit. Die Entwicklung des Selbstwertgefühls entsteht durch gute Bindungserfahrungen in dieser Lebensphase. Das bedeutet, dass man die Erfahrung machen kann, dass Eltern, Freundinnen und Freunde sowie Verwandte stabile und wohlwollende Bezugspersonen sind, auf die man sich verlassen kann und von denen man Liebe und Akzeptanz erfährt. Zu einem guten Selbstwertgefühl gehört auch, dass man lernt, sich selbst zu mögen, und es einem gelingt, sich auch selbst Anerkennung zu zollen, wenn die Bestätigung anderer ausbleibt. Das Selbstwertgefühl entwickelt sich also leistungsunabhängig. Je besser es gelingt, die eigenen Ziele zu verwirklichen und erfolgreich zu sein, desto gefestigter werden der Glaube an die eigenen Fähigkeiten sowie das Wissen, dass Aufgaben erfolgreich bewältigt werden können.

Jeder Mensch muss sein Selbstwertgefühl selbst erarbeiten. Bei vielen dieser Aspekte allerdings machen ADHS-Betroffene bereits in der

Kindheit negative Erfahrungen. Sie haben immer wieder Selbstzweifel, weil sie es so gut kennen, etwas zu vergessen oder zu spät oder unvollständig gemacht zu haben. Sie haben ihr ganzes Leben lang das quälende Gefühl von Unzulänglichkeit. Sie können nicht an sich selbst glauben, weil sie so viele Situationen erleben, in denen sie sich vor allem selbst enttäuschen.

Betroffene werden oft früh und häufig kritisiert und übernehmen diese Kritik innerlich. Für die Erfahrung, anders zu sein, schämen Betroffene sich oder fühlen sich deswegen einsam. Wenn man nicht so viel Erfolg hat, wachsen Selbstkritik und Selbstzweifel. Es entsteht das Gefühl, dass man sich mehr anstrengen und für Erfolg härter arbeiten muss. Erfolg, egal wie groß oder klein, macht glücklich und schafft ein gutes und gesundes Selbstwertgefühl.

Was können Sie relativ einfach dafür tun, ihr Selbstwertgefühl zu stärken? Machen Sie sich klar, dass Sie einen imaginären Punkt auf Ihrem Erfolgskonto erarbeiten, wenn Sie ein Ziel haben und es erreichen. Das können Sie sich bewusst machen und würdigen. Es ist in Ordnung, dass Sie sich für Ihre eigenen Erfolge loben und wertschätzen. Sie können diese kleinen und großen Erfolge in einem Tagebuch aufschreiben, das Ihnen dabei hilft, Ihre Erfolge besser wahrzunehmen und wertzuschätzen.

Viele ADHS-Betroffene haben einen eher überkritischen Blick auf sich selbst und übersehen, was sie tatsächlich alles erreicht haben. Es geht dabei nicht um große berufliche oder finanzielle Erfolge, sondern um die Anerkennung der Alltagserfolge, die subjektiv wichtig sind. Natürlich hat fast niemand immer Erfolg und Scheitern ist eine natürliche Lebenserfahrung. Für ADHS-Betroffene sieht das leider anders aus. Wenn sie sich etwas vornehmen oder genau wissen, dass sie mit einer wichtigen Arbeit anfangen müssen, und es einfach nicht schaffen, den ersten Schritt zu machen, weil sie das Gefühl haben, wie gefesselt zu sein und sich nicht bewegen zu können, erschaffen sie einen Minuspunkt auf ihrem Erfolgskonto. Leider passieren diese

Situationen dauernd. Sie versuchen, anzufangen, und es geht einfach nicht. Es ist wie eine tägliche Kapitulation vor sich selbst.

Das Aufschieben von Aufgaben ist ein Torpedo, der das Selbstwertgefühl in die Luft jagt. Die meisten ADHS-Betroffenen erleben es als permanentes Versagen und, verinnerlicht durch in der Kindheit entstandene Glaubenssätze, als Unfähigkeit und Faulheit. Oft genug bekommen sie entsprechende Rückmeldungen von ihren Eltern oder Mitmenschen. Diese Ansammlung von Misserfolgen und täglicher Kapitulation im Verlauf des Lebens verhindert das Entstehen eines guten Selbstwertgefühls. Viele ADHS-Betroffene haben den Eindruck, an den Kleinigkeiten des Lebens zu scheitern.

Versuchen Sie, sich selbst gegenüber mehr Akzeptanz und Toleranz aufzubauen. Hinterfragen Sie Ihren inneren Kritiker, der immer wieder an Ihnen zweifelt. Fragen Sie sich, wie Sie Ihr Selbstwertgefühl verbessern können. Was mögen Sie an sich? An Ihren Beziehungen? Wo fühlen Sie sich sicher und gesehen? Versuchen Sie, sich immer wieder auch für kleine Erfolge selbst zu loben. Trainieren Sie Selbstfürsorge. Stellen Sie sich einfach vor, wie Sie mit einem guten Freund oder einer guten Freundin umgehen würden. Wahrscheinlich ist es für Sie selbstverständlich, dass Sie ihr oder ihm verständnisvoll, mitfühlend und wohlwollend begegnen. Sicher wären Sie auch bereit, ihr oder ihm so einige Fehler zu verzeihen, wenn Sie verstehen könnten, warum sie entstanden sind. Seien Sie genauso nachgiebig und mitfühlend mit sich selbst. Niemand macht alles richtig. Sie können Ihre Fehler auswerten und an ihnen lernen. Ihre Grundhaltung zu sich selbst können Sie durch tägliches Üben verändern, indem Sie nachsichtiger sind und sich selbst mehr loben.

Selbstwirksamkeit ist der Glaube an die eigene Fähigkeit, etwas zu bewirken, also durch das eigene Handeln erfolgreich zu sein. Sie ist das Vertrauen in die eigene Fähigkeit, schwierige Situationen zu meistern und somit ein starker Resilienzfaktor. Um Selbstwirksamkeit zu entwickeln, brauchen Menschen die Erfahrung, dass sie etwas bewirken können und es ihnen gelingt, Pläne umzusetzen. Auch diesbezüglich machen ADHS-Betroffene viele frustrierende Erfahrungen. Sie strengen sich an, lernen, beherrschen den Stoff am Vortag und in der Prüfung ist das Gelernte einfach nicht verfügbar. Oder sie haben viele gute Vorsätze, die einleuchtend und naheliegend sind, aber es fällt ihnen schwer, sie nachhaltig umzusetzen. Auch Versagensängste sind gut erklärbar, denn ADHS-Betroffene haben ja tatsächlich viele Erfahrungen gemacht, in denen sie versagt oder underperformt haben. Es ist also nicht so, als würden diese Ängste grundlos aufkommen; sie sind realen Misserfolgen geschuldet. Die kann man nicht einfach von der Festplatte löschen, weil man sie immer wieder selbst erlebt hat. Selbstzweifel, ein schlechtes Selbstwertgefühl, Schuldgefühle und Versagensängste sind darüber hinaus ein guter Nährboden für die Entwicklung von Depressionen und Angststörungen, die sich bei ADHS im gesamten Lebensverlauf deutlich häufiger zeigen.

Wir sehen außerdem über das Leben hinweg eine zunehmende Zahl körperlicher Erkrankungen, die die Lebensqualität der Betroffenen einschränken können. Im Alter zwischen 50 und 70 Jahren zeigen sich deutlich häufiger Probleme mit der Selbstfürsorge, der Mobilität und der Aktivität. ADHS-Betroffene weisen in dieser Altersgruppe weniger Zufriedenheit als ihre Vergleichsgruppe auf. Sie sind häufiger arbeitslos und alleinlebend. Oft wird berichtet, dass das Selbstwertgefühl und die Selbstwirksamkeit geringer seien und die ADHS-Betroffenen mehr über Einsamkeit und Trennungen klagten (Michielsen et al., 2015; Ngo, 2023; Thorell et al., 2019).

In einer weiteren Studie mit ADHS-Patientinnen und -Patienten zwischen 60 und 77 Jahren zeigte sich eine große Beeinträchtigung in deren Ausbildung; im Berufsleben fühlten sie sich häufiger sozial isoliert. Außerdem gaben sie in größerer Zahl an, finanzielle Probleme zu haben, und sie berichteten über mehr negative Lebensereignisse (Brod et al., 2012). Es ist verständlich, dass ADHS-Betroffene im Alter über Einsamkeit und Konflikte mit Familienmitgliedern klagen. Die Trennungsrate ist über die gesamte Lebensspanne erhöht. Häufig entwickelt sich eine Beziehungsdynamik, die durch ständige Stimmungsschwankungen, Impulsivität, Nicht-zuhören-Können, Vergesslichkeit und andere Probleme zu einer großen Belastung führt.

Zusätzlich können die Schwierigkeiten mit den Planungsfunktionen und desorganisiertes Verhalten sowie Prokrastination im Arbeitsbereich zu Problemen führen. Konzentrationsstörung und Sprunghaftigkeit verursachen Flüchtigkeitsfehler und oft arbeiten ADHS-Betroffene langsamer, weil sie so oft abgelenkt sind. Bei einer längeren Arbeitslosigkeit und häufigen Jobwechseln bekommt man dann meist eine niedrigere Rente.

Was sich besonders in der zweiten Lebenshälfte zeigt, ist eine zunehmende Erschöpfung bis hin zum Gefühl des Ausgebranntseins. Viele nicht diagnostizierte Betroffene berichten, dass sie es als erschöpfend und anstrengend erleben, ihre ADHS-Symptome in den Griff zu bekommen und vor anderen zu verbergen. Die Bewältigung des Alltags ist durch all diese Symptome oft deutlich erschwert.

Es strengt ADHS-Betroffene zum Beispiel an, sich dauernd konzentrieren zu müssen, weil sie einfach nicht von selbst fokussiert sein können. Stellen Sie sich das so vor, als wären Sie fehlsichtig auf die Welt gekommen und hätten nicht die geringste Ahnung davon. Es geht ja auch ohne Brille, aber es fehlen der Durchblick, der Überblick und der Weitblick. Das ist einfach unsagbar anstrengend. Am Ende des Tages ist man erschöpft und frustriert und fragt sich ständig, warum alle anderen Menschen ihr Leben so viel einfacher auf die Reihe bekommen. Wenn man dann eine Brille bekommt, ist das erst einmal überwältigend, aber es macht auch traurig, weil einen die Frage quält: Warum bekomme ich erst jetzt Hilfe?

Für ADHS-Betroffene ist es anstrengend, ihre innere Unruhe und Getriebenheit zu verbergen. Wenn Sie als Kind hyperaktiv waren, haben Sie wahrscheinlich viel Kritik dafür einstecken müssen, dass Sie so unruhig und zappelig waren. Erwachsene verstehen es, diese Unruhe zu verbergen, aber sie ist trotzdem vorhanden. Es ist anstrengend, sie nach außen nicht zu zeigen. Reizüberflutung wie beispielsweise in einem Großraumbüro, in dem man ständigen Reizen und Ablenkungen ausgesetzt ist, können für ADHS-Betroffene ebenfalls eine Herausforderung sein. Zusätzlich ist es schwierig, mit den heftigen Stimmungsschwankungen umzugehen. Wenn man häufig gefühlsmäßig ausgelenkt wird, weil man sich verletzt oder angegriffen fühlt, ist es sehr anstrengend, diese heftigen Gefühlsausschläge immer wieder herunterzufahren. Die Diagnose (streng genommen ist es nicht einmal eine Diagnose) Burn-out wird dann von vielen Menschen sehr schnell für sich selbst gestellt. Dabei wird zu wenig hinterfragt, was die Betroffenen so anstrengt.

Darüber hinaus kann es belastend sein, dass ADHS-Betroffene häufig nicht den Ausbildungsstand erreicht haben, der ihrer Intelligenz entsprochen hätte. Auch das kann als Kränkung wahrgenommen werden. Es ist ein ständiger Stich ins Herz, wenn man zwei Studiengänge trotz guter Intelligenz abgebrochen hat, weil man nicht rechtzeitig anfangen konnte, zu lernen, oder es nicht geschafft hat, sich im Studium zu organisieren. Es ist das Versäumte, das Verpasste, das ADHS-Betroffene mit zunehmendem Alter grämen kann, denn je älter wir werden, desto mehr schwindet unsere Chance, etwas davon nachzuholen. Oft fehlt auch der Elan, einen neuen Anlauf zu wagen. Wenn zusätzlich Beziehungen in die Brüche gehen oder die Kinder sich abwenden, steht man vor einem gescheiterten Lebenslauf, der nur sehr begrenzt verändert werden kann.

Je weiter Träume und Wirklichkeit auseinanderliegen, je weniger der eigenen Ziele erreicht werden konnten, desto schwerer kann das Alter werden, insbesondere wenn man einsam und sozial isoliert ist. Wenn zusätzlich körperliche Erkrankungen bestehen, können sich Verbitterung, tiefer Groll und Unzufriedenheit einstellen.

Was wir in vielen Studien sehen, ist, dass ADHS im Lauf des Lebens nicht verschwindet, sondern im höheren Alter weiterhin eine große Rolle spielt.

Eine späte Diagnose zu bekommen, ist für viele Betroffene traurig. Daraus entsteht die bewegende und anrührende Frage: »Was wäre aus mir geworden, wenn ich früher von meinem ADHS gewusst und die richtige Hilfe bekommen hätte?« Stimmt, das ist sehr traurig, aber: besser spät als nie!

Leitliniengerechte Behandlung und Medikamente

Es stehen verschiedene Therapiemöglichkeiten zur Behandlung von ADHS im Erwachsenenalter zur Verfügung. Die in Deutschland vorhandene Leitlinie und deren aktueller Stand können online eingesehen werden (DGKJP et al., 2017). Leitlinien sind für Ärztinnen und Ärzte die wichtigsten Behandlungsempfehlungen und sie werden aufwendig erstellt, indem sich entsprechend spezialisierte Fachleute und Fachgesellschaften zusammensetzen und die wichtigsten aktuellen Studien auswerten, um zu einer Diagnostik- und Behandlungsempfehlung zu kommen. Das Ergebnis dient als Orientierungshilfe für die aktuell beste Diagnostik und Therapie.

ADHS im Erwachsenenalter muss nicht immer zu einer Behandlung führen. Sie ist jedoch in vielen Fällen sehr sinnvoll. Die Leitlinie empfiehlt zuerst die Psychoedukation, also die gezielte Wissensvermittlung zu ADHS. Hierdurch erhalten Betroffene ein Verständnis ihres eigenen Lebenswegs und ein greifbares Erklärungsmodell für ihre Besonderheiten. Wir hoffen, mit diesem Buch einen Beitrag dazu zu leisten und die Vielfalt der mit ADHS einhergehenden Besonderheiten und Auswirkungen abzubilden.

Die medikamentöse Behandlung von ADHS kann abhängig vom individuellen Leidensdruck anschließend an die Psychoedukation sinnvoll sein. Bei Betroffenen kann, auch wenn sie scheinbar alles im Griff haben und beruflich erfolgreich sind, der subjektive Leidensdruck sehr hoch sein, da sie große Anstrengungen bewältigen.

Es stehen verschiedene Substanzen zur Verfügung, die sehr effektiv eingesetzt werden können (Benkert/Hippius, 2023). Zunächst ist die Gruppe der sogenannten Stimulanzien, wie Methylphenidat und Lisdexamfetamin, zu nennen, mit deren Verschreibung besondere Maßnahmen für die Ärzteschaft aufgrund ihrer Zugehörigkeit zu den sogenannten »betäubungsmittelpflichtigen Medikamenten« (BTM) verbunden sind. ADHS-Betroffene erleben die Wirkung oft als beruhigend und strukturierend, während nicht von ADHS betroffene Menschen sie als aktivierend und euphorisierend erleben. Die Einordnung als BTM hat unter anderem den Sinn, Missbrauch zu verhindern. Aus unserer Erfahrung heraus sind das Missbrauchs- oder Abhängigkeitspotenzial bei ADHS-Betroffenen als sehr gering einzuschätzen, weil eine höhere Dosis als notwendig eher zu massiven Nebenwirkungen führt und nicht zu einer Verbesserung der ADHS-Symptomatik beiträgt. Wenn man Nebenwirkungen entwickelt, schützt das vor Abhängigkeit, denn es fehlen der Kick und die positive Wirkung. Als weitere Option für die Behandlung von ADHS steht das Nicht-Stimulanz Atomoxetin zur Verfügung, das nicht BTM-pflichtig ist. Der Wirkstoff hat einen anderen Wirkansatz, der erst nach mehreren Wochen zu spüren ist. Das Medikament muss regelmäßig eingenommen werden. Das kann für ADHS-Betroffene eine Herausforderung sein.

Stimulanzien wirken, vereinfacht dargestellt, indem sie die Konzentration der Botenstoffe Dopamin und Noradrenalin beeinflussen. Diese spielen eine zentrale Rolle bei Aufmerksamkeit, Konzentration, Antrieb, Motivation, Impulskontrolle und Reizfilterung. Sowohl Methylphenidat als auch Lisdexamfetamin bewirken, dass der Gehirn-Botenstoff Dopamin in höherer Konzentration im Gehirn vorliegt.

Für die Behandlung von ADHS im Erwachsenenalter sind in Deutschland ausschließlich Retardpräparate zugelassen. Die meisten retardierten ADHS-Medikamente kombinieren eine sofortige und eine verzögerte Freisetzung des Wirkstoffs, andere setzen den Wirkstoff wiederum kontinuierlich frei. Es gibt bei Retardmedikamenten unterschiedliche Wirklängen. So können ADHS-Patientinnen und -Patienten passgenau auf ihre Bedürfnisse eingestellt werden und es wird gewährleistet, dass nicht nur ein ganzer Arbeitstag mit der Wirkung abgedeckt werden kann, sondern auch die Zeit zuhause nach der Arbeit.

Eine medikamentöse Behandlung von ADHS ist in den meisten (schätzungsweise sieben von zehn) Fällen sehr effektiv und (im Fall von Stimulanzien) oft schon nach wenigen Tagen spürbar. Es kann aber eine Zeit dauern, bis das richtige Medikament und die richtige Dosis gefunden sind. ADHS-Patientinnen und -Patienten benötigen eine individuelle Einstellung, weil ihre Lebenssituation, die Arbeitsleistung und die familiäre Situation berücksichtigt werden müssen. Es ist sehr individuell, wie schnell die Medikation verstoffwechselt wird. Auch die Dauer der Wirkung kann individuell sehr verschieden sein.

Viele Patientinnen und Patienten berichten, dass sie merken, wie Ruhe im Kopf einkehrt, die Hemmschwelle, etwas (auch unangenehme Tätigkeiten) anzufangen, deutlich sinkt und Aufgaben zu Ende gebracht werden können. Die innere Fähigkeit, einen Tag strukturiert und organisiert zu gestalten, nimmt zu und viele bemerken eine deutliche Verbesserung sowohl der Stimmungsschwankungen als auch der Fähigkeit, die Stimmung zu regulieren. Die Konzentrationsfähigkeit steigt und die Ablenkbarkeit und Reizoffenheit sinken deutlich. Gerade unaufmerksame ADHS-Betroffene bemerken eine Zunahme ihres Energielevels, fühlen sich wacher und aktiver. Außerdem wird viel weniger Energie auf Kompensations- oder Anpassungsleistungen verwendet, was weniger Erschöpfung und mehr Kapazitäten im Alltag mit sich bringt. Eine verbesserte Impulskontrolle und deutlich geringere innere Unruhe werden als angenehm erlebt – auch vom Umfeld wie der Partnerperson. Eine neue Art der Selbstwirksamkeit wird entdeckt und Fähigkeiten, die längst als verschollen und nicht (mehr) vorhanden eingeschätzt wurden, können reaktiviert werden.

Natürlich gibt es eine Reihe von Nebenwirkungen, die insbesondere bei älteren ADHS-Betroffenen zu beachten sind. Diese umfassen Kopfschmerzen, Magen-Darmprobleme, Appetitstörungen (meist zu wenig Appetit), Mundtrockenheit, verstärktes Schwitzen, erhöhten Puls und Blutdruck. Verstärkte Reizbarkeit, Schlafstörungen, Ängste, depressive Verstimmungen und psychotische/manische Episoden können sich vor allem bei Überdosierung oder einer Vorgeschichte mit diesen beiden Erkrankungen entwickeln. Unserer Erfahrung nach sind die Medikamente meist sehr gut verträglich, vor allem wenn mit niedrigen Dosierungen und einer Aufdosierung in zeitlich adäquaten Intervallen (zum Beispiel einer Dosiserhöhung alle sieben Tage) begonnen wird. Wir empfehlen Betroffenen, sich ein Blutdruckmessgerät zuzulegen und den Blutdruck einmal pro Woche unter Ruhebedingungen zu kontrollieren.

Die Behandlung von ADHS in der zweiten Lebenshälfte unterscheidet sich von der jüngerer Patientinnen und Patienten. Ältere Menschen mit ADHS haben häufiger körperliche Begleiterkrankungen wie Bluthochdruck, Herz- oder Gefäßerkrankungen, erhöhten Augeninnendruck, Schilddrüsenerkrankungen oder eine Prostatavergrößerung. Hier muss im Einzelfall entschieden werden, ob Stimulanzien eingesetzt werden sollten. In jedem Falle sollten vor der Einstellung mit dieser Medikamentengruppe EKG, Blutbild und Blutdruckwerte angefertigt werden. Die Nebenwirkungen müssen nicht zwingend einsetzen, so kann es durch die Behandlung zu einer Stressreduktion kommen und der Blutdruck kann sich dadurch normalisieren. Besteht die Möglichkeit einer Schwangerschaft, sollte diese vor einer Behandlung ausgeschlossen werden, da diese währenddessen nur bei sehr ausgeprägtem ADHS und dann auch nur unter besonderen Sicherheitsvorkehrungen durchgeführt werden kann.

Bei Abhängigkeitserkrankungen sollte man mit dem Einsatz von Stimulanzien vorsichtig sein und die Betroffenen engmaschig begleiten. Gerade Menschen mit dieser Prädisposition können allerdings von Stimulanzien sehr profitieren und ihr Suchtdruck kann dadurch gemindert werden.

Schlafstörungen können zwar durch Stimulanzien ausgelöst, aber durch sie auch verbessert werden. Wenn man nicht mehr so reizoffen ist und so viele Gedanken auf dem Schirm hat, kann das beim Einschlafen helfen. Darüber hinaus können depressive Episoden durch die Behandlung deutlich eingedämmt werden und manchmal sogar ganz verschwinden. Wenn man plötzlich Aufgaben angehen und seine Arbeiten gut erledigen kann, das Chaos und das innere Stresslevel deutlich geringer werden und sich andererseits die Selbstwirksamkeit und somit auch das Selbstwertgefühl verbessern, kann das zu einem Rückgang der depressiven Symptomatik führen.

Bei Angsterkrankungen sollte die Dosis vor allem zu Beginn sehr niedrig gewählt werden. Es kann kurzfristig zu einem Anstieg der Angst kommen. Aber auch hier gilt: Das muss nicht so sein und uns berichten immer wieder Menschen mit sozialen Ängsten, dass sich auch diese nach Medikationseinnahme deutlich bessern. Oft hängt das damit zusammen, dass sie in sozialen Situationen nicht mehr so überfordert sind.

Viele unserer Patienten, die jenseits der 40 sind, nehmen bereits Medikamente zur Behandlung ihrer somatischen und psychischen Erkrankungen ein. Hier muss genau überprüft werden, ob Wechselwirkungen mit anderen Medikamenten möglich sind. In den meisten Fällen sind die Medikamente zur Behandlung von ADHS jedoch gut mit anderen Medikamenten kombinierbar.

Wie bereits beschrieben, fahren viele ADHS-Betroffene riskant Auto oder suchen brenzlige Situationen, weil sie sich damit selbst aktivieren. Hier kann die Behandlung sehr hilfreich sein, weil man sich mit Medikation konzentrierter, kontrollierter und umsichtiger im Straßenverkehr bewegt.

Wir empfehlen, in Verkehrskontrollen (gerade auch bei Drogenkontrollen) immer ein Rezept oder das Foto eines Rezepts mit sich zu führen, sollte die Medikation im Verlauf der Kontrolle Thema sein. Sie müssen als Privatperson niemandem erzählen, dass sie ADHS-Medikamente einnehmen, außer bei besonderen beruflichen Tätigkeiten beispielsweise als Berufspilotin oder Busfahrer, wo eine Angabe verlangt werden kann. Bei Drogenkontrollen, wie zum Beispiel Blut- oder Urintests, kann es hilfreich sein, auf die Einnahme dieser Medikamente und die Verschreibung durch eine Fachärztin oder einen Facharzt hinzuweisen, weil möglicherweise ein positiver Amphetaminnachweis vorhanden ist.

Bei Reisen ins Ausland dürfen BTM-pflichtige Medikamente nur mit einer gültigen Ausfuhrbescheinigung mitgeführt werden. Diese Formulare muss die verschreibende Ärztin beziehungsweise der verschreibende Arzt ausfüllen. Manche Einreiseländer verlangen, dass die ärztlichen Formulare vom Gesundheitsamt beglaubigt werden. Die Verschreibung ist dann für maximal dreißig Tage gültig. Unbedingt zu empfehlen, ist, sich vorab zu informieren, ob überhaupt (!) und unter welchen Voraussetzungen Stimulanzien auf Reisen in andere Länder mitgenommen werden dürfen. Die Homepage des Deutschen Auswärtigen Amtes informiert ausführlich über die Einreisebestimmung des jeweiligen Landes.

Geschlechtsspezifische Behandlung

Eine 42-jährige Patientin berichtete, dass sie seit ihrer Pubertät unter einem ausgeprägten prämenstruellen Syndrom leide. Die Tage vor ihrer Periode seien für sie, aber auch für ihre Umgebung sehr belastend. Sie sei sehr dünnhäutig, reagiere äußerst empfindlich auf Kritik und habe ausgeprägte Stimmungsschwankungen. Sie habe auch den Eindruck, dass ihre ADHS-Symptomatik vor ihrer Periode deutlich ausgeprägter sei und erlebe dies als sehr einschränkend. Teilweise könne sie ihrer Arbeit nicht nachgehen und es komme zu heftigen Auseinandersetzungen innerhalb der Familie.

Wir besprachen eine Anpassung der Medikation mit höheren Dosierungen vor und niedrigeren Dosierung nach ihrer Periode. Sie berichtete, dass das zu einer deutlichen Verbesserung der beschriebenen Symptomatik geführt habe, und sie selbst merke, dass sie mit einer an die hormonelle Situation angepassten Dosierung besser zurechtkomme als mit einer konstant gleich dosierten Medikation.

Grundsätzlich wirken die Medikamente zur Behandlung von ADHS bei Männern und Frauen gleich. Bei von ADHS betroffenen Frauen gilt es aber, zu berücksichtigen, dass bereits kleinere hormonelle Veränderungen die Symptomatik und die Wirkung der Medikamente beeinflussen (de Jong et al., 2023; Kok et al., 2020). Das zeigt sich erstmals in der Pubertät, die bei ADHS-Mädchen ausgeprägter sein kann, weil Stimmungsschwankungen und Konzentrationsstörungen zunehmen. Die enorme Empfindlichkeit und Dünnhäutigkeit führen noch schneller dazu, dass sie sich angegriffen, gekränkt oder zurückgesetzt fühlen. Die Achterbahn der Gefühle erklimmt neue Höhen und Tiefen. Die Pubertät kann auch den Nebel im Kopf verstärken und die Ablenkbarkeit erhöhen.

Später leiden ADHS-Frauen fast doppelt so häufig an einem prämenstruellen Syndrom wie andere (Dorani et al., 2021). Davon ist fast jede zweite Frau mit ADHS betroffen. Vor allem die prämenstruelle dysphorische Störung macht ADHS-lerinnen oft sehr zu schaffen. Das bedeutet, dass sie eine Art hormongesteuerte Depression vor ihrer Menstruation erleben können. Wenn es zu zyklischen hormonellen Veränderungen kommt, kann sich die Dopaminkonzentration verringern oder das Ansprechen auf diesen Botenstoff vermindert sein. Dann zeigt sich eine gereizte und oft auch depressive Stimmung. Vor der Periode kann also die Amplitude der Gefühlsschwankungen größer sein: mehr Verletzlichkeit, Impulsivität und Dünnhäutigkeit. Das prämenstruelle Syndrom kann depressive Phasen und eine Phase tiefer Erschöpfung vor der Periode auslösen. Das kann mit körperlichen Symptomen wie Unterleibsschmerzen, Völlegefühl, Rückenschmerzen und Kreislaufproblemen einhergehen. Dann ist es oft hilfreich, die Stimulanziendosis in diesen Tagen zu erhöhen (de Jong et al., 2023).

Frauen brauchen also eventuell zwei Wirkstärken: eine reguläre Dosis und eine Dosiserhöhung für die Zeit vor der Menstruation. Das kann in vielen Fällen die Symptome des prämenstruellen Syndroms abfedern. Es kann für Frauen mit ADHS auch hilfreich sein, in dieser Zeit Antidepressiva oder Hormonpräparate einzunehmen. In der Schwangerschaft und im Wochenbett zeigen sich bei ADHS-Frauen häufiger Probleme. Depressionen nach der Geburt treten dreimal häufiger auf (Kittel-Schneider et al., 2021).

Die Wechseljahre stellen eine weitere große Veränderung im Leben von Frauen dar. So reduzieren die Eierstöcke zunehmend die Produktion der weiblichen Sexualhormone. Jede Zelle des weiblichen Körpers ist davon betroffen, wenn Östrogen und Gestagen in geringerer Konzentration vorliegen. Auch die Botenstoffe Dopamin und Serotonin werden von diesen Hormonveränderungen beeinflusst und dadurch werden wiederum die ADHS- und die vielleicht schon vorher vorhandenen depressiven Symptome stärker.

Die Phase, in der das passiert, nennt man Klimakterium; sie dauert oft mehrere Jahre an. Im Durchschnitt erreichen Frauen mit 51 Jahren die Menopause. Das bedeutet, dass sie dann keine Regelblutung mehr haben. Der Zeitpunkt der Menopause ist vorwiegend erblich bedingt.

Nicht jede Frau leidet unter Wechseljahresbeschwerden, aber Frauen mit ADHS trifft es häufig. Sie zeigen dann die typischen klimakterischen Symptome wie Schweißausbrüche, Haarausfall, trockene Haut und trocken Augen, Scheidentrockenheit, Muskel- und Gelenkschmerzen, Haarausfall, vermehrte Müdigkeit sowie starke Stimmungsschwankungen und depressive Verstimmungen. Fast die Hälfte aller ADHS-Frauen hat diese Beschwerden, die dreimal häufiger auftreten als bei neurotypischen Frauen.

Schon kleine Veränderungen haben bei ADHS große Auswirkungen! In dieser Phase kann es für Betroffene daher hilfreich sein, eine Hormonersatztherapie zu machen. So kann der Östrogenspiegel durch ein Gel erhöht werden, das man auf die Haut aufträgt. Gestagen kann als Kapsel eingenommen werden. Viele Frauen mit ADHS profitieren von diesem Hormonersatz und ihre Stimmung stabilisiert sich dadurch. Sie leiden dann weniger unter Gelenkschmerzen, Erschöpfung und Hitzewallungen. Eine Hormonersatztherapie kann über viele Jahre durchgeführt werden. Allerdings sollten jährliche gynäkologische Kontrollen stattfinden. Das ist nach der Menopause ohnehin ratsam, weil die Krebsvorsorge in diesem Abstand empfohlen wird (Dorani et al., 2021; Stollhoff, n. d.).

Psychotherapie

Bei ADHS im Erwachsenenalter kann neben der Psychoedukation laut Leitlinie mit einer Medikation zur Behandlung begonnen werden. Das steht im Gegensatz zu den meisten anderen psychischen Erkrankungen, bei denen häufig eine Psychotherapie vor der medikamentösen Behandlung und abhängig vom Schweregrad empfohlen wird.

Psychotherapie kann bei ADHS sehr hilfreich sein, um sich und insbesondere die eigene Lebensgeschichte mit häufigen Kränkungen und einer Selbstwertproblematik besser zu verstehen, gerade wenn Begleiterkrankungen entstanden sind. Für die Entwicklung und Umsetzung von Strategien im Alltag als Ergänzung zur Medikation oder wenn diese nicht vertragen wird, können Betroffene von einer Psychotherapie profitieren. Sie ist aber kein Muss. Wir stellen immer wieder fest, dass nicht wenige ADHS-Betroffene sie nicht unbedingt benötigen, wenn sie sich mit ADHS auseinandersetzen und bezüglich der Medikation gut eingestellt sind.

Manchmal kann es so einfach sein wie in unserem (sehr reduktionistischen) Bild mit der Brille: Wenn man fehlsichtig ist, braucht man eine gute Brille; und wenn man ADHS hat, benötigt man eine Erhöhung des Dopamins in bestimmten Hirnarealen. Sie wirkt wie eine chemische Brille. Oft wird durch die medikamentöse Behandlung von ADHS eine Selbstwirksamkeit möglich – oder eine Psychotherapie, in der diese differenziert angegangen werden kann. Oft ist eine Psychotherapie mit Medikation deutlich wirkungsvoller, weil ADHS-Betroffene dann in der Lage sind, die Therapieerfahrungen im Alltag umzusetzen und sich Erkenntnisse besser zu merken.

Immer wieder kommen Patientinnen und Patienten mit ADHS zu uns und berichten, dass sie sich selbst als gescheitert ansehen, weil selbst die dritte Psychotherapie noch keine Besserung der ADHS-Symptome gebracht hat und sie den Eindruck haben, trotz besseren Wissens einfach nicht gegen die Problematiken angehen zu können.

Sie glauben, sie hätten versagt, weil es ihnen nicht gelingt, mehr Stabilität im Leben zu erreichen. Die richtige Diagnose und die Einleitung einer medikamentösen Therapie können hier zu einer deutlich effektiveren Behandlung führen.

Eine meiner Patientinnen ist 50 Jahre alt und hat drei Psychotherapien in den letzten zehn Jahren gemacht. Ihr Hauptproblem ist, dass sie ständig abgelenkt ist und ihren Haushalt nicht sortieren kann. Jeden Tag versinkt sie in ihrem eigenen Chaos. Sie erzählt, in ihren Therapien habe sie ihre Eltern-Kind-Beziehung bearbeitet, was interessant gewesen sei, aber ihre Probleme nicht gelöst habe. In der nächsten Therapie habe sie sich mit ihrem inneren Kind beschäftigt. Ihr Therapeut sei auf die Idee gekommen, dass sie Angst vor Erfolg habe und deshalb ihren eigenen Erfolg unbewusst torpediere. Aber diese Patientin wollte unbedingt erfolgreich sein und es ging ihr mit dieser Interpretation eher schlecht, weil sie sich jetzt auch noch schuldig fühlte. In der nächsten Therapie habe sie ein Transgenerationentrauma bearbeitet, weil ihre Großmutter auf der Flucht aus Ostpreußen zwei Kinder verloren habe. Die These war, dass sie deshalb Schuldgefühle habe. Die Patientin fühlte sich als »Therapeutenkillerin« und als »Versagerin«, weil die Menschen, bei denen sie in Behandlung gewesen war, sich Mühe gegeben hatten, sie aber nicht in der Lage war, das Erlernte umzusetzen. Dabei war es nicht sie, die versagt hatte!
Die Umsetzung war deshalb so schwer, weil die therapeutischen Fachkräfte das dahinterliegende ADHS nicht erkannt hatten. Die Patientin wurde im Anschluss an diese drei Therapien über ADHS aufgeklärt und medikamentös behandelt. Das erleichterte endlich ihren Alltag. Nun konnte sie sich konzentrieren, ein Buch lesen, ihre Wohnung aufräumen. Was ihr allerdings bleibt, ist die verlorene Zeit: all die Jahre, in denen ihr nicht geholfen wurde.

Natürlich quält sie die Frage: Was wäre aus mir geworden, wenn ADHS zehn Jahre früher erkannt worden wäre?

Psychotherapie von ADHS sollte konkret und im Hier und Jetzt stattfinden. Betroffene sollen lernen, ihr Leben mit konkreten Anleitungen besser in den Griff zu bekommen. Oft hilft es, in der Psychotherapie mehr über die ADHS-Besonderheiten zu lernen. Je besser Betroffene ADHS verstehen, lernen, wie sie selbst ticken und was an ihnen anders ist, desto leichter wird es für sie, sich selbst anzunehmen und vor allem auch ihren Lebenslauf zu akzeptieren.

ADHS ist ein komplexes Anderssein; viele Lebenserfahrungen müssen in einen anderen Rahmen gesetzt werden. Wenn Sie also immer alles aufschieben, dann haben Sie möglicherweise von sich selbst die Meinung, dass Sie unmotiviert oder faul wären und sich einfach vor der Arbeit drücken würden. Das haben Sie ja auch oft genug gehört. Sie sind aber nicht faul, sondern haben eine dopaminmangelbedingte Motivationsstörung, für die Sie nichts können. Natürlich können Sie das nicht als dauerhafte Ausrede benutzen, aber zumindest als Erklärung für sich und Ihre nahen Angehörigen.

Sie haben die Verantwortung dafür, mit Ihrem Wissen über ADHS Strategien zu erlernen, wie Sie zum Beispiel Ihr Prokrastinationsverhalten überwinden können. Das müssen Sie immer wieder neu üben.

Den besten Wirksamkeitsnachweis hat bei der Behandlung von ADHS die Verhaltenstherapie. Dabei können Betroffene Techniken erlernen, wie sie sich besser organisieren, besser planen, Aufgaben rechtzeitig anfangen und sie auch zu Ende bringen können.

Es hilft nicht, wenn Sie sich dauernd selbst kritisieren, weil Sie es wieder nicht geschafft haben, mit etwas anzufangen. Was Ihnen hilft, ist, ein gutes Verständnis für sich selbst zu entwickeln, ohne sich dafür zu verurteilen: »Ich habe ADHS und ich muss immer daran denken, welche Strategien ich anwenden kann, um mich selbst besser zu motivieren.« Je heftiger Sie sich verurteilen, desto schlechter werden

Ihr Selbstwertgefühl und Ihr Wohlbefinden und desto größer Ihre Prokrastination.

Stellen Sie sich vor, Sie würden mit einem kleinen Kind reden, das eine Aufgabe nicht anfangen kann. Wenn Sie schimpfen und es dafür verurteilen, wird es weinen und überhaupt nichts mehr machen. Wenn Sie aber verständnisvoll mit dem Kind reden und ihm vermitteln, dass Sie es verstehen und ihm Wege aufzeigen, wie es gehen kann, dann ist die Wahrscheinlichkeit hoch, dass das Kind die Aufgabe schafft.

Eine gute Psychotherapie sollte Sie also in Ihrer Selbstakzeptanz und Selbstfürsorge sowie einem wohlwollenden Umgang mit sich selbst unterstützen. Sie sollten unbedingt Ihre Psychotherapeutin oder Ihren Psychiater fragen, ob sie oder er sich mit ADHS auskennt. Ist das nicht der Fall, sind Sie dort möglicherweise an der falschen Adresse. Es ist sehr hilfreich, eine störungsspezifische Therapie bei jemandem zu machen, der sich mit den Feinheiten und Besonderheiten von ADHS im Erwachsenenalter auskennt. Das kann sehr zu einem besseren Verständnis von sich selbst beitragen und helfen, individuelle Strategien zu entwickeln, die den Umgang mit der ADHS-Symptomatik erleichtern.

Die Diagnose ADHS kann unterschiedliche Reaktionen auslösen. Viele ADHS-Betroffene sind erst einmal unendlich erleichtert, dass so viele Probleme in ihrem Leben nun einen Namen haben. Oft sind diese Gefühle auch mit Ohnmacht und Wut gepaart – auf all die vorangegangenen Behandlungen, die nicht geholfen haben, und darauf, dass die Erkenntnis, ADHS zu haben, erst so spät im Leben kommt. In der Psychotherapie müssen diese Gefühle zunächst verarbeitet werden. Je später die Diagnose gestellt wird, desto mehr hat sich wahrscheinlich an ADHS-bedingten Schwierigkeiten, aber auch an hilfreichen Strategien angesammelt. Das werden wir im Kapitel »Lebensbilanz« näher erläutern.

Sport

Nun kommen wir zu einem Allround-Thema, das so einfach und klar, aber gleichzeitig im Alltag oft schwierig umzusetzen ist: Sport. Unabhängig von ADHS bewegen sich die meisten Menschen in Deutschland nicht ausreichend. Zu wenig Bewegung wird sogar als eines der größten Probleme weltweit angesehen. Dabei sind die positiven Effekte auf die psychische und körperliche Gesundheit sowie auf die Lebensqualität durch unzählige Studien eindeutig erwiesen (Aylin Mehren & Alexandra Philipsen, 2020).

Nach WHO-Empfehlung sollte man sich pro Woche mindestens entweder 150 Minuten moderat oder 75 Minuten intensiv bewegen, um positive Auswirkungen auf die Gesundheit zu erreichen. Das hört sich wenig an, ist aber aufgrund des nur schwer zu überwindenden inneren Schweinehunds für viele Menschen gar nicht so einfach. Sie werden das wahrscheinlich kennen: Nach ausgiebiger Bewegung sind Sie ausgeglichener, können sich besser konzentrieren, fühlen weniger Unruhe, … Bewegung hat eine in neueren Studien nachgewiesene positive Wirkung auf die ADHS-Kernsymptomatik. Das liegt unter anderem an der Beeinflussung der Botenstoffe Noradrenalin, Dopamin und Serotonin, die mit der Aufmerksamkeitssteuerung, inneren Unruhe und Impulskontrolle verbunden sind. Zudem wird das Stresslevel gesenkt und es werden vermehrt bestimmte Gehirnbotenstoffe (BDNF= brain derived neurotopic factor) gebildet, die das Lernvermögen verbessern. Außerdem werden Blutdruck und Gewicht gesenkt, die Glukoseverwertung und der Schlaf verbessert sowie depressive Verstimmungen und Ängste verringert. Kurz: Der Benefit ist riesig, so dass Sport und Bewegung unbedingt ins Selbsttherapieprogramm aller ADHS-Betroffenen gehören. Menschen mit der primär hyperaktiv-impulsiven Variante fällt es leicht, das umzusetzen, da sie die positiven Wirkungen aus dem natürlichen Bewegungsdrang heraus meist seit der Kindheit kennen. Manche betreiben Extremsportarten, die mit einem Dopaminkick einhergehen und so für innere Ruhe sorgen. Meist wird aerober Sport empfohlen, also Joggen, Radfahren oder Schwimmen, die eher Ausdauersportarten sind. Im Grunde ist die Sportart aber sekundär. Jede Bewegung ist besser als keine und man sollte sich einen Sport aussuchen, der Spaß macht und mit dem eigenen Interesse verbunden ist.

Unserer Erfahrung nach haben viele ADHS-Betroffene einen Hang zu schnellen Sportarten wie Eishockey, Mountainbiking oder Kampfsport. Andere berichten umgekehrt, dass eher ruhige Bewegungsarten wie Yoga, Tai-Chi oder Achtsamkeits- und Entspannungsübungen, deren Umsetzung ihnen in der Vorstellung schwerfallen, einen erstaunlich positiven Effekt auf das eigene Wohlbefinden haben. Sport kann als Einzel- oder Teamsport gemacht werden, wobei letzterer sich sehr gut auf die soziale Kompetenz auswirken kann.

Wichtig ist, Sport eine hohe Priorität einzuräumen und ihn fest, ähnlich wie andere Termine, in den Wochenplan einzubauen und eine Routine zu entwickeln. Machen Sie sich bewusst, dass es nicht darum geht, entweder ganz oder gar keinen Sport zu machen, sondern es überhaupt anzugehen. Oft entwickelt sich eine Routine, da die Wirkung sich so positiv wie nebenwirkungsarm zeigt. Das gilt insbesondere, wenn man Unterstützung durch jemanden hat, der ebenfalls Interesse daran zeigt und man sich gegenseitig motivieren kann. Neben der Routine sollte Abwechslung fest eingeplant werden: einen Teil Ausdauertraining mit eher geringer Belastung, der über längere Zeit ausgeführt wird, und Intensivtraining zum Auspowern. Zudem sorgt das Erlernen komplexer Bewegungen für die Aktivierung verschiedener Hirnbereiche, so dass das Gehirn ebenfalls ordentlich trainiert wird.

Ob die Medikation vor dem Sport eingenommen werden sollte, ist sehr individuell zu beantworten. Die meisten ADHS-Betroffenen sagen, dass die Medikation beim Sport nicht notwendig sei oder eher unangenehme Folgen wie einen deutlich erhöhten Puls habe. Es gibt jedoch auch Betroffene, die von einer vorherigen Medikationseinnahme profitieren, da sie sich dann besser auf die sportliche Aktivität konzentrieren und sie mehr genießen können. Sport wirkt sich nicht nur auf die Kernsymptomatik aus, sondern ist in seiner positiven Wirkung auf viele Bereiche wie Begleiterkrankungen in seinem Wert kaum zu überschätzen.

Ergotherapie und Neurofeedback

Ergotherapie ist ein Ansatz, der darauf abzielt, Menschen in ihren Alltagsfähigkeiten zu unterstützen. Sie sollen Strategien erlernen, mit denen Sie ihre Schwierigkeiten, zu planen, oder ihre Vergesslichkeit besser in den Griff bekommen.

Aber: Irgendeine Ergotherapie hilft so wenig wie irgendeine Psychotherapie. Bei ADHS sollten Sie unbedingt darauf achten, dass Sie mit einem störungsspezifischen Konzept behandelt werden. Ihre Ergotherapeutin oder Ihr Ergotherapeut muss wissen, was ADHS ist und wie man es behandelt. Sinnvoll wäre es zum Beispiel, in der Therapie gemeinsam Strategien zu erarbeiten, wie Sie planvoll aufräumen oder gute Ordnungssysteme implementieren können. Hilfreich ist auch, ein gutes Zeitmanagementsystem vermittelt zu bekommen. Ebenso relevant sind Erklärungen, wie Sie Ordner sortieren und beschriften oder To-do-Listen anfertigen. Die Ergotherapie sollte sich auf die ADHS-spezifischen praktischen Schwierigkeiten konzentrieren und praktische Anleitung zur Alltagsbewältigung bieten. Ziel sollte sein, dass Sie mithilfe der Ergotherapie Ihren Alltag in den Griff kriegen und im Idealfall Spaß daran entwickeln, Ihre Selbstwirksamkeit zu steigern. Ergotherapie können Sie von Ihrem Hausarzt oder Ihrer Psychiaterin verschrieben bekommen.

Neurofeedback ist ein Therapieverfahren, das darauf abzielt, Gehirnaktivitäten zu messen und aktiv zu regulieren. Mithilfe von Elektroden, die auf die Kopfhaut aufgeklebt werden, werden Gehirnfrequenzen gemessen und auf einen Bildschirm übertragen. Patientinnen und Patienten sollen lernen, Gehirnwellen willentlich zu beeinflussen, um sich zum Beispiel in Entspannung oder in einen Zustand mit hoher Aufmerksamkeit zu versetzen. Neurofeedback hat vor wenigen Jahren große Beachtung erfahren, weil es als Alternative zu einer medikamentösen Behandlung diskutiert wurde. Es gibt zwar Hinweise auf eine positive Wirkung bei manchen Menschen mit ADHS; insgesamt ist die Datenlage jedoch so, dass diese Therapieform lediglich als Ergänzung und nicht als Standardtherapie infrage kommt (Westwood et al., 2025). Neurofeedback ist außerdem teuer, aufwendig und wird von den gesetzlichen Krankenkassen bei Erwachsenen nicht übernommen.

Selbsthilfe

Es kann für ADHS-Betroffene hilfreich sein, sich einer Selbsthilfegruppe anzuschließen, denn niemand versteht sie und ihre Lebensgeschichte besser als andere ADHS-Betroffene. Es ist oft unglaublich entlastend, von anderen Menschen zu hören, dass sie ähnliche Probleme haben. Wahrscheinlich kennen Sie es gut, dass Sie sich immer irgendwie anders gefühlt haben. In einer Selbsthilfegruppe können Sie feststellen, dass Sie kein Alien sind, sondern ihre besondere Art zu sein mit ungefähr zweieinhalb bis fünf Prozent aller Menschen in Mitteleuropa teilen. Es kann auch sehr lustig und unterhaltsam sein, sich über die eigenen Besonderheiten auszutauschen.

Es gibt diesbezüglich verschiedene Angebote. ADHS Deutschland e. V. ist der Bundesverband der Selbsthilfegruppen für ADHS-Betroffene. Sie können auf dessen Homepage Ihre Postleitzahl eingeben und erhalten dann die Adresse der Selbsthilfegruppe, die Ihrem Wohnort am nächsten liegt. Dort können Sie regelmäßig Menschen treffen, die Ihnen ähnlich sind, ähnliche Probleme haben und oft sehr genau wissen, wer in Ihrer Nähe ein guter Therapeut oder die beste Ärztin ist. Die Erfahrung der einzelnen Teilnehmenden kann sehr unterstützend sein.

Es gibt sogar spezielle Selbsthilfegruppen für ADHS-Betroffene in der zweiten Lebenshälfte, eine diesbezüglich sehr informative Homepage sowie Online-Gruppen und Fortbildungsveranstaltungen. Es lohnt sich, Mitglied von ADHS Deutschland zu werden, weil Sie alle drei Monate mit einer Zeitschrift über ADHS und neue Entwicklungen im Thema informiert werden. ADHS Deutschland freut sich über jedes neue Mitglied, denn je mehr Mitglieder ein Selbsthilfeverband hat, desto besser wird er in der Politik, bei den Krankenkassen und im Gesundheitsministerium wahrgenommen. Das ist wichtig, um ein größeres diagnostisches und therapeutisches Angebot für Erwachsene zur Verfügung zu stellen.

Auch in den sozialen Medien finden sich teils sehr gute Angebote, die wertvolle Informationen liefern. Achten Sie aber darauf, wer den Content erstellt (Qualifikationen), ob es sich lediglich um Erfahrungsberichte handelt (die wertvoll sein können, jedoch sehr subjektive Inhalte darstellen) und ob Quellen genannt werden, die das Gesagte untermauern. In neueren Studien wurde festgestellt, dass über die Hälfte der beliebtesten TikTok-Videos zu ADHS falsche oder irreführende Informationen enthalten. Daher gilt hier, alles mit Vorsicht zu konsumieren und lieber zu überprüfen, was in den Videos gesagt wird (Karasavva et al., 2025; Yeung et al., 2022).

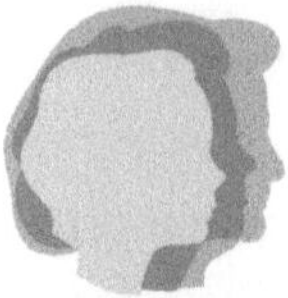

STRATEGIEN IM UMGANG MIT KERNSYMPTOMEN VON ADHS

Wir wollen uns nun die einzelnen Kernsymptome von ADHS näher anschauen. Was bedeutet die Diagnose für den Alltag und mit welchen Strategien kann man sich selbst in Schach halten?

Hyperaktivität und Antriebsstörung

Sie sehen einen Film und gleichzeitig ist das Handy oder iPad in Ihrer Hand? Die Vorstellung von einem längeren Restaurantbesuch oder der Teilnahme an einem stundenlangen Meeting löst Unwohlsein in Ihnen aus? Dann kennen Sie wahrscheinlich auch hyperaktive Symptome bei sich selbst. Hyperaktives Verhalten verändert sich meist mit zunehmendem Alter. Während es bei Kindern und jungen Erwachsenen meist von außen sichtbar ist, wird es mit fortschreitendem Alter eher nach innen gerichtet und äußert sich diskreter. Meist zeigt es sich in Mikrobewegungen wie dem Wippen mit dem Fuß oder Lippenbeißen und Nägelkauen. Es kann sich jedoch auch durch innere Unruhe und Schwierigkeiten, sich zu entspannen, äußern oder mit einem Gefühl der Rastlosigkeit und des Getriebenseins einhergehen. Bei anderen wiederum zeigt sich die Hyperaktivität durch eine rasende Gedankenfülle (»in meinem Kopf sind eigentlich immer 20 Tabs gleichzeitig offen«), viel Reden und Monologisieren.

Die Vorstellung einer längeren ungefüllten Pause ist für Betroffene oft quälend. Lieber werden zu viele Aufgaben und Vorhaben angenommen, als dass Leerlauf entsteht. Langeweile kann zu Stress führen und dann wird es schwierig, aus der Entspannung in die Erholung zu finden. Umgekehrt gibt es Menschen mit ADHS, bei denen das Gegenteil der Fall ist und die eher hypoaktiv sind und wenig Antrieb besitzen. Manche fühlen sich auch trotz Hyperaktivität vor einer Aufgabe wie gelähmt.

So viel Energie zu haben, kann sich natürlich auch positiv auswirken! Hyperaktive ADHS-Betroffene haben oft eine erstaunliche Energie, reißen andere durch ihren Schwung mit und haben Lust auf Action und Unternehmungen. Wenn sich das mit einer Hyperfokusphase paart, kann innerhalb kurzer Zeit Erstaunliches geleistet werden.

Ein Zuviel an Energie kann jedoch auch anstrengend sein – für Betroffene selbst und für ihre Umgebung. Sie sollte nicht unterdrückt, sondern als Teil von sich selbst angenommen und gewinnbringend eingesetzt werden. Sehr hilfreich sind Ausdauersport oder generell viel Bewegung – am besten, wenn sie geplant in den Alltag eingebaut und als wichtiger Baustein der Therapie betrachtet wird.

Regelmäßige Pausen im Alltag zu machen, idealerweise mit Bewegung, kann sehr sinnvoll sein. Hyperaktive Menschen profitieren deutlich vom Erlernen von Achtsamkeits- und Entspannungstechniken, die als Gehmeditation oder Atemübung auch in Bewegung stattfinden können. Manche ADHS-Betroffene können Ruhe in monotonen Tätigkeiten finden, zum Beispiel im Puzzeln. Gezielte Pausen können noch so kurz sein: Die Augen in die Ferne zu richten und die Leere nicht mit WhatsApp oder Social Media zu füllen, ist eine Entlastung. Das ist wichtig für die Erholung und den inneren Ausgleich.

Hilfreich ist es auch, anderen Menschen eine Art Gebrauchsanweisung zu geben, warum Sie zum Beispiel einen großen Bewegungsdrang haben und nicht lange stillsitzen können. Das kann bewirken, dass man Sie besser versteht und Sie mehr Unterstützung bekommen. Wenn Sie sich zu wenig bewegen, machen sich Ihr Bewegungsdrang und die innere Unruhe anders Luft: Als Ventil werden zum Beispiel Streitigkeiten vom Zaun gebrochen, die für ausreichend Spannung und Dopamin sorgen.

Wenn Sie schon wissen, dass Sie viel reden und in Ihren Monologen kaum zu bremsen sind, teilen Sie anderen das mit und fordern Sie diese aktiv dazu auf, Sie gerne zu unterbrechen.

Versuchen Sie, Ihre Redezeit so zu dosieren (vielleicht auch das mithilfe eines Menschen, der Ihnen subtile Hinweise gibt, wenn Sie überziehen), so dass Sie genauso viel und lange reden wie die Menschen, mit denen Sie gerade zusammen sind.

Achten Sie darauf, dass Sie anderen Raum lassen und vor allem: Üben Sie, andere ausreden zu lassen. Anderen ins Wort zu fallen, ist unhöflich. Dabei tun Sie das ja nur, weil Sie sonst vergessen würden, was Sie sagen wollen oder weil Sie der Überzeugung sind, genau zu wissen, was die oder der andere sagen möchte. Sie haben wahrscheinlich nicht immer recht damit, dass Sie sowieso schon wissen, was andere zu sagen haben.

Neben all diesen Maßnahmen kann auch die medikamentöse Behandlung von ADHS dazu beitragen, dass mehr innere Ruhe und Entspannung eintreten und somit Pausen möglich werden, in denen Sie Kraft tanken.

Im Folgenden haben wir einige einfache und hilfreiche Anleitungen zusammengestellt, die Sie mit etwas Übung zu einer Achtsamkeitsroutine werden lassen können. Wichtig ist, dass Sie diese Anleitungen trainieren, indem Sie sie häufig anwenden.

Achtsamkeit ist eine Haltung dem Leben und den Dingen gegenüber, die jedem Menschen möglich ist. Achtsam zu sein, bedeutet, die Aufmerksamkeit bewusst in die Gegenwart zu lenken und den Augenblick ohne Wertung zu erfahren. Das macht Sie offen für den aktuellen Augenblick und Sie lernen dabei, Ihren eigenen Gedanken, Gefühlen und Empfindungen mit Akzeptanz zu begegnen. Achtsamkeit zu entwickeln, kann Sie dabei unterstützen, sich nicht dauernd selbst zu entwerten oder sich selbst zu verurteilen. Nur wenn Sie bewusst wahrnehmen, was Sie gerade denken und tun, haben Sie im Hier und Jetzt die Möglichkeit, Ihr Denken und Ihr Verhalten zu ändern. Achtsamkeit führt dazu, bewusstere Entscheidungen zu treffen, wo Sie sonst automatisch und impulsiv reagieren würden. Stellen Sie sich einfach vor, dass Achtsamkeit ein Werkzeug-Meister ist. Mit Achtsamkeit können Sie die Werkzeuge besser auswählen, die Sie in der aktuellen Situation benötigen.

ACHTSAMKEITSTRAINING

Atembetrachtung:
Die Atembetrachtung ist einfach und schwer zugleich. Man erwählt den Atem wie einen Anker als Fokus. Beständig werden die Gedanken und Impulse wieder von diesem Ankerpunkt ablenken, so wie ein Schiff sich ständig mit der Strömung vom Ankerpunkt wegbewegt. Immer wieder erkennt man, dass man abgeschweift ist und lenkt die Aufmerksamkeit sanft, aber bestimmt zur Erfahrung der Atmung zurück.

Gehmeditation:
Den Atem zu betrachten, ist keineswegs die einzige Möglichkeit, Achtsamkeit zu trainieren. Gehen Sie spazieren und erwählen Sie Ihre Schritte zum Fokus Ihrer Aufmerksamkeit: Versuchen Sie, sich ohne Ablenkung durch Musik oder Ihr Telefon (muss ausgeschaltet sein) Ihrer Gehbewegung bewusst zu werden. Spüren Sie das Aufsetzen und das Abrollen Ihrer Füße, die unablässige Verlagerung Ihres Gewichtes. Auch hier werden

Sie merken, dass Sie nach kurzer Zeit durch Gedanken, Wahrnehmungen oder Impulse abgelenkt werden. Das ist die Natur des Geistes. Kein Problem, lenken Sie die Aufmerksamkeit unermüdlich sanft, aber bestimmt zur Erfahrung des Gehens zurück. Diese Art der Fokuslenkung funktioniert auch beim Erfahren von Lebensmitteln, einfacher Alltagsgegenstände oder kleiner Aufgaben wie Staubsaugen.

Beobachten und Benennen:
So einfach die Übungen der Achtsamkeit sind, so herausfordernd sind sie für die Geduld von Menschen, vor allem für die Geduld mit sich selbst. Deshalb gibt es seit Jahrhunderten Hilfestellungen dafür. Eine Unterstützung ist es, innerlich zu beschreiben, was Sie erleben. Benennen Sie innerlich Ihre Beobachtungen. Wenn Sie einen Stein zum Fokus Ihrer Aufmerksamkeit gewählt haben, benennen Sie: »hart«, »kühl«, »rau« ... Wenn Sie Ihre Schritte zum Gegenstand der Aufmerksamkeit machen, benennen Sie: »Berührung«, »Bodenkontakt«, »Bewegung« ... Wenn Sie den Atem als Fokus gewählt haben, benennen Sie: »Einatmen«, »Ausatmen«. Auf diese Weise unterstützen Sie Ihren Fokus, Sie machen eine Art Griff an die Gegenwart, so dass Sie etwas mehr Halt an Ihrem Ankerpunkt bekommen.

Das Benennen des eigenen Erlebens stärkt Sie darin, sich selbst und Ihre Umwelt bewusst wahrzunehmen. Sie können sich das auch so vorstellen, dass Sie gerade einen Film darüber drehen, was gerade in diesem Moment in Ihrem Leben passiert. Statt also selbst betroffen zu sein, schauen Sie darauf, wie Sie und Ihre Mitmenschen reagieren. Schieben Sie Ihre Gefühle beiseite und versuchen Sie, einfach nur zu beobachten, was gerade in diesem Moment passiert. Mit dieser Technik können Sie viel über sich und andere lernen.

Gute Werkzeugmeisterinnen und -meister können auf verschiedene Anforderungen mit unterschiedlichen Strategien antworten. Neben dem Training der Achtsamkeit ist es darum sinnvoll, verschiedene Techniken zur Spannungsregulation und Beruhigung zu trainieren.

TRAINING VON TECHNIKEN ZUR SPANNUNGSREGULATION

Atemübungen:
Der Atem ist das Tor zur Regulation unterschiedlicher Spannungszustände des gesamten Organismus. In der modernen Medizin, im Leistungssport oder in fernöstlichen Traditionen wird die Atmung genutzt, um die Regulierung des autonomen Nervensystems zu erlernen. Die Steuerung des Atems ermöglicht es, den gesamten Organismus in ein stabiles Gleichgewicht aus Aktivierung und Entspannung zu bringen. Es gibt sehr viele Arten, sich durch das bewusste Atmen innerlich zu regulieren und zu entspannen.

Eine einfache Übung kann sein, dass Sie vier Sekunden bei geschlossenem Mund durch die Nase einatmen, den Atem sieben Sekunden anhalten und dann langsam acht Sekunden durch den Mund vollständig ausatmen. Diese Übung können Sie so oft wiederholen, wie Sie sich damit wohlfühlen.

Box-Atmung:
Die sogenannte Box-Atmung (auch Box-Breathing genannt) ist eine strukturierte Atemtechnik, die unter anderem im Biathlon und von den US-Marines angewendet wird. Sie dient der Regulation des vegetativen Nervensystems und unterstützt das Gleichgewicht zwischen Anspannung und Entspannung. Der Name leitet sich von der Vorstellung eines Quadrats (»Box«)

mit vier gleich langen Seiten ab, die jeweils eine Atemphase symbolisieren.

1. Einatmen: Atmen Sie langsam und kontrolliert über drei Zählzeiten ein. Beginnen Sie in der Bauchatmung, erweitern Sie dann den Brustkorb und füllen Sie abschließend den oberen Lungenbereich unter den Schlüsselbeinen.
2. Atemruhe: Halten Sie den Atem für drei Zählzeiten an.
3. Ausatmen: Atmen Sie ruhig und gleichmäßig über drei Zählzeiten aus.
4. Atemruhe: Halten Sie nach dem Ausatmen erneut für drei Zählzeiten inne.

Alle Phasen sollten in etwa gleich lang sein. Die Länge einer Zählzeit kann individuell gewählt werden (zum Beispiel drei bis fünf Sekunden), entscheidend ist der gleichmäßige Rhythmus. Regelmäßiges Üben dieser Atemtechnik kann die Herzfrequenzvariabilität erhöhen, die Konzentrationsfähigkeit verbessern und Stressreaktionen reduzieren.

Konzentrationsstörungen und Ablenkbarkeit

Wurde Ihnen schon oft gesagt, dass Sie nicht zuhören können oder ständig abgelenkt und abwesend wirken? Haben Sie dafür schon Unverständnis geerntet oder gehört, dass Sie das absichtlich tun würden, um keine Verantwortung übernehmen zu müssen? Ein Kernmerkmal von ADHS sind Schwierigkeiten mit der Konzentration und Aufmerksamkeit sowie die leichte Ablenkbarkeit.

Das bedeutet nicht, dass ADHS-Betroffene sich gar nicht konzentrieren oder die Aufmerksamkeit nicht aufrechterhalten könnten. Aber die willentliche Steuerung dessen gelingt ihnen nur unzuverlässig. Bei sehr spannenden Themen können viele Betroffene sich gut konzentrieren, oft sogar viel besser als neurotypische Menschen. ADHS-Betroffene finden oft hilfreiche Techniken, mit denen sie ihre Aufmerksamkeit über längere Zeit aufrechterhalten. Es kann für sie hilfreich sein, wenn sie sich beim Telefonieren oder Lernen bewegen. Oft reichen hier schon Mikrobewegungen (das sogenannte »Fidgeting«) oder Musik hören aus, um eine längere Aufmerksamkeitsspanne zu erzielen.

Sie können selbst ausprobieren, welche Technik für Sie passt: Das können Fidgettoys (Fingerspielzeug, an denen man etwas bewegen kann), Gummisitzbälle, ein Laufband, laute Musik auf den Noise-Cancelling-Kopfhörern oder andere Hilfsmittel sein. Wichtig ist, die eigenen »Co-Aktivitäten« zu kennen und sie sich zu erlauben. Im privaten Umfeld ist das oft einfacher als im beruflichen. Aber auch dort gibt es Möglichkeiten, die sich verhandeln lassen.

Konzentration gelingt also oft unvorhersehbar und kann nicht nach Bedarf abgerufen werden. Sie tritt hauptsächlich dann ein, wenn die Thematik spannend ist oder eine hohe innere Motivation besteht, sich mit ihr auseinanderzusetzen. Die leichte Ablenkbarkeit führt oft zu immensem Stresserleben und der Aufwand, den Fokus zu halten, kostet sehr viel Energie. Die Folgen sind häufig ein sich Verzetteln, ein unorganisierter Arbeitsstil, Flüchtigkeitsfehler und Schwierigkeiten damit, Aufgaben zu Ende zu bringen. Das kann gerade im Beruf herausfordernd und problematisch sein.

Manche ADHS-Betroffene schaffen es allerdings sehr gut, andere Menschen zu strukturieren und zu organisieren, gerade wenn sie in Führungspositionen Mitarbeitende um sich haben, die sie gut ergänzen. Oft ist es ungeheuer hilfreich, wenn eine Sekretärin oder ein Arbeitskollege die Parts übernehmen kann, die nicht zu den Kernkompetenzen ADHS-Betroffener gehören. Es ist grundsätzlich eine gute Idee, sich mit Menschen zusammenzutun, die das können, was einem selbst schwerfällt. Ein gut strukturiertes Sekretariat kann so manches ausgleichen. Wenn ADHS-Betroffene Geschäftspartner wählen, die mehr auf Formalien und Routinetätigkeiten achten, können alle profitieren. ADHS-Betroffene sind meist ideenreich und kreativ, sie können unglaublich originelle Einfälle haben. Aber das Abarbeiten der täglichen Routinetätigkeiten kann für sie sehr mühsam sein. Es kann daher passieren, dass ADHS-Symptome mehr auffallen, wenn Mitarbeitende, die sie gestützt haben, zum Beispiel durch Langzeiterkrankung ausfallen. Dann tritt deutlicher zutage, dass Betroffene Termine vergessen, Fristen verpassen oder emotional reagieren, wenn sie in Stress geraten.

Es ist immer wieder wichtig, zu betonen, dass viele ADHS-Betroffene eine gute Auffassungsgabe, hohe Flexibilität und die Fähigkeit mitbringen, sich schnell auf neue Situationen und Aufgaben einzustellen, und dafür sehr geschätzt werden. Im Hyperfokus entstehen oft erstaunliche Einsichten und Ideen, die zu kreativen und unkonventionellen Problemlösungen führen können.

Es ist leichter als gedacht, sich der eigenen Schwierigkeiten mit der Aufmerksamkeitsregulation und der leichten Ablenkbarkeit bewusst zu sein und diese aktiv anzugehen. Versuchen Sie, Ihre Arbeitsumgebung mit wenig Ablenkung und möglichst reizarm zu gestalten. Idealerweise liegt auf Ihrem Schreibtisch nur wenig herum und Ihr Handy verschwindet in einer Schublade. Denken Sie daran, dass Sie sich von allem ablenken lassen – deshalb ist Purismus am Arbeitsplatz hilfreich.

Routinen können ebenfalls helfen: Das E-Mail-Programm sollte nur zu festen Zeiten geöffnet sein und der Tag mit automatischen Erinnerungen möglichst gut geplant werden. Teamchats sollten, wenn möglich, deaktiviert oder auf stumm geschaltet und Tabs und Apps minimalistisch geöffnet sein.

Besprechen Sie mit Ihrem Arbeitgeber, inwiefern ein Sichtschutz oder das Tragen von Active-Noise-Cancelling-Kopfhörern (ANC-Kopfhörern) gestattet sind. Letztere helfen Ihnen, Geräusche fernzuhalten, die Sie ablenken würden; ein Sichtschutz tut visuell das Gleiche.

Versuchen Sie, herauszufinden, wann Ihre Zeit ist, in der Sie sich am besten konzentrieren können, und legen Sie in diese Zeit Ihre wichtigen Aufgaben. Weitere Tipps, die hilfreich für die Verbesserung der Aufmerksamkeit und Verringerung der Ablenkbarkeit sein können, finden Sie im Kapitel »Prokrastination«.

Machen Sie sich bewusst, dass der »Arbeitsgedächtnisspeicher« bei vielen ADHS-Betroffenen kleiner ausfällt und daher Dinge schneller in Vergessenheit geraten. Dazu einige wichtige Tipps:

- Notieren Sie Ihre Aufgaben und Gedanken, denn auch das schafft innere Struktur, und viele ADHS-Betroffene sind eher visuelle Menschen.
- Nutzen Sie Visualisierungen von Aufgaben, Strukturen, Priorisierung (zum Beispiel Mindmaps). Dazu gibt es auch kostenlose Apps.
- Aufgaben, die geistige Anstrengung erfordern, können häufig mit Bewegung effizienter erledigt werden. Versuchen Sie, sich in Ihrem Alltag möglichst oft zu bewegen. Vielleicht können Sie gut diktieren, während Sie laufen.
- Versuchen Sie mal, an einem Schreibtisch zu arbeiten, der über einem Laufband steht. Sie können auch einen höhenverstellbaren Schreibtisch ausprobieren – vielleicht können Sie im Stehen entspannter arbeiten.
- Vielleicht geht Telefonieren besser, wenn Sie herumlaufen.
- Sie sollten Pausen für Bewegung einbauen. Auch Dehnen am Arbeitsplatz kann helfen.

Probieren Sie aus, was für Sie funktioniert. Es geht nicht darum, Ablenkungen möglichst gut auszublenden, sondern darum, Reize zu steuern und zu regulieren, so dass der Anpassungsaufwand geringer wird. Fangen Sie in den kurzen Pausen auf keinen Fall mit YouTube oder Social Media an. Es kann sein, dass Sie daran hängen bleiben und viel Zeit damit vernichten. Denken Sie daran, dass beides einen Suchteffekt haben kann und dass Sie damit viel Zeit verschwenden, die Sie dringend brauchen.

Die Medikation erleben viele Menschen mit ADHS in puncto Konzentration und Ablenkbarkeit als sehr hilfreich. Sie kann kontinuierlich eingenommen werden, manche ADHS-Betroffene nehmen sie aber auch »on demand«, um bestimmte Aufgaben zu erledigen.

Die Achterbahn der Gefühle – zwischen Leidenschaft und Ausgebranntsein

ADHS-Betroffene gehen häufig mit intensiven Gefühlen und schnellen Emotionswechseln durchs Leben (Brancati et al., 2023). Das kann sich sehr lebendig und leidenschaftlich anfühlen, aber auch anstrengend bis erschöpfend sein. Die eigenen Gefühle zu kontrollieren, bedeutet nicht, Gefühle wegzudrücken oder nicht zu beachten. Es geht darum, dass Sie lernen, Ihre Gefühle achtsam wahrzunehmen und dann zu entscheiden, was Sie mit ihnen machen wollen. Sie profitieren davon, wenn es Ihnen immer öfter gelingt, Ihre Gefühle bewusst zu steuern, statt sie unkontrolliert in die Welt zu schleudern. Das ist ein Balanceakt zwischen Ihren wahren Gefühlen und Ihrer inneren Steuerungsfähigkeit. Wenn Sie heftig und überschießend reagieren, ist das für Sie selbst anstrengend und Sie können andere damit sehr verletzen. Wenn Sie andere Menschen mit Ihren heftigen Gefühlsausbrüchen kränken, ziehen sich diese Menschen eher zurück, Sie verspielen Sympathien, können Liebesbeziehungen damit schreddern und das Team am Arbeitsplatz gegen sich aufbringen. Am Ende gehören alle zu den Leidtragenden.

Obwohl Stimmungsregulationsschwierigkeiten nicht zu den Kernsymptomen von ADHS zählen, die in den Klassifikationssystemen genannt werden, haben sie im Alltag eine enorme Bedeutung. ADHS-Betroffene erleben ihre Emotionen oft sehr intensiv, teils verbunden mit einer hohen Empfindlichkeit bei Zurückweisungen. Sie haben oft ein hohes Stresslevel, das zusätzlich durch Begleiterkrankungen verstärkt werden kann.

Die gute Nachricht ist, dass Menschen die Fähigkeit erlernen können, ihre Emotionen zu kontrollieren – mit und ohne medikamentöse Unterstützung. Je besser Sie Ihre Emotionen bewusst wahrnehmen und diese »sozialverträglich« ausdrücken, desto selbstwirksamer werden Sie sich in sozialen Situationen erleben. Sich selbst besser steuern zu können, verbessert Ihre Lebensqualität, Ihren Selbstwert und Ihre Beziehungen. Sie entwickeln damit mehr Widerstandskraft (auch als Resilienz bezeichnet) und vermindern Ihr Stresslevel. Denken Sie daran, dass Beziehungsstress sehr anstrengend ist und an den Nerven zehrt. Wenn Sie Ihre Meinungen und Gefühle stattdessen gelassener und kontrollierter äußern, erschaffen Sie Frieden, mehr Zeit für die schönen Dinge des Lebens und mehr Harmonie. Damit haben Sie nicht nur größere Chancen, selbst besser verstanden zu werden, sondern Sie können auch positivere Erfahrungen in Ihrem Leben machen.

Was Ihnen helfen kann: Versuchen Sie, Gefühle nicht zu unterdrücken, sondern sie achtsam wahrzunehmen. Auch negative Gefühle wie Wut, Ärger oder Trauer gehören zum Leben. Diese können darüber hinaus eng mit Ihrer eigenen Lebensgeschichte verbunden sein. Erinnern Sie sich an Situationen, in denen Sie »einen richtigen Ausraster« hatten oder sich emotional schwer oder gar nicht kontrollieren konnten – vielleicht in einem Streit mit Ihrer Partnerperson? Wenn eine Gefühlsreaktion auf eine Kränkung oder Verletzung so intensiv ausfällt, hat das häufig mit dem eigenen Werdegang und alten Verletzungen zu tun, meist aus der Kindheit. Der erwachsene Teil in uns wird häufig von irgendwelchen Äußerungen gar nicht so sehr berührt, sondern ein kindlicher Anteil in uns reagiert – und zwar mit allen ungelösten Konflikten und schlecht verheilten Verletzungen.

Sich selbst besser kennenzulernen, die eigene Geschichte mit ihren individuellen Kränkungen und daraus entstandenen Glaubenssätzen zu verstehen, ist sehr hilfreich, um die eigenen emotionalen Reaktionen und die damit verbundenen Gedanken einordnen zu können. An Kränkungen im Verlauf der Lebensgeschichte mangelt es den meisten ADHS-Betroffenen nicht. Mit entsprechenden Achtsamkeitsübungen kann man lernen, sich, auch wenn es sich erst einmal unerreichbar anhört, die eigenen Gefühle mit einer gewissen Distanz anzusehen und nicht gleich zu bewerten.

Hilfreich können neben den bereits besprochenen Atem- auch fernöstliche Entspannungstechniken wie Yoga, Meditation, Tai-Chi, Qigong oder Ähnliches sein. Aber auch wenn ADHS-Betroffene gelernt haben, mit ihren Gefühlsschwankungen umzugehen, erleben sie diese manchmal trotzdem als anstrengend und einschränkend. Psychotherapie kann deshalb sehr hilfreich sein, egal ob als Einzel- oder als Gruppentherapie. Gerade wenn in Psychotherapien Elemente der Dialektisch-Behavioralen Therapie (DBT) eingesetzt werden, können entsprechende Strategien praktisch erlernt werden.

In Stresssituationen versuchen Sie mal Folgendes:

- Finden Sie heraus, von welchen Themen oder Menschen Sie sich triggern lassen.
- Versuchen Sie, sich zu sagen, dass Sie die Situation mit mehr Kontrolle meistern wollen.
- Achten Sie darauf, wie Ärger oder Wut in Ihnen hochsteigen.
- Wenn Sie merken, dass Sie unter Druck und Spannung geraten, versuchen Sie, die Situation zu verlassen. Also: Auszeit statt Ausraster! Auf die Toilette zu gehen, geht immer. Sagen Sie sich dort,

dass Sie sich nicht triggern lassen wollen, und versuchen Sie, Zeit zu gewinnen, um die Kontrolle wiederzuerlangen.

Es ist ein großer Erfolg für Sie, wenn Sie es geschafft haben, sich nicht provozieren zu lassen. Oft genügt Willenskraft alleine nicht, um die heftigen Gefühle unter Kontrolle zu bringen. Handeln Sie und laufen Sie eine Runde um den Block, bevor eine Situation total eskaliert. Auch wenn Sie im Recht sind, kommt es darauf an, wie Sie Sätze formulieren und mit welcher Haltung Sie Ihren Mitmenschen gegenübertreten. Der Ton macht die Musik! ADHS-Betroffene achten häufig zu wenig darauf, wie sie etwas sagen: in welcher Tonlage, mit welchem Gesichtsausdruck, mit welcher Körperhaltung.

Machen Sie sich klar, dass Sie die Kontrolle abgeben und anderen Menschen Macht über sich geben, wenn Sie sich von ihnen triggern lassen. Wer Sie ärgert und wie lange der Zustand anhält, können Sie selbst bestimmen. Es erfordert Übung, bis es gelingt, Gefühle so zu steuern, dass eine Reaktion auf die Situation angemessen ist.

So trivial es klingt, aber bei Hunger neigen manche Menschen zu »hangry« (Kofferwort aus hungry und angry) Reaktionen. ADHS-Betroffene haben häufig wenig Gespür für Körpersignale und berücksichtigen nicht, dass sie Hunger haben, dieser sie reizbar macht und Emotionen dann schnell hochkochen. Auch hierfür kann man sich sensibilisieren und vorsorgen. Manche Menschen mit ADHS haben schnell eine Meinung und äußern diese, ohne sie abzuwägen. Sie lassen sich von Stimmungen oder Äußerungen beeinflussen; außerdem können sie sich mit ihren Meinungen festbeißen. Lassen Sie sich mehr Zeit, bevor Sie sich eine Meinung bilden und sie äußern. Leider haben ADHS-Betroffene auch oft einen »Rechthaberreflex«. Es fällt ihnen schwer, die Meinung anderer zu akzeptieren oder einfach mal stehen zu lassen. Das kann Diskussionen sehr anstrengend machen. Denken Sie auch daran, dass es sehr anstrengend und aufreibend ist, immer recht haben zu wollen, und Sie sich damit keine Freunde machen.

Viele unserer Gefühlsreaktionen werden von Glaubenssätzen gesteuert, die wir in unserer Kindheit gelernt haben. Sie spiegeln Grundüberzeugungen über uns selbst und die Welt wider. Oft haben sie einen verallgemeinernden Charakter (»immer«, »nie«, »man muss« …) und können unbewusst Einfluss auf unser Denken, unser Verhalten und unsere Emotionen nehmen. Es ist erstaunlich, dass sie uns in vielen Bereichen sehr prägen, wir ihren Wahrheitsgehalt aber nie überprüfen. Es sind gelernte Erfahrungen, die wir uns als Kind auf unsere Gehirnfestplatte schreiben und die ihre Wirkung entfalten, ohne dass wir das im Alltag überhaupt bemerken.

Wenn Sie sich bei Fehlern aufgrund von Glaubenssätzen selbst abwerten, macht das etwas mit Ihrem Selbstbild und mit dem, was Sie nach außen vermitteln. Es ist möglich, sich selbst gegenüber eine liebevolle und empathische Haltung zu entwickeln. Natürlich können Grundannahmen auch positiv sein. Erstaunlich ist immer wieder, dass Menschen mit ADHS oft sehr kritisch mit sich umgehen und vergessen, dass Empathie und eine wohlwollende Haltung sich auch auf einen selbst beziehen können. ADHS-Betroffene haben oft Probleme damit, Selbstliebe und Selbstfürsorge zu entwickeln. Viele von ihnen waren im Laufe ihres Lebens intensiver Kritik ausgesetzt, sind häufig angeeckt oder haben wiederholt das Gefühl gehabt, zu versagen. Wenn man ein negatives Selbstbild entwickelt hat, dann neigt man dazu, sich auf Negatives zu fokussieren und sich darin bestätigt zu fühlen, dass einem immer Schlechtes widerfährt. Wenn Sie selbst aktiv eine positive Grundhaltung entwickeln, sowohl sich selbst als auch anderen gegenüber, werden Sie langsam positive Veränderungen in Ihrem Leben bemerken. Wenn Sie sich selbst und der Welt positiver begegnen, werden Sie viel mehr Positives erleben, weil Sie auch in anderen damit eine positive Resonanz erzeugen. Umgekehrt ist es genauso: Wenn Sie immer schwarzsehen, werden Sie viel Negatives erschaffen und Ihre Mitmenschen werden Ihnen eher mit Ablehnung begegnen.

Beispiele für negative Glaubenssätze, die häufig von ADHS-Betroffenen geäußert werden, sind:

- »Ich bin immer zu viel und genüge trotzdem nie.«
- »Ich bin unzuverlässig und faul.«
- »Egal, wie sehr ich mich anstrenge, es wird eh wieder nicht reichen.«
- »Ich kann mich sowieso nicht konzentrieren, dann kann ich es gleich sein lassen.«
- »Andere werden von mir enttäuscht sein.«
- »Ich bin weder gut genug noch liebenswert.«

Wichtig ist, dass Sie sich immer wieder bewusst machen, dass Sie in manchen Bereichen anders sind als neurotypische Menschen. Aber anders heißt natürlich weder schlechter noch besser. Es geht darum, das Anderssein nicht zu bewerten. Sie sollen kein neurotypischer Mensch werden, sondern sich selbst mit Ihren Besonderheiten besser kennen und akzeptieren lernen. Viele Ihrer negativen Glaubenssätze sind wahrscheinlich aus der Erfahrung Ihres Andersseins entstanden.

Zu erkennen, dass die erlernten Grundannahmen nicht wahr sein müssen und Sie auch nicht (wie gedacht) vollständig beschreiben, kann ein langer Prozess sein. Die Infragestellung der verinnerlichten Glaubenssätze kann zu Verunsicherung führen und die Formulierung positiver Grundannahmen kann erst einmal etwas Künstliches und Gestelltes haben. Grundsätzlich verlassen alle Menschen ihre gewohnten Denkmuster nur ungern, denn auch eine negative Vorstellung und Erwartungshaltung machen die eigene Welt scheinbar berechenbarer und stabiler.

Wir möchten Sie dazu ermutigen, Ihre üblichen Denkpfade zu verlassen und neue innere Glaubenssätze zu entwickeln, geprägt von Selbstmitgefühl und Wohlwollen. Meist ist hierzu eine andere Person notwendig, wie etwa in einer Psychotherapie. Der Prozess, gewohnte Pfade zu verlassen, dauert lang, aber er lohnt sich. Nutzen Sie Ihre ADHS-typische Neugier und entdecken Sie sich selbst neu!

Beispiele für positive Glaubenssätze:

- »Ich bin wertvoll und liebenswert, wie ich bin.«
- »Ich muss nicht allen Erwartungen entsprechen, um genug zu sein.«
- »Ich darf Fehler machen und mir Hilfe suchen.«
- »Ich übernehme Verantwortung für mich selbst – auch dafür, glücklich zu sein.«
- »Ich vertraue mir und muss nicht perfekt sein.«

Impulsivität – sich selbst überholen

Treffen Sie oft schnelle Entscheidungen, ohne über die möglichen Folgen Ihrer Reaktion oder Entscheidung nachzudenken? Oder sind Sie ungeduldig und platzen schon mit der Antwort heraus, bevor andere einen Satz überhaupt beendet haben? Haben Sie Schwierigkeiten, Belohnungen aufzuschieben? Sind Sie schnell frustriert, wenn Sie sich länger anstrengen oder länger auf etwas warten müssen? Dann haben Sie wahrscheinlich ein Thema mit Impulsivität.

Impulsiv zu sein, hat Vorteile! Sie treffen schneller Entscheidungen, handeln umgehend in Situationen, in denen es notwendig ist, haben Mut zum Risiko, kommen auf ungewöhnliche Ideen, ohne sich in Gedankenschleifen zu verlieren. Wahrscheinlich sind Sie auch offen und neugierig, zögern nicht und sind authentisch, da Ihnen in der Kürze der Zeit gar nichts anderes übrig bleibt, als echt zu sein. Kreative Ideen, eine große Begeisterungsfähigkeit, Leidenschaft und Leichtigkeit können weitere begleitende Eigenschaften impulsiver Menschen sein.

Impulsivität kann Sie jedoch auch in erhebliche Schwierigkeiten bringen. So kann es sein, dass Sie in Konfliktsituationen alles sagen, was Ihnen durch den Kopf geht. Oder aber Sie handeln, ohne über die Konsequenzen nachzudenken. Impulsivität kann auch zu Kaufimpulsen führen: Sie kaufen etwas, das Sie sich nicht leisten können oder gar nicht brauchen. Auch die Bereitschaft zum Risiko durch rücksichtloses oder zu schnelles Fahren, zu gefährlichen Sportarten oder Drogenmissbrauch, dazu, Aufgaben abzubrechen und sich spontan für die angenehmere Tätigkeit zu entscheiden, … Das alles kann mit Impulsivität zu tun haben.

Auch wenn es widersprüchlich erscheint: Sie profitieren am meisten, wenn Sie eine gesteuerte Impulsivität erlernen, also spontan handeln, aber mit einem Maß an Bewusstsein, das auf Verantwortung und Zielorientierung basiert. Oder einfacher gesagt: indem Sie lernen, spontan zu handeln, aber die Konsequenzen Ihrer Handlungen bedenken.

Hierzu muss der Zeitraum zwischen Reiz und Reaktion ausreichend vergrößert und bewusst wahrgenommen werden. Das heißt, dass Sie lernen, Zeit zu gewinnen. Denn in der zeitlichen Verzögerung liegt die Möglichkeit, die Steuerung zu übernehmen und verantwortungsvoll und zielgerichtet zu handeln. Der Umgang mit Impulsivität kann erlernt werden. Medikamente können dabei helfen, die schädliche Impulsivität zu vermindern.

Außerdem sind Achtsamkeitsübungen zur Selbstwahrnehmung sehr hilfreich: Hier geht es wieder darum, sich selbst besser wahrzunehmen. Was denke ich, was fühle ich, was möchte ich? Das können hilfreiche Fragen sein, um impulsive Handlungen herunterzufahren.

Aber es gibt noch andere Möglichkeiten, Impulsivität zu verringern: Menschen mit ADHS, die eher visuell veranlagt sind, profitieren davon, sich ein inneres Stoppschild vorzustellen, wenn sie merken, dass sie »hochfahren«. Menschen mit auditiver Wahrnehmung können zu sich selbst »Stopp« sagen, um sich in ihrer Heftigkeit und Impulsivität zu bremsen.

Atemübungen können dabei helfen, die Impulsivität und die Emotionen auf körperlicher Ebene zu beeinflussen. Sie lenken damit ihren Fokus weg von Gefühlen und hin zu ihrer Atmung. Das ist besonders effektiv, da sich vieles unterhalb der gedanklichen Ebene abspielt und daher über körperorientierte Übungen beeinflussen lässt. Hilfreich ist, das eigene Stresslevel (siehe das Kapitel »Stress«) zu senken, so dass der Kipppunkt des Kontrollverlustes weiter nach hinten reguliert werden kann.

Impulsivität ist also beeinflussbar und die Selbstwirksamkeit, die mit einer verbesserten Impulskontrolle einhergeht, bringt häufig erstaunlich viele positive Folgeeffekte. Gefühle und Handlungen besser und bewusster zu steuern, ist ein Geschenk, das Sie sich selber machen.

ADHS und Selbstorganisation

Im Lauf des Lebens nehmen die Aufgaben und Anforderungen an die Planungsfähigkeit meist zu, während die Hilfe von außen eher abnimmt. Die Organisation des Alltags oder von Handlungsabläufen sowie die Planung verschiedener Aufgaben sind für ADHS-Betroffene eine Herausforderung. Sie haben oft Schwierigkeiten damit, die Zeit oder die Dauer von Tätigkeiten richtig einzuschätzen. Außerdem fällt es ihnen schwer, Entscheidungen zu treffen und das eigene Planungssystem im Blick zu behalten, ohne sich zu verzetteln. Haben Sie auch schon mit verschiedenen Ordnungssystemen experimentiert und zum Beispiel festgestellt, dass Sie so viele Ordner und Erledigungslisten auf Ihrem Laptop angelegt haben, dass Sie schon wieder vergessen, in die Listen hineinzusehen? Bekommen Sie manchmal den Eindruck, dass Ihr Arbeitsspeicher zu klein ist und Sie sich komplexe Abläufe einfach nicht merken können, wenn sie Ihnen erklärt werden?

All das spricht dafür, dass eine Verbesserung der Selbstorganisationsfähigkeiten einen deutlichen Gewinn im Alltag mit sich bringen würde. Sich zu organisieren, besser zu planen und strukturiert vorzugehen, benötigt Planungsfunktionen (»Exekutivfunktionen«). Das sind Fähigkeiten, die im vorderen Teil des Gehirns (dem präfrontalen Kortex) gesteuert werden, der von ADHS betroffen ist. Mit den Planungsfunktionen steuern wir unsere Handlungen und organisieren unsere Aufgaben. Unser Arbeitsgedächtnis ist dafür zuständig, dass wir Informationen behalten und bearbeiten. Unsere Planungsfunktionen steuern unser Handeln und wie flexibel wir es auf eine veränderte Situation hin anpassen können. Sie können das mit einer Dirigentin im Konzert vergleichen, die ein Orchester strukturiert, das nicht in einer ruhigen Halle, sondern mitten auf einem Marktplatz mit wechselnden Umgebungsbedingungen spielen soll, wodurch zusätzliche Anforderungen an die Reizfilterung gestellt werden. Im Grunde ist fantastisch, wozu wir fähig sind. Sie sehen aber auch, wie komplex das Ganze ist und wie vielfältig die Folgen sind, wenn diese Dirigentin ADHS hat.

Im Grunde wirken sich alle bereits erwähnten Möglichkeiten, ADHS zu beeinflussen, positiv auf die Selbstorganisationsfähigkeit aus. Verhaltenstherapie, Coaching, Achtsamkeitsübungen, Sport und Medikation haben direkte und indirekte Effekte auf diesen Themenbereich. Es gibt Strategien, durch die Sie Ihr Organisationschaos verkleinern und Ihr Stresslevel senken können. Dadurch sparen Sie Zeit, reduzieren Stress, müssen weniger Entscheidungen treffen und es bleibt mehr Zeit für die Dinge im Leben, die Spaß machen. Sorgen Sie dafür, dass Sie immer gleiche Abläufe entwickeln. Damit erschaffen Sie Routinen, die dann wie ein »Autopilot« funktionieren und Ihnen ohne viel Nachdenken zur Verfügung stehen. Dazu gehört auch, dass Sie neue Verhaltensweisen üben müssen. Nur mit »immer öfter« werden

Sie Routinen etablieren und damit automatisieren können: egal ob es die immer gleichen Orte sind, an denen Sie Sachen ablegen, wann Sie den Müll rausbringen, die Reihenfolge, in der Sie das Bad putzen, oder der Zeitpunkt, wann Sie gewisse Dinge erledigen.

Hilfreich ist die Methode »Time-Boxing«, um zu vermeiden, dass Sie sich bei Schwierigkeiten in der Zeitwahrnehmung in Aufgaben verlieren. Stellen Sie sich dazu einen Wecker, der rückwärts läuft und nehmen Sie sich eine Zeit vor, die Sie für angemessen halten, um zum Beispiel die Küche wieder in einen akzeptablen Zustand zu bringen, sagen wir 30 Minuten. Versuchen Sie dann, diese Zeit zu unterbieten.

Organisation kann erlernt werden, auch wenn es Übung erfordert. Noch wichtiger, da viele ADHS-Betroffene dazu neigen, nach dem Prinzip »alles oder nichts« zu handeln: Versuchen Sie, sich Ihren Perfektionismus bewusst zu machen. Denn der ist die Demotivation schlechthin und tatsächlich bestens geeignet, um sich im eigenen Scheitern und der damit verbundenen Frustration bestätigt zu sehen. Das bedeutet auch, dass Sie sich realistische Ziele setzen sollten. Ist das Ziel zu hoch gesteckt, werden Sie eher gar nichts machen, wenn Sie es nicht erreichen können, statt zu versuchen, zumindest einen Teil Ihres Ziels zu erreichen. Viele kleine Schritte bringen Sie auch zum Ziel.

Manche Menschen profitieren von einem Struktur-Buddy oder Body-Doubling. Das bedeutet, dass Sie sich jemanden suchen, der Aufgaben mit Ihnen zusammen erledigt oder Sie vor Ort dabei unterstützt, diese umzusetzen. Das funktioniert besonders gut bei der Planung und Durchführung von Aufgaben, die im Alleingang mit einer hohen Startbarriere verbunden sind. Das Zerlegen von Aufgaben in kleine Einheiten, bei denen der Erfolg garantiert ist, kann sehr motivierend sein, fällt ADHS-Betroffenen jedoch häufig schwer. Auch dabei kann ein Struktur-Buddy helfen.

Andere profitieren von der Pomodoro-Technik: Sie stellen sich einen Timer in Ihrem Handy auf beispielsweise 25 Minuten. Wenn es klingelt, machen Sie eine Pause von fünf Minuten und stellen dann den Timer erneut. Ganz wichtig ist, dass Sie zwischendurch nichts anderes machen. Wenn Sie drei Runden geschafft haben, können Sie eine längere Pause machen und etwas tun, das Ihnen Spaß macht. Nehmen Sie aber am besten nicht das Handy oder die Konsole in die Hand. Hilfreich ist es, aufzuschreiben, was zu tun ist und einen Plan zu machen. Das Aufschreiben unterstützt dabei, sich zu strukturieren und den Arbeitsspeicher zu entlasten.

Etablieren Sie (vielleicht gemeinsam mit jemand anderem) ein Ordnungssystem (Aktenablage) und legen Sie Dinge immer am gleichen Ort ab. Die Investition in ein Beschriftungsgerät lohnt sich, denn dann können Sie auch drei Jahre später noch lesen, was in einem Ordner verstaut wurde. Beschriften Sie Schubladen, damit Sie sich besser daran erinnern, wo was in Ihrer Wohnung wohnt und vor allem, wohin der benutzte Gegenstand wieder zurückgelegt werden sollte. Denken Sie immer daran, dass Suchen Stress macht und Zeit kostet und dass Sie mit Ihrer wertvollen Zeit etwas Besseres anfangen können, als sich darüber zu ärgern, dass Sie irgendetwas nicht finden.

Schaffen Sie sich einen Startpunkt in der Wohnung, den nur Sie benutzen dürfen. Hier müssen zum Beispiel das Ladegerät für das Handy, notwendige Schlüssel oder Schriftstücke platziert werden, die Sie für den nächsten Tag brauchen. Beginnen Sie den Tag immer von diesem Startpunkt aus und legen Sie abends, wenn Sie nach Hause kommen, die wichtigen Dinge dort ab: Handy, Schlüssel, Geldbörse, Brille und so weiter.

Das Führen eines Kalenders, in den private und berufliche Termine eingetragen sind, möglichst digital, um bei Verlust ein Back-up zu haben, ist ebenso sinnvoll. Tragen Sie Ihre privaten Termine wie Sportmachen oder den Kaffee mit einer Freundin mit einer genauso großen Wertigkeit ein wie berufliche Termine. Nutzen Sie die Planungsfunktion Ihres Kalenders (zum Beispiel Hinweise, wann man unter Berücksichtigung des aktuellen Verkehrs losfahren muss, um pünktlich anzukommen).

Wenn Sie sich morgens 15 Minuten Zeit für eine gute Planung nehmen, sparen Sie oft deutlich mehr an Zeit und Energie, als wenn Sie ungeplant in den Tag starten. Auch diese Planungszeit sollte zur Routine werden. Wenn es Ihnen schwerfällt, Aufgaben zu priorisieren, wenden Sie sich an jemanden, der Ihnen dabei hilft, oder ordnen Sie Ihre Aufgaben nach dem Eisenhower-Prinzip. Dabei handelt es sich um die Einteilung von Aufgaben (wichtig bei ADHS: unabhängig von ihrem Attraktivitätsgrad!) nach Wichtigkeit (hoch/niedrig) und Dringlichkeit (hoch/niedrig). Es entsteht eine Tafel mit vier Feldern, die ADHS-Betroffene dabei unterstützen kann, eine durchdachte Priorisierung vorzunehmen.

Wenn Sie planen, rechnen Sie mindestens 30 Prozent Pufferzeit ein, denn Unerwartetes tritt erwartungsgemäß immer ein. Haben Sie in letzter Zeit einen Blick auf Ihre Bildschirmzeit inklusive der Nutzungsdauer Ihrer verwendeten Apps geworfen? Hier werden Zeitfresser und Ablenkungen sichtbar. Wenn Ihnen die Selbstbegrenzung schwerfällt, können Sie Apps dazu nutzen, Ihre Zeitfresser für gewisse Zeiträume zu sperren. Es gibt also viele Möglichkeiten, an der eigenen Organisationsfähigkeit zu arbeiten!

Denken Sie darüber nach, welche Methode(n) Sie nutzen wollen, um sich daran erinnern zu lassen, Ihre Medikamente regelmäßig einzunehmen, Ihre Zeit einzuteilen oder andere Planungstätigkeiten durchzuführen. Probieren Sie verschiedene Möglichkeiten aus.

Prokrastination

Haben Sie schon einmal die Erfahrung gemacht, dass Sie die Erledigung einer Aufgabe Wochen vor sich hergeschoben, sich viele Gedanken dazu gemacht haben und dann feststellen mussten, dass alles innerhalb weniger Minuten erledigt war? Oder dass Sie Dinge »besser« erledigen können, wenn auch wirklich alle Fristen ausgereizt sind?

Prokrastination, das Aufschieben von Aufgaben, ist eng mit der Kernsymptomatik von ADHS verbunden. Das kann unterschiedliche Folgen haben: Das dauerhafte Stresslevel ist erhöht, Fristen werden teils mit negativen Folgen überschritten, die Sympathie von Freundinnen und Arbeitskollegen wird verspielt, dafür bekommt man den Ruf, unzuverlässig zu sein. Der eigene Selbstwert sinkt mit zunehmenden Misserfolgen. Prokrastination kann also dazu beitragen, sich erfolglos und nur wenig selbstwirksam zu fühlen, und beschädigt das Selbstwertgefühl. Wenn Sie häufig prokrastinieren, kostet Sie das Selbstachtung und Sie machen damit jeden Tag die Erfahrung, an sich selbst zu scheitern.

Die meisten Aufgaben, die es zu erledigen gilt, sind nur mäßig interessant oder spannend. Damit beginnt das Problem, denn das ADHS-Gehirn kann sich nur schwer motivieren, eine Aufgabe anzufangen – geschweige denn zu beenden –, wenn im Vorfeld nicht ausreichend Dopamin zur Verfügung steht. Langweilige Aufgaben lähmen ADHS-Gehirne. Spannende Aufgaben beflügeln sie und lassen sie zur Höchstform auflaufen. Hinzu kommt noch die Schwierigkeit, zu erkennen, was wirklich dringend und wichtig ist. ADHS-Betroffene haben Probleme damit, zu priorisieren, und wenn man das nicht kann, fällt es auch schwer, Entscheidungen zu treffen: Wenn alles gleich wichtig ist, wo soll man anfangen?

ADHS-Betroffene brauchen meist eine sofortige Belohnung. Wenn diese mit viel Arbeit verknüpft ist und in weiter Zukunft liegt, wird es mit der Selbstmotivation noch schwieriger. Unter Stress hingegen, also wenn die Frist naht und Konsequenzen drohen, steigt der Dopaminspiegel und Aufgaben können abgearbeitet werden. Das hat den Vorteil, dass viele ADHS-Betroffene unter einem gewissen Anspannungslevel gut funktionieren, dauerhaft jedoch Stress mit dessen negativen Folgen entsteht, die nicht nur die Lebensqualität beeinträchtigen, sondern familiär und beruflich für ordentlich Probleme sorgen können.

Das Wissen um die Zusammenhänge rund um ADHS kann auch hier der erste Schritt sein, um Verständnis für sich selbst zu entwickeln und Verantwortung für einen besseren Umgang damit zu übernehmen. Es gibt sehr viele Möglichkeiten, Prokrastination praktisch anzugehen; jede hat Vor- und Nachteile und sie funktionieren individuell unterschiedlich.

Machen Sie sich bewusst, wieso Sie nicht anfangen und versuchen Sie, achtsam wahrzunehmen, welche Gedanken mit der Erledigung einer Aufgabe verbunden sind. Haben Sie Angst, die erforderliche Konzentration nicht aufbringen zu können? Fürchten Sie Misserfolge, da Sie vielleicht wieder nicht an ein Detail gedacht haben? Es kann helfen, laut auszusprechen, welche Aufgabe gemacht werden muss, verbunden mit dem Satz: »Was ich machen muss, tue ich richtig und vollständig.« Das soll keinen Perfektionismus hervorrufen, sondern vermeiden, dass Sie in der Mitte der Aufgabe Ihrem Drang nachgeben, etwas anderes anzufangen.

Versuchen Sie, herauszufinden, welche Ausreden Sie gerade benutzen, um nicht anfangen zu müssen. ADHS-Betroffene sind oft wahre Meister in Selbstausreden. Versuchen Sie, auf Ihre innere Stimme zu achten. Was erzählt die Ihnen gerade, damit Sie wieder eine Aufgabe verschieben? Schreiben Sie das auf, was Sie erfahren, wenn Sie sich beim Denken beobachten. Es ist interessant, dass wir am meisten mit uns selbst reden und das meist nicht bemerken.

Unterteilen Sie Aufgaben in Teilschritte oder kleine Zeiteinheiten (»Pomodoro-Technik«). Wenn Ihnen das schwerfällt, überlegen Sie gemeinsam mit einer anderen Person, wie Sie am besten anfangen und die Arbeit aufteilen. Zwar kann sich aus der Überzeugung, Dinge auf den letzten Drücker gut erledigen zu können, ein gewisses Selbstvertrauen entwickeln, der Preis eines hohen Stresslevels und eines eher geringen Vertrauens in die längerfristige Selbstwirksamkeit stehen dem jedoch mit großem Gewicht entgegen.

Aufzuschreiben, was erledigt werden muss, und sich mehrere kleine und kurzfristig zu erreichende Ziele zu setzen, kann anregender sein, als die gesamte Aufgabe auf einmal bewältigen zu wollen. Machen Sie sich bewusst, dass Ihr Zeitgefühl wahrscheinlich trügerisch ist. Setzen Sie sich – egal ob mit oder ohne Eieruhr – lieber einen zeitlichen Rahmen, in dem Sie die Aufgabe erledigen wollen (»Time-Boxing«), statt diese frei anzugehen. Hilfreich können auch hier Kalender, Mindmaps oder andere visuelle Hilfsmittel sein, um sich besser zu strukturieren. Neben der Unterteilung in kleine Schritte sollten Sie Belohnungen einbauen. Sei es die geliebte heiße Schokolade, Gitarre spielen oder das Essen mit dem Lieblingsmenschen, das im Anschluss folgt. Sagen Sie sich statt »Ich muss« oder »Ich soll« lieber: »Es ist gut für mich, wenn ich X erledige«, »Ich will/möchte das nun erledigen, da es notwendig ist und es mir danach besser geht«. Entscheiden Sie sich bewusst für diese Erledigung.

Auch andere Maßnahmen lassen eine Aufgabe attraktiver werden. Dazu gehören die Anwesenheit einer anderen Person (»Body-Doubling«), das Hören von Musik oder eines Podcasts oder die Herausforderung, das Bad schnellstmöglich oder innerhalb eines gewissen zeitlichen Rahmens zu putzen. Hilfreich kann auch sein, sich bewusst zu machen, dass manche Aufgaben für Sie einfach nicht funktionieren werden und Ihre eigenen Stärken in einem anderen Bereich liegen. Dann ist eine Delegation sinnvoll. Ihre Freundin macht gerne Steuererklärungen und Sie sind eine gute Köchin? Dann ab in die Küche, während Ihre Freundin sich um die Steuer kümmert und dabei mit leckerem Essen verwöhnt wird.

ADHS-Betroffene suchen nach Ablenkungen, wenn sie Aufgaben als langweilig empfinden: lieber etwas tun, das Spaß macht, als lästige Pflichten zu erledigen. Kennen Sie das?

Versuchen Sie, Ablenkungen wie Handynutzung, Gaming und Ähnlichem für die Dauer Ihrer Tätigkeiten zu entsagen. Bewahren Sie das Handy in einem anderen Raum auf und stellen Sie es leise. Bringen Sie ANC-Kopfhörer zum Einsatz und stellen Sie die Jalousien so, dass zwar Licht hereinkommt, aber mögliche Ablenkungen vor dem Fenster nicht sichtbar sind. Wenn Sie wissen, dass Sie leicht abgelenkt werden, handeln Sie entsprechend radikal und schalten Sie auch Social Media und andere Apps aus oder einen App-Blocker ein. Der Aufwand, den Blick zu Instagram oder auf die E-Mails zu vermeiden, ist einfach sehr energiefressend und Aufgaben dauern deshalb noch länger.

Auch wenn Routinen eher mit Langeweile verbunden sind, bringen sie eine erstaunliche Zeit- und Aufwandsersparnis mit sich. Überlegen Sie sich Routinen, die Sie wie eine Art Training üben: zweimal am Tag für zehn Minuten durch die Wohnung gehen und alles erledigen, das sich unterhalb einer Minute erledigen lässt. Ziel ist es, den Planungs- und Organisationsaufwand durch Automatismen zu reduzieren und damit Energie zu sparen, um mehr Zeit für die schönen Dinge des Lebens zu haben. Dazu gehört auch: Starten Sie lieber unperfekt, als dass Sie überhaupt nicht starten. Denken Sie an Ihren Ganz-oder-gar-nicht-Modus und daran, dass dieser nicht gut funktioniert. Besser, Sie tun überhaupt etwas, als gar nichts zu machen. Wenn Sie einmal angefangen haben, ist die Chance größer, dass Sie an der Arbeit bleiben, als wenn Sie gar nicht erst anfangen.

Neben Coaching und psychotherapeutischen Ansätzen, die sehr hilfreich sein können, sagen uns viele ADHS-Betroffene, dass auch hier eine Medikation sehr unterstützend wirkt. Viele berichten als einen der ersten Effekte, an dem sie die Wirkung bemerken, dass die Schwelle, Aufgaben zu beginnen, deutlich niedriger wird und sie sich teilweise während der Erledigung wundern, dass sie noch nicht abgebrochen haben und das Angefangene sogar abschließen können.

Visualisieren Sie, wie gut Sie sich fühlen werden, wenn Sie die Aufgabe erledigt haben. Auch das steigert die Motivation. Erledigte Aufgaben haben zusätzlich häufig eine immense positive Auswirkung auf das eigene Selbstbild und die Selbstwirksamkeit!

Stress

ADHS-Betroffene erleben meist mehr Stress als andere Menschen und haben oft nur wenig Gespür für die eigenen Ressourcen und dafür, wann es Zeit wäre, eine Pause einzulegen, Nein zu sagen und auf sich zu achten. Stress an sich ist weder schlimm noch ungesund, denn wir brauchen ein gewisses Stresslevel zur Aktivierung unserer Energiereserven. Wenn ich entspannt und locker in eine Prüfung oder einen Wettkampf gehe, kann ich meist nicht die gleichen Reserven mobilisieren, als wenn ich einen gehörigen Respekt davor habe und mich deshalb sorgfältig vorbereite.

Stress wird dann schädlich, wenn wir keinen Einfluss auf ihn haben. Wenn der Chef Druck macht und immer mehr Überstunden verlangt oder mehr Leistung in einer vorgegebenen Zeit wünscht, wenn die Kinder keine Nacht durchschlafen und es keine Erholungszeit mehr gibt. Stress ist ungesund, wenn wir überlastet sind und diese Überlastung nicht selbst regulieren können. Wenn also eine dauerhafte Überforderungssituation länger anhält und keine Erholung möglich ist, wird sie zum Problem und kann körperliche und seelische Erkrankungen hervorbringen. Kurzfristiger Stress kann umgekehrt sogar zu Höchstleistungen anspornen. Das gilt besonders für ADHS-Betroffene.

Gerade sie haben aber auch besondere Probleme mit Stress. Sie laufen oft lange Zeit untertourig und kommen erst auf den letzten Drücker in die Gänge. Bei ADHS-Betroffenen braucht die Aktivierung ihrer Leistungsfähigkeit länger und sie fällt auch schneller ab. Ihre Motivation lässt schnell nach und ihre Konzentrationsspanne ist oft kurz. Man kann sagen, dass ADHS-Betroffene lange Zeit unteraktiviert sind (Bore-out) und sich in dieser Zeit langweilen und nicht motivieren können. Sie verweilen sozusagen in einem untertourigen unaufmerksamen und unmotivierten Modus. Auf den letzten Drücker, wenn die Hütte brennt, können sie sich aktivieren. Dann sind sie aber schnell gereizt, planlos und überfordert. Sie reagieren gestresst und ungehalten. »Ganz oder gar nicht«: Bore-out oder Burn-out, in keinem Falle aber eine normale Aktivierung. Betroffene erleben in diesem Spannungsfeld auch mehr negative Erfahrungen wie Denkblockaden, Ärger, Ohnmacht und Überforderung.

Die Stressreaktionen zeigen sich oft körperlich in Form von beispielsweise Blutdruckanstieg, Muskelverspannungen, Schlaflosigkeit oder Zähneknirschen. Manche ADHS-Betroffene müssen sich mit Essen oder Zigaretten beruhigen, andere ziehen sich immer mehr in ihr Schneckenhaus zurück und entziehen sich so stressigen Situationen.

Außerdem sind Menschen mit ADHS oft meisterlich darin, selbst Stress zu verursachen, und werden dann gereizt und ungenießbar. Der meiste Stress ist hausgemacht, weil Arbeiten auf den letzten Drücker erledigt oder wichtige Sachen nicht gefunden werden. Noch dazu stressen sich ADHS-Betroffene selbst, wenn sie in Zeitnot geraten, weil sie zu spät losgefahren sind oder den Termin gleich ganz vergessen haben. Man kann ganz allgemein sagen, dass fast alle ADHS-Symptome unter dauerhaftem Stress schlimmer werden, ganz besonders aber das desorganisierte Verhalten und die Impulsivität.

Die Zündschnur wird dann noch kürzer: Die Gefühlsbombe explodiert und die Kontrolle über die Situation geht verloren. Deshalb ist es für ADHS-Betroffene besonders relevant, Stressfaktoren zu erkennen und möglichst zu vermeiden. Das gelingt nicht immer, wohl aber kann man sie deutlich reduzieren.

Für jeden bedeutet Stress etwas anderes. Fragen Sie sich, was Ihnen in Ihrem Leben am meisten Stress macht und wie Sie persönlich darauf reagieren. Schreiben Sie es auf, um es nicht wieder zu vergessen. Welche körperlichen Symptome gehen damit einher? Was denken und fühlen Sie, wenn Sie unter Druck und Anspannung kommen? Bei vielen Menschen ist es so, dass sie mit zunehmendem Alter dünnhäutiger und gestresster reagieren. Kennen Sie das?

Für Situationen, in denen Stress überhandnimmt, gibt es einen wichtigen Satz: Wenn du es eilig hast, gehe langsam! Viele Menschen mit ADHS finden keine Zeit, um eine vielleicht unvorhergesehene Situation zu analysieren. Sie reagieren im Stressmodus und versuchen, alte Pläne beizubehalten, die durch eine neu eingetretene Situation längst überholt sind. Es gilt, einen klaren Kopf zu behalten und sich einzugestehen: So geht das jetzt nicht.

Es ist schwer für Menschen mit ADHS, akzeptieren zu müssen, dass etwas anders läuft, als sie es gerne hätten. Aber Veränderungen und Unvorhergesehenes gehören zum Leben. Das muss nicht bedeuten, dass man schlechte Laune bekommt und der Tag verloren ist. Versuchen Sie, so etwas sportlich zu sehen. Wenn Ihnen etwas dazwischenkommt, das Sie nicht ändern können, finden Sie einen guten Weg damit. Üben Sie sich darin, flexibel zu bleiben. Mit dem Kopf durch die Wand holt man sich viele Beulen, denn meist ist die Wand einfach härter. Vermeiden Sie hektische Entscheidungen und fahren Sie sich erst mal runter, statt schneller zu werden. Wenn etwas nicht nach Plan läuft, nehmen Sie sich eine kurze Auszeit. Treten Sie einen Schritt zurück, trinken Sie einen Kaffee und nehmen Sie neuen Anlauf. Hängen Sie nicht an alten Lösungen, sondern sehen Sie es als Herausforderung, einen neuen Plan zu entwerfen, der die eingetretenen Veränderungen berücksichtigt.

Versuchen Sie, zu identifizieren, welche Faktoren bei Ihnen zu besonderem Stress führen.

- Zeitdruck in Zusammenhang mit Prokrastination (oft hausgemacht)
- Überforderung/Unterforderung
- Hunger, Durst, Hitze, Kälte
- Schlafdefizit
- Lautstärke, Reizüberflutung
- Langeweile oder zu viel Action
- Menschen, die nerven
- Reizthemen, auf die man sich eingeschossen hat
- Krankheit, Schmerz, körperliches Unwohlsein
- PMS, Menstruation
- Depression
- Umgebung, in der man sich unwohl fühlt

Auch der Hyperfokus kann zu Stress werden, nämlich dann, wenn Sie sich zu stark darauf konzentrieren und nichts anderes mehr wahrnehmen. Dann kann es sein, dass Sie alles andere vergessen und wichtige Arbeiten vernachlässigen. Im Hyperfokus beißen sich Betroffene auch an negativen Themen fest. Dann hören Sie nicht auf, zu grübeln, wie ein Satz gemeint war, ob Sie alles richtig gemacht haben oder können eine erlittene Kränkung nicht loslassen.

Sie können Stress mit einem guten Zeitmanagement und einer guten Selbstorganisation reduzieren. Lieber ein paar Minuten früher am Ziel sein als auf den letzten Drücker. Lieber rechtzeitig anfangen, als auf die Panik zu warten. Versuchen Sie deshalb, Vorhaben planvoll und in kleinen Schritten umzusetzen, statt auf den letzten Drücker unter Schlafmangel und Psychostress in letzter Minute zu versuchen, das Ruder noch herumzureißen.

Übrigens verursacht das Suchen von Gegenständen ebenfalls Stress, der vermeidbar ist. Erziehen Sie sich dazu, Dinge an den richtigen Platz zu legen und einen Startpunkt in Ihrem Wohnraum zu definieren, von dem aus Sie morgens loslegen. Eine schlechte Selbstorganisation bereitet Ihnen und anderen viel Ärger und damit auch Stress.

Stress entsteht auch, wenn man keine Entscheidungen trifft. ADHS-Betroffene können sich oft nicht entscheiden, weil sie nach einer idealen schmerzlosen Lösung für ein Problem suchen, nach einer idealen Partnerperson ohne Schattenseiten oder einer Arbeitsstelle, an der alles passt. Leider ist das in den allermeisten Fällen nicht realistisch und es gilt, immer wieder Kompromisse zu machen und Kröten zu schlucken. Genau das fällt mit ADHS besonders schwer. Oft sind Betroffene unsicher und hin- und hergerissen. Wenn sie dann eine Entscheidung getroffen haben und mit den negativen Seiten dieser Entscheidung in Kontakt kommen, wollen sie alles sofort rückgängig machen und der quälende Entscheidungsprozess fängt wieder von vorne an. Wichtig ist, sich einzugestehen, dass es nichts im Leben gibt, das keine Schattenseiten hat.

Entspannungsübungen sind wichtige Hilfestellungen, um Stress herunterzufahren. Gegen Reizüberflutung helfen oft einfache Mittel wie Ohrstöpsel und Kopfhörer, die gegen Geräuschüberempfindlichkeit und Ablenkbarkeit schützen und die man als ADHS-betroffene Person immer dabeihaben sollte. Zur Stressprophylaxe kann es hilfreich sein, Tagebuch zu schreiben: Entscheidungen lassen sich schriftlich besser festlegen. Schreiben hilft dabei, die eigenen Gedanken zu sortieren. Sie werden sich wundern, wie Sie die Welt gestern gesehen haben. Pläne an einem übersichtlichen Ort aufzuhängen und immer wieder draufzuschauen, hilft dabei, Vorhaben im Blick zu behalten.

Zu guter Letzt ist es wichtig, dass Sie sich bewusst machen, dass Ihr Leben oft Langeweile oder negative Gefühle und Erfahrungen bereithält. Sie sollten lernen, das zu ertragen, denn es gehört zum Leben. Oft folgt auf Langeweile oder Frust wieder Kreativität. Der Mensch lebt in Gegensätzen, in Spannung und Entspannung, und es braucht auch geruhsame und ungerichtete Zeit, um aufzutanken und sich selbst zu finden.

Bewegung hilft dabei, den alltäglichen Stress herunterzufahren und wirkt antidepressiv. Durch Sport können Sie mehrere Fliegen mit einer Klappe schlagen: Aggressionsabfuhr, Stimmungsstabilisierung, körperliche Fitness und Stressprophylaxe.

Sie sollten versuchen, immer wieder bewusst zu entscheiden, welche Faktoren Sie in Ihrem Leben ändern können und das dann tun. Faktoren, die Sie nicht ändern können, sollten Sie loslassen und annehmen. Das Paradies auf Erden ist niemandem versprochen worden. Schauen Sie immer wieder, wo und wann Sie gerade wieder in einen Schwarz-Weiß-Modus geraten sind, und versuchen Sie, sich bewusst zu machen, dass es besser ist, die Mitte anzusteuern, statt ins andere Extrem zu fallen.

Ein weiteres Mittel gegen Stress ist, sich ausreichend Zeit zu schaffen, um das Leben zu genießen. Je besser Sie Ihre Stressfaktoren in den Griff bekommen, desto friedlicher und entspannter wird Ihr Leben. Das ist nicht langweilig, sondern erholsam.

Finanzen

Eine große Anzahl der Menschen mit ADHS hat Probleme mit Geld. Teils werden Rechnungen nicht oder unpünktlich bezahlt, es wird vergessen, Gelder zu beantragen, und die finanzielle Lage ist insgesamt häufig unübersichtlich und nur wenig geplant. Kommen plötzliche oder vergessene Kosten wie eine Autoversicherung oder Steuerrückzahlungen hinzu, kann es schnell eng werden. Impulskäufe für das aktuell spannendste Hobby überhaupt reißen weitere Löcher in die Kasse. Haben Sie schon einmal etwas bestellt und sich Tage später gewundert, was für ein Paket da ankommt, weil Sie es schon wieder vergessen haben? Auch wenn es viele Vorteile hat, im Moment zu leben – bei den Finanzen ist das oft die schlechteste Strategie und kann nicht nur zu monetären Einbußen, sondern zu allerlei Problemen für einen selbst, aber auch mit der Familie sowie Freundinnen und Freunden führen. Gerade mit fortschreitendem Alter wird eine gute Planung wichtiger, nicht nur um die Rentenlücke zu verkleinern, sondern auch, um mit weniger Sorgen im Alter leben zu können.

Versuchen Sie, sich einen möglichst differenzierten Überblick über Ihr Erspartes sowie Ihre Einnahmen und Ausgaben zu verschaffen. Das umfasst laufende Ausgaben wie Abonnements oder Versicherungen, die in einem gewissen Turnus abgebucht oder bezahlt werden. Sollte Ihnen das schwerfallen, holen Sie sich Hilfe von jemandem, der Sie unterstützt, und nutzen Sie vielleicht eine App, in der diese Ausgaben automatisch aufgeführt werden.

Im Folgenden finden Sie einige Maßnahmen, die auf einer simplen und daher übersichtlichen *Maximal-zwei-Strategie* basieren.

- Zwei Konten: Auf Ihr erstes Konto, das Hauptkonto, sollte Ihr Gehalt überwiesen werden. Möglichst früh nach dessen Eintreffen sollten alle laufenden Buchungen automatisch per Dauerauftrag oder Lastschrift abgebucht werden. Somit haben Sie gleich zu Beginn des Monats eine ungefähre Vorstellung davon, wie viel Sie noch ausgeben können. Die damit verbundene EC- oder Debitkarte sollte Ihre Hauptkarte zum Bezahlen sein. Sollte es für Sie finanziell möglich sein, empfiehlt es sich, zwei bis drei Monatsgehälter als Notgroschen auf einem separaten Konto (kann auch ein Tagesgeldkonto sein, am besten bei einer anderen Bank mit separaten Karten, die in die Schublade kommen) zur Seite zu legen. Machen Sie sich bewusst, dass dieses Geld wirklich ausschließlich für den Notfall zur Verfügung steht (Waschmaschine kaputt, Nebenkostennachzahlungen oder Ähnliches).

- »If you can't buy it twice, you can't afford it.«: Ein kurzer Check (basierend auf einem Zitat, das Jay-Z zugeordnet wird) kann sein, dass Sie sich sehr genau überlegen, ob eine Anschaffung sich für Sie lohnt. Sie entspricht nur dann Ihren finanziellen Möglichkeiten, wenn Sie sich den geplanten Kauf aktuell zweimal leisten könnten. Das soll heißen, dass Sie Ihre finanziellen Puffer im Blick haben sollten und immer damit rechnen müssen, dass unvorhergesehene Ereignisse eintreten, die zu nicht eingeplanten Kosten führen.
- Zweimal pro Woche das Konto checken: Nehmen Sie sich vor, mindestens zweimal pro Woche, möglichst zu vorher festgelegten Zeiten, einen Blick in Ihre Banking-App zu werfen, um sich Ihre finanzielle Lage vor Augen zu halten.
- Zwei von zehn in den Sparplan: Sollte es finanziell für Sie machbar sein, empfiehlt es sich, zehn bis 20 Prozent des Gehalts in einen Sparplan zu investieren, um Vermögen aufzubauen.
- Impulskäufe reduzieren und Fixkosten überprüfen: Schlafen Sie zwei Tage darüber, bevor Sie die Entscheidung, etwas Größeres zu kaufen, umsetzen und fragen Sie sich, aus welchem Grund Sie das kaufen und ob Sie hierdurch tatsächlich glücklicher werden. Vermeiden Sie möglichst drei Dinge in Zusammenhang mit dem Kauf von Konsumgütern: Ratenzahlungen, Zahlungen, die mit einer zeitlichen Verzögerung erfolgen, und Schulden. Haben Sie aktuell Konsumgüterschulden? Dann ist die oberste Maxime, diese erst zu begleichen, bevor Sie etwas Neues kaufen. Sollten Sie Schwierigkeiten haben, das in Angriff zu nehmen, gibt es Schuldnerberatungen, die Ihnen viel Stress ersparen können.
- Generalcheck alle zwei Jahre: Führen Sie mindestens alle zwei Jahre eine Generalüberprüfung Ihrer Verträge durch. Setzen Sie sich als Herausforderung, den billigsten Anbieter für Internet- und

Mobilvertrag, Strom-, Wasser- und Heizungsanbieter zu finden und entsprechend zu wechseln.

- Zweimal pro Woche statt täglich einkaufen: Auch wenn es schwerfällt und die Spontaneität ein wenig auf der Strecke bleibt: Planen Sie Ihre Essen in der Woche so, dass Sie maximal zweimal pro Woche einkaufen gehen. Das spart Geld und weniger Lebensmittel landen im Müll. Was sind Ihre zehn Lieblingsgerichte? Schreiben Sie sie inklusive Lebensmittelliste auf und speichern Sie alles in einer Einkaufs-App ab. Wenn Sie dann noch für zwei Tage vorkochen, bleibt sicher mehr Geld im Geldbeutel und der Aufwand, an das Lieblingsessen zu kommen, wird minimiert.
- Zu guter Letzt: In jedem Freundeskreis gibt es Menschen, die sich mit großer Freude Planung, Details und finanziellen Angelegenheiten widmen. Stellen Sie Win-win-Situationen her, indem Sie mit diesen Freunden gemeinsam an die Planung gehen und Ihnen im Gegenzug dafür etwas Gutes tun.

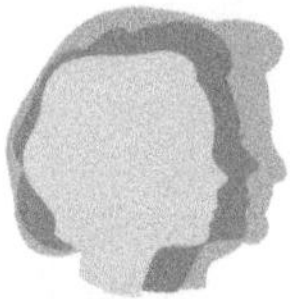

DAS ARBEITSLEBEN MIT ADHS

Neurodivergente Menschen bereichern die Arbeitswelt durch ihre Vielfalt im Denken und die neuen Perspektiven, die sie einbringen. Gerade wenn im Laufe des Lebens ein individuell besserer oder passenderer Umgang mit der ADHS-Symptomatik gefunden wird, können ADHS-Betroffene ihre Stärken sehr gut einbringen. Findet jedoch keine Auseinandersetzung mit der eigenen Symptomatik statt, bleiben ADHS-Betroffene häufig unter ihren Möglichkeiten und rutschen schnell in Arbeitslosigkeit ab.

Im Beruf

Teams können im Arbeitskontext sehr davon profitieren, die Perspektiven neurodivergenter Kolleginnen und Kollegen zu nutzen. Das kann dazu führen, dass Entscheidungsfindung auf einer breiten Grundlage geschieht und ungewöhnliche Blickwinkel in Vorhaben einfließen. ADHS-Betroffene zeichnen sich durch ihr Out-of-the-box-Denken aus und kommen zu kreativen und oft unkonventionellen Problemlösungen, die ein Innovationsgewinn sind. Manche Menschen mit ADHS verfügen zudem über eine schnelle Auffassungsgabe und spezialisiertes Wissen, das dank ihrer Fähigkeit zu Begeisterung und zum Hyperfokus entsteht und Unternehmen eine wertvolle Spezialisierung ermöglicht. Unserer Erfahrung nach funktioniert das besonders mit der Kombination ADHS und Autismus. Auch die Kundenzufriedenheit profitiert: Produkte und Dienstleistungen können durch unterschiedliche Perspektiven gezielt auf die Bedürfnisse einer diversen Klientel abgestimmt werden. Schließlich trägt die Einbindung neurodivergenter Mitarbeitender zu einer inklusiven Unternehmenskultur bei, was sowohl die Attraktivität eines Unternehmens als Arbeitgeber steigert als auch die Motivation im Team fördert.

Sie merken: Dieser Abschnitt soll zwar ein Plädoyer für die Einstellung neurodivergenter Mitarbeitender mit ADHS sein, gleichzeitig jedoch auch zeigen, dass zur Entfaltung ihrer Möglichkeiten gezielte Maßnahmen sinnvoll sind und beachtet werden sollten.

Die Beziehung zwischen Arbeitgebern und ADHS-Betroffenen kann herausfordernd sein, denn neben all der Kreativität und dem Ideenreichtum sind es oft andere Eigenschaften und Fähigkeiten, die Unternehmen von Mitarbeitenden erwarten. Die fristgerechte Erledigung monotoner sich wiederholender Aufgaben, eine konsequente und strukturierte Arbeitsweise, Pünktlichkeit ohne ständige Erinnerungen, emotionale Zurückhaltung im Team, anhaltende Konzentration in langen Meetings, professionell gestaltete soziale Interaktionen sowie das ruhige Akzeptieren unangenehmer Entscheidungen sind nur einige der Anforderungen, die im Arbeitsalltag gestellt werden. Genau hierin liegen für Menschen mit ADHS oft große Herausforderungen. Langweilige detailreiche Routinetätigkeiten sind schwer zu bewältigen und führen entweder zu langen Bearbeitungszeiten und Flüchtigkeitsfehlern oder werden zugunsten einer anderen Aufgabe unterbrochen, die interessanter erscheint, und dann möglicherweise vergessen.

»Das haben wir ja alles schon mehrfach besprochen!« Dieser Satz kommt Ihnen wahrscheinlich bekannt vor, während Sie sich nicht einmal ansatzweise an die gemeinten Gespräche erinnern können. Versuchen Sie deshalb, immer ein leeres Blatt neben sich zu legen und die guten Gedanken und Ideen, die Sie haben, aufzuschreiben. Diese können Sie nach getaner Arbeit ernten und verwenden.

Aufmerksamkeit und Konzentration zu der Zeit aufzubringen, wenn sie gefordert werden – und zwar über einen längeren Zeitraum mit wenig Bewegung –, erfordert viel Energie und ist für ein auf Abwechslung und schnelle Reize ausgelegtes Gehirn äußerst anstrengend. Sich selbst zu organisieren, Aufgaben und Projekte in Teilschritten detailliert zu planen und zu priorisieren, ist eine Herausforderung für die Planungsfunktionen, die bei ADHS nicht so gut ausgebildet sind. Prokrastination baut den Aufgabenberg auch nicht ab, sondern führt zusätzlich zu einem konstanten Überforderungserleben.

Viele ADHS-Betroffene kennen das: Eigentlich ist eh schon alles zu viel und dennoch nehmen sie das nächste Projekt und den nächsten Vortrag an. Einerseits wird durch den Druck Dopamin erhöht und somit »funktionieren« ADHS-Betroffene besser, andererseits können ein sehr leistungsabhängiges Selbstwerterleben und die Überzeugung, immer mehr leisten zu müssen als die anderen, dazu führen, dass die Kerze von zwei Seiten brennt und ein Burn-out als Folge im mittleren Lebensalter auftritt.

Meine Patientin ist Sekretärin und hat immer das Gefühl, zu langsam und hintendran zu sein. Dafür schämt sie sich und sie versucht mit großer Anstrengung, dass niemand merkt, wie langsam sie arbeitet. Sie hat gelernt, perfektionistisch zu sein, weil sie früher viele Flüchtigkeitsfehler gemacht hat und dafür sehr kritisiert wurde. Jetzt muss sie Texte immer mehrmals lesen, um sicherzugehen, dass sie keine Fehler übersehen hat. Das kostet sie viel Zeit. Eigentlich arbeitet sie jeden Tag drei Stunden länger als ihre vorgeschriebene Arbeitszeit. Sie schreibt aber die Überstunden nicht auf, weil dann ihre Langsamkeit und Umständlichkeit für ihre Kolleginnen und Kollegen transparent würden. Sie geht auch krank zur Arbeit, weil sie ein schlechtes Gewissen hat, da sie das Gefühl hat, sowieso nie die volle Leistung zu erbringen. Außerdem fällt es ihr schwer, Nein zu sagen, und so lässt sie sich immer mehr

Arbeit aufbürden, obwohl sie schon mit ihrer eigentlichen Tätigkeit völlig überfordert ist.
An einem ganz gewöhnlichen Arbeitstag saß sie an ihrem Schreibtisch und plötzlich ging einfach gar nichts mehr. Sie konnte nicht mehr aufhören, zu weinen, und auch keinen Satz mehr schreiben. Sie konnte niemandem erklären, was auf einmal mit ihr los war. Zu Hause fühlte sie sich einfach leer und erschöpft. Schließlich fand sie sich in einer psychosomatischen Klinik wieder, wo sie zwar Entspannungsübungen, Yoga und Gruppentherapie angeboten bekam, aber letztlich wieder niemand an ADHS dachte.

Die Folge solch einer über lange Zeit andauernden Überanstrengung können depressive Episoden sein. Ist der Akku einmal tiefenentladen, braucht es viel Zeit, bis die Ressourcen wieder gefüllt und verfügbar sind. Genau das gilt es, zu vermeiden.

Ein großes Problem sind Großraumbüros, weil ADHS-Betroffene hier ständig abgelenkt werden: durch Telefongespräche anderer, vorbeigehende Menschen und eigentlich jede Bewegung im Raum. Erinnern wir uns: ADHS-Betroffene können Reize nicht ausblenden und jeder neue Reiz erfordert ihre Aufmerksamkeit – selbst eine Autohupe oder ein vorbeifliegender Vogel.

ADHS-Betroffene fühlen sich häufig gemobbt und rausgeekelt, und es fehlt ihnen an Verständnis für die andere Seite, denn für Arbeitskolleginnen und -kollegen kann das Verhalten ADHS-Betroffener eine Quelle von Ärger und Unmut sein. Wenn man Arbeiten immer auf den letzten Drücker abliefert, jeden Tag zu spät kommt, chaotisch und sprunghaft arbeitet und viele Flüchtigkeitsfehler macht, dann kann man sich damit die Sympathien anderer verscherzen. Ein beiderseitiges Verständnis kann also sehr hilfreich sein.

Wie können Sie also Ihre Arbeit gestalten, um möglichst viele Ihrer Stärken zu nutzen und nicht in berufliche und gesundheitliche

Schwierigkeiten zu geraten? Es fängt schon bei der Berufswahl an. Prinzipiell kommen alle Berufe infrage und ob eine Tätigkeit passt und Entwicklung ermöglicht, hängt neben vielen anderen Begebenheiten davon ab, ob Sie sich entweder bewusst oder unbewusst passend zu Ihren Eigenschaften für einen Beruf entschieden haben, der Ihren Anlagen am ehesten entspricht.

Unserer Erfahrung nach ziehen bestimmte Berufsarten ADHS-Betroffene eher an oder sind gut für sie geeignet. Das können kreative Berufe mit einer sehr flexiblen und dynamischen Arbeitsumgebung sein (Werbetext-Erstellung, Grafikdesign, Schauspielerei ...), Berufe mit hohem Bewegungsanteil (Handwerk, Sportlehrkraft, Trainer ...), Tätigkeiten, die Überzeugungs- und Kommunikationsfähigkeiten erfordern (Vertrieb, Marketing ...), unternehmerische Tätigkeiten (Startups, Selbstständigkeit ...), aber auch Berufe im Bereich Gesundheit (Notfallsanitäter, Notärztin, psychiatrisches Fachpersonal ...).

Was als hilfreich empfunden wird, ist sehr individuell: ein Einzelbüro oder Möglichkeiten, sich in eine reizarme Umgebung zurückzuziehen, die Erlaubnis für das Tragen von ANC-Kopfhörern, bei der Arbeit Musik hören zu dürfen, Gleitzeiten zu haben, um in Randzeiten arbeiten zu können, mobiles Arbeiten, der gezielte Einsatz digitaler Planungs- und Strukturierungstools, kurze Meetings, die Möglichkeit, sich zu bewegen und individuelle Pausen zu machen. Strategien und Ideen gibt es viele und oft sind sie sehr einfach in der Umsetzung.

Dabei ist allerdings das Verständnis dafür entscheidend, was ADHS ist und was die Folgen davon sein können. Wir haben sehr gute Erfahrungen damit gemacht, Teams in Unternehmen aufzuklären, zu schulen und so Verständnis und Neugierde zu schaffen. Das beinhaltet ein Verständnis dafür, dass ADHS sich individuell zeigen kann und wie bei einer Anpassung der Arbeit auf die vorhandenen Ressourcen zugegriffen werden kann, die ADHS mit sich bringt. Betriebe könnten sehr davon profitieren, wenn sie ADHS-Betroffene ansprechen und gezielte Hilfe in Aussicht stellen. Lange Krankschreibung und Frühberentung können dann oft vermieden werden. Manche Betroffenen werden auch gar nicht erst krank, wenn sie nicht in einem Großraumbüro gestresst werden.

Es gibt immer mehr Unternehmen, die sich des Themas Neurodiversität annehmen und Interesse daran haben, Arbeitsbedingungen so zu gestalten, dass all die positiven Eigenschaften zum Tragen kommen können, die mit einer neurodiversen Denkweise verbunden sind. Entscheidend ist, für Informationen und Wissen zu sorgen, Vorurteile zu identifizieren und zu korrigieren. Unserer Erfahrung nach sind es oft einfache Änderungen, die in Teams und am Arbeitsplatz für Entlastung sorgen und dazu beitragen, Mitarbeiterzufriedenheit und Produktivität zu steigern.

Sollte ich offen mit ADHS umgehen?

Viele ADHS-Betroffene stellen sich irgendwann die Frage, ob und wie offen sie mit ADHS am Arbeitsplatz umgehen sollten. Ein offener Umgang kann für Verständnis sorgen und bietet eine gute Erklärung für Verhaltensweisen, die Kolleginnen und Kollegen dann besser einordnen können. Sie können authentischer auftreten und müssen sich weniger verstellen, was sehr anstrengend sein kann. Ein Arbeitsplatz sollte so gestaltet sein, dass er dem eigenen Leistungsprofil entspricht und Unterstützungsmaßnahmen in Anspruch genommen werden können. Das Wissen über ADHS in Firmen und Betrieben sowie ein verständnisvoller Umgang damit können zu einer Entstigmatisierung und einem entspannten Umgang mit ADHS und/oder psychischen Erkrankungen führen. Möglicherweise ermutigen Sie durch Ihre Benennung des Problems auch andere Menschen zu einem offenen Umgang und können sich gegenseitig unterstützen.

Sollte man sich also am Arbeitsplatz als von ADHS betroffen outen? Darauf gibt es keine allgemeingültige Antwort. Es hat Vorteile, kann jedoch auch mit Nachteilen einhergehen. Daher ist diese Frage individuell zu beantworten. Wenn Sie sich in einem Umfeld bewegen, in dem eine große Offenheit im Umgang mit psychischen Besonderheiten vorherrscht, kann es erleichternd sein, zu sagen, dass man mit ADHS lebt. Ist das nicht der Fall oder Sie sind in einer Führungsposition (oder wollen in diese gelangen), kann es möglicherweise gegen Sie verwendet werden. Bestehen in einer Arbeitsumgebung nur wenig Wissen, aber dafür viele Vorurteile über ADHS, kann es besser sein, nicht offen mitzuteilen, dass man davon betroffen ist, um nicht darauf reduziert oder als weniger belastbar wahrgenommen zu werden. Auch wenn es anders wünschenswert wäre, wissen Sie heute nicht, wie Ihr Unternehmen sich in der Zukunft gegenüber Menschen mit psychischen Besonderheiten positioniert und ob das einer weiteren Karriere im Weg stehen kann.

Die Entscheidung, ob Sie ADHS verschweigen, allen davon erzählen oder sich für ein selektives Outing bei bestimmten Personen entscheiden, ist also sehr individuell. Um Ihre Einschränkungen oder Schwierigkeiten in manchen Bereichen ansprechen zu können, muss keine Diagnose genannt werden. Es genügt, wenn Sie diese erläutern und die erforderlichen Maßnahmen darstellen. Wenn Sie sich für einen offenen Umgang entscheiden, sollten Sie Ihre Stärken und Schwächen sowie den Umgang damit klar benennen und erklären können, welche Art der Unterstützung und Anpassung hilfreich wären, um Ihre Stärken voll zum Einsatz zu bringen und damit Ihrer Arbeit zugute kommen zu lassen.

Arbeitslos mit ADHS

Durchschnittlich betrachtet, sind ADHS-Betroffene häufiger arbeitslos als Menschen ohne ADHS. Das hat vielfältige Gründe. Trotz ihrer oft guten geistigen Fähigkeiten erreichen Betroffene häufig nicht die Schulabschlüsse, die dem eigenen Potenzial angemessen wären. Trotz hoher Intelligenz werden Ausbildungen oder Studiengänge abgebrochen. Manche wählen Jobs, die zwar schnelllebig sind, aber wenige Aufbaumöglichkeiten für die weitere Karriereentwicklung mit sich bringen. Die Kernsymptomatik mit Konzentrationsproblemen, Vergesslichkeit, mangelnder Ausdauer, Impulsivität und Schwierigkeiten, langweilige oder routinierte Tätigkeiten zu erledigen, kann ebenso dazu beitragen, dass es für ADHS-Betroffene schwierig wird, längere Zeit in einem Job zu bleiben oder eine Arbeit zu bekommen. Konflikte mit Vorgesetzten, Probleme, sich hierarchisch unterzuordnen, und schwankende Leistungen sowie Probleme damit, Fristen einzuhalten, werden uns immer wieder von ADHS-Betroffenen als Ursachen für Jobwechsel oder Arbeitslosigkeit genannt. Unaufmerksame ADHS-Betroffene verlieren häufig ihre Jobs, weil sie zu langsam sind oder zu viele Fehltage haben. Längere Ausfallzeiten, gerade wenn Begleiterkrankungen entwickelt wurden, erhöhen die Wahrscheinlichkeit, längerfristig arbeitslos zu werden. Hinzu kommt, dass viele Unternehmen nicht auf die Bedürfnisse ADHS-Betroffener ausgerichtet sind bzw. wenig Wissen über ADHS besteht. Teilweise wird sehr stigmatisierend mit Betroffenen umgegangen, wenn es an Verständnis und individueller Förderung fehlt. Aber auch ihre enorme Kränkbarkeit kann dazu führen, dass sie gute Arbeitsstellen aus dem Moment heraus kündigen, ohne die Konsequenzen zu bedenken.

Ein Patient, 53 Jahre alt, engagiert sich sehr für die Gleichstellung gleichgeschlechtlicher Partnerschaften, lebt auch in einer solchen, und ist diesbezüglich schon seit vielen Jahren in Selbsthilfegruppen aktiv. Schon immer hatte er einen ausgeprägten Gerechtigkeitssinn. An seinem ehemaligen Arbeitsplatz war er angesehen und wertgeschätzt und wurde auch regelmäßig mit seinem Mann auf Betriebsfeiern eingeladen. Eines Tages allerdings saß er in der Kantine und Kollegen erzählten in seinem Beisein einen »Schwulenwitz«, der eigentlich recht harmlos war, ihn aber völlig aus der Fassung brachte. Er sprang mit hochrotem Kopf auf, schrie den Kollegen an und forderte eine sofortige Entschuldigung, die der Kollege nicht aussprach, weil er dieses Verhalten als völlig übertrieben empfand. Hierauf lief dieser wutentbrannt aus der Kantine, brüllte, dass er schon immer diskriminiert worden sei, setzte seine Kündigung auf und erschien nicht mehr in der Firma, weil es für ihn unzumutbar sei, mit solchen Kollegen zu arbeiten.

Menschen mit ADHS neigen dazu, schnell zu kündigen, sich schnell gekränkt, verletzt und diskriminiert zu fühlen und zu wenige Kompromisse einzugehen. Dafür gibt es mehrere Gründe. ADHS-Betroffene haben öfter Probleme damit, Hierarchien zu akzeptieren und sich von Vorgesetzten etwas sagen zu lassen. Außerdem fällt es ihnen häufig schwer, vorgegebene Strukturen zu akzeptieren und sich an Regeln zu halten, die sie als unsinnig erleben. Mit ihrem großen Gerechtigkeitssinn fühlen sie sich außerdem schnell ungerecht behandelt. Ganz schlimm ist es für sie, wenn Vorgesetzte autoritär auftreten und etwas durchzusetzen versuchen, das ADHS-Betroffene als ungerecht und anmaßend empfinden, weil sie nicht ertragen können, dass jemand willkürlich über sie bestimmt. Aber auch, wenn sie Arbeiten ausführen sollen, die langweilig oder anstrengend sind und deren Sinnhaftigkeit sich ihnen nicht erschließt, kann das dazu führen, dass sie in eine innere Kündigung gehen und ausgesprochen rebellisch werden. Nicht immer finden sie dann den angemessenen Ton.

Schwer erträglich ist für ADHS-Betroffene langweilige und monotone Arbeit. Es kann durchaus sein, dass eine Arbeitsstelle am Anfang herausfordernd und spannend erscheint, aber später, wenn sich eine Routine einstellt, als unerträglich langweilig erlebt wird. Viele Betroffene wechseln alle drei Jahre den Job, weil sie vor Langeweile vergehen! Bore-out und Unterforderung können sich ebenso negativ auswirken wie Burn-out und Überforderung.

Natürlich haben nicht alle ADHS-Betroffenen diese Probleme. Aber wir erleben häufig, dass berichtet wird, dass sie den Verständnisbogen ihrer Arbeitskolleginnen und -kollegen überspannen und der Toleranzrahmen zunehmend aufgebraucht wird. Wenn das Sympathiekonto ins Minus gerauscht ist und Kolleginnen und Kollegen nach Fehlern suchen, dann werden sie oft auch fündig. Leider bietet ADHS oft eine große Angriffsfläche in Bezug auf das Arbeitsverhalten, so dass hier eine besondere Verantwortungsübernahme und die Beschäftigung mit Lösungsmöglichkeiten für die ADHS-bedingten Probleme sehr hilfreich sind, um weiter seiner Arbeit nachgehen zu können.

Es ist natürlich zu wünschen, dass sich Betriebe, Betriebsrat und Betriebsärzteschaft mit ADHS beschäftigen. Viele von ADHS Betroffene können eine gute Arbeitsleistung bringen, wenn man sie mit den richtigen Aufgaben betraut und Stressfaktoren wie Reizüberflutung und monotone Arbeiten verringert. Verständnis von beiden Seiten ist hier wünschenswert.

Eine längere Arbeitslosigkeit stellt ADHS-Betroffene vor Probleme. Zum einen kann ein Jobverlust sehr am Selbstwertgefühl kratzen und möglicherweise den unbewussten Glaubenssatz bestätigen, dass man es eh nicht schaffen wird und wieder einmal nicht genügt. Selbstwertzweifel, Scham und das Gefühl, den Anforderungen, die auf einen zukommen, hilflos gegenüberzustehen, sind die Folgen. Finanzielle Probleme, familiäre Spannungen und der Strukturverlust, der dann wiederum zu verstärkten ADHS-Symptomen führen kann, kommen noch hinzu.

Obwohl man in der Arbeitslosigkeit sehr aktiv sein müsste, um wieder in Beschäftigung zu gelangen, passiert es, dass ADHS-Betroffene sich wie gelähmt fühlen und sich völlig verlieren. Ohne äußere Struktur und Taktung kann es für sie herausfordernd und extrem schwierig sein, Eigenmotivation und Aktivität zu entwickeln. Noch schlimmer wird es, wenn es nicht gelingt, wenigstens die alltäglichen Hausroutinen aufrechtzuerhalten: morgens duschen, sich etwas anziehen, rausgehen, Sport machen, andere Menschen treffen. Je ausgeprägter der soziale Rückzug ist, der ja oft der Scham geschuldet ist, die Arbeit verloren zu haben, desto mehr erlahmen Motivation und Antrieb. Je länger die Arbeitslosigkeit andauert, desto mehr herrschen Resignation und Passivität vor. Die Flucht in soziale Medien oder Serien verstärkt diese Tendenz.

Es gibt jedoch gute Möglichkeiten, sich selbst wieder mit mehr Mut und Resilienz auf den Arbeitsmarkt zu katapultieren! ADHS-Coachings können helfen, sowohl bei der Arbeit als auch bezüglich der Arbeitssuche strukturierter und effektiver vorzugehen. In einer Psychotherapie können Stressresilienz, Strategien für den beruflichen Alltag, Emotionsregulation und vieles mehr erlernt werden. Die medikamentöse Behandlung kann dazu beitragen, dass die genannten Besonderheiten deutlich weniger hinderlich wirken und Betroffene wieder in eine Selbstwirksamkeit kommen. Darüber hinaus gibt es verschiedene berufliche Fördermöglichkeiten, unter anderem durch Integrationsfachdienste, Arbeitsassistenz oder spezielle Jobprogramme für Menschen mit psychischen Erkrankungen.

Anpassungen am Arbeitsplatz können sehr hilfreich sein, um länger leistungsfähig zu bleiben. Hierbei kann je nach beruflichem Umfeld ein offener Umgang mit ADHS zu mehr sozialer und kollegialer Unterstützung führen. Die Suche nach einem Job, der dem eigenen Stärkenprofil entspricht, ist dabei von großer Bedeutung. Sind Betroffenen die eigenen Stärken und Möglichkeiten allerdings nur wenig bewusst, empfehlen sich auch hier Coaching oder Psychotherapie.

Auch wenn es schwerfällt: Manchmal ist es besser, Kompromisse zu machen und vielleicht mit einem Job anzufangen, der nicht ganz der eigenen Klassifikation oder Bezahlung entspricht, aber es einem ermöglicht, überhaupt wieder in die Handlung und in eine Struktur zu kommen.

Mit ADHS in den Ruhestand

Wie andere Menschen auch sehnen viele ADHS-Betroffene die Zeit der Rente herbei. Diese hat bei ADHS allerdings Tücken, weil damit Probleme auftauchen können, die denen der Arbeitslosigkeit nicht unähnlich sind.

> Die CEO eines mittelständischen Unternehmens war lange beruflich aktiv und immer eine gefragte Frau. Bis Anfang 70 reiste sie durch die Welt, vermittelte, machte Verträge und stand im Zentrum entscheidender Prozesse. Mit dem Ruhestand fingen für sie neue Probleme an.
> Es hatte ihr immer einen Kick gegeben, wenn man sie brauchte, sie wichtig war und viel bewegen konnte. Zuhause fing sie an, sich zu langweilen und das Leben stumpf und öde zu finden. Ihr Mann nervte sie entsetzlich, weil er ihr ständig reinredete. Im Gegenzug fand ihr Mann sie unerträglich, weil sie wie ein Tiger im Käfig durch die Wohnung lief und einfach gar nichts mit sich anfangen konnte. Er hatte sich über die Jahre damit arrangiert, dass er im Haushalt und im Berufsleben auf sich gestellt war und Entscheidungen alleine traf. Umso weniger konnte er es ertragen, dass seine Frau, die gewohnt war, immer das Sagen zu haben, nun alles umorganisieren wollte – und zwar in Bereichen, von denen sie überhaupt keine Ahnung hatte. Er drohte ihr ernsthaft nach einer glücklichen Ehe von vielen Jahrzehnten mit Trennung.
> Dann kam er auf die Idee, dass sie ADHS haben könnte, denn ihr ganzes Leben lang war sie umtriebig, aber gerade unter Stress sehr effektiv gewesen. Tatsächlich konnte ADHS bei ihr gut do-

kumentiert werden und mit niedrigen Dosen von Stimulanzien wurde sie innerlich ruhiger. Es gelang ihr besser, zu ertragen, dass sie eine neue Rolle als Partnerin zuhause finden musste. Das bedeutete für sie, sich mit ihrem Mann abzusprechen, die anfallenden Arbeiten neu zu verteilen und sich neu zu organisieren.

Natürlich treffen die Probleme der neuen Rollenfindung bei einer Berentung auch auf neurotypische Menschen zu, aber für ADHS-Betroffene ist es besonders schwierig, wenn durch den Verlust der Arbeit die äußere Struktur wegbricht und sie sich jetzt ohne Zielvorgaben neu takten müssen. Häufig haben sie nicht ausreichend dafür gesorgt, Hobbys für die Zeit der Rente zu entwickeln und einen festen Freundeskreis aufzubauen. Planung und Voraussicht sind ja nun mal nicht ihre Kernkompetenzen. Genau wie Weihnachten stets plötzlich und unerwartet auf sie zukommt, finden sie sich scheinbar plötzlich in der Rente wieder und wissen nichts mit sich anzufangen. ADHS-Betroffene können Langeweile und Monotonie nun mal schlecht ertragen. Die Gefahr ist für sie immer, dass sie ohne Struktur in eine Art Lethargie verfallen, denn je weniger Anforderungen an sie gestellt werden, desto weniger machen sie. Es geht ihnen nicht gut damit. Weil sie schlecht entwickelte Planungsfunktionen haben, fällt es ihnen auch schwer, ihre freie Zeit sinnvoll zu nutzen. Dann wächst der innere Schweinehund täglich und der Griff zu Chipstüte und Bierflasche vor dem Fernseher lösen dieses Problem natürlich auch nicht.

Wenn Sie in den nächsten Jahren in Rente gehen, bereiten Sie sich darauf vor. Es ist hilfreich, rechtzeitig Hobbys zu entwickeln, sich einen Bekanntenkreis aufzubauen und nach sinnhaften Tätigkeiten wie gemeinnütziger Arbeit Ausschau zu halten. Oft ist auch eine stundenweise Tätigkeit im alten Beruf möglich und empfehlenswert: Man kann die eigene lange Erfahrung als alter Hase einbringen, steht aber nicht mehr so im Rampenlicht. Es ist manchmal besser, eine

Arbeit langsam aufhören zu lassen, als abrupt von einem Tag zum anderen in Rente zu gehen.

Auch in der Familie gilt es, eine neue Rolle zu finden. Menschen in einer Partnerschaft müssen sich daran gewöhnen, dass sie nun dauernd zusammen sind. So manche Hausfrau wünscht sich die Zeiten zurück, als der Ehemann einfach mal ein paar Tage außer Haus war – oder eben umgekehrt. Aber in jeder Veränderung steckt eine Chance. Dafür ist es wichtig, dass Sie Ihr Leben gestalten, schöne Momente planen und sozial aktiv bleiben.

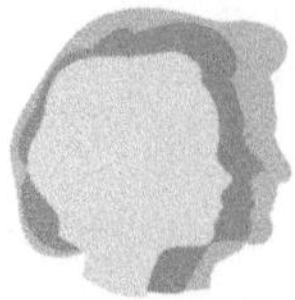

BEZIEHUNGEN UND SEXUALITÄT

ADHS berührt in vielen Punkten das Beziehungsleben. Eines trifft auf sehr viele Beziehungen zu, in denen eine oder einer von beiden – oder vielleicht sogar beide – von ADHS betroffen sind: Langweilig wird's nicht! Die Intensität der Gefühle, neue Ideen und Projekte gemeinsam zu entwickeln, eine unbändige Abenteuerlust, die Spontaneität und Bereitschaft, Neues zu entdecken, sich abseits der gewohnten Pfade zu bewegen und noch so vieles mehr können Beziehungen mit ADHS-Betroffenen spannend und bereichernd machen.

Es gibt jedoch unterschiedliche Auswirkungen von ADHS, die Beziehungen und die Sexualität beeinträchtigen und negativ beeinflussen können und die im Verlauf des Lebens deutlich werden.

ADHS in der Paarbeziehung

Positiv gesehen, kann man mit ADHS-Betroffenen sehr leidenschaftliche Beziehungen mit großer sexueller Anziehung haben. Sie haben oft viel Charisma, können sehr charmant und einnehmend sein. Allerdings geht ADHS mit einer erhöhten Wahrscheinlichkeit für instabile Beziehungen einher und führt zu häufigeren Trennungen oder Scheidungen im Lebenslauf (Zeides Taubin et al., 2024; Zeides Taubin & Maeir, 2024). Beziehungen mit ADHS-Partnerinnen und -Partnern können aufgrund der Stimmungsschwankungen und Impulsivität ziemlich turbulent sein. Auseinandersetzungen können heftig ablaufen und zudem auch unvorhersehbar sein, was auf Dauer zu weniger emotionaler Nähe und einer großen Belastung führen kann. Immer wieder berichten uns Paare, in denen ein Partner oder eine Partnerin ADHS hat, dass sie teilweise nicht einschätzen können, wie die Stimmung sein wird und ob sie ohne ersichtlichen äußeren Anlass von einem Extrem ins andere kippen wird.

Das kann das Zusammensein sehr anstrengend machen und das emotionale Sicherheitsgefühl strapazieren. Wenn Kinder dazu kommen und Verlässlichkeit und Sicherheit einen noch höheren Stellenwert in Beziehungen bekommen, gilt das umso mehr. Zudem wird manchen ADHS-Betroffenen eventuell schnell langweilig und suchen sich ihre Kicks über Seitensprünge.

Schwierigkeiten, den Alltag zu organisieren, und die Neigung zu Prokrastination und Vergesslichkeit können dazu führen, dass es zu ständigen Streitigkeiten in Familien kommt. ADHS-Betroffenen wird vorgeworfen, sich zu wenig am Alltag zu beteiligen und Termine oder Anliegen nicht ernst zu nehmen, da sie vergessen werden. Insbesondere Frauen von ADHS-Männern, die häufig die Care-Arbeit und Organisation von Familien aufgeladen bekommen, berichten manchmal, dass sie das Gefühl haben, statt einer Partnerperson ein zusätzliches Kind zu haben. Das kann dazu führen, dass Partnerpersonen sehr viel Last tragen, Routinen alleine bewältigen müssen und dafür nur wenig Wertschätzung erfahren. Wenn dann noch mehrere Familienmitglieder betroffen sind, können Partnerpersonen schnell überfordert sein und Rückzugstendenzen zeigen, weil sie völlig gestresst sind. Nicht selten wird dieses Verhalten vonseiten der ADHS-Betroffenen als Egoismus gewertet. Sie übersehen dabei, wie anstrengend ihr Verhalten für andere ist.

Besonders herausfordern wird es, wenn zusätzlich autistische Züge eine Rolle spielen. Das Erkennen und Entziffern sozialer Signale und Mimik/Gestik fallen autistischen Menschen besonders schwer. Das offene Ansprechen und Wissen um diese Schwierigkeit und eine klare und transparente Kommunikation können wesentlich dazu beitragen, dass weniger Missverständnisse und mehr Verständnis füreinander entstehen.

In wissenschaftlichen Studien zeigt sich eine erhöhte Wahrscheinlichkeit für mehr Gewalt in Beziehungen von ADHS-Betroffenen. Speziell Männer können sowohl Opfer als auch als Täter werden (Arrondo et al., 2023; Buitelaar et al., 2020; Buitelaar et al., 2016; Fang et al., 2010; Wymbs et al., 2012). Besonders unter Alkoholeinfluss, der die Handlungskontrolle beeinträchtigen kann, kommt es bei manchen Menschen zu impulsivem oder aggressivem Verhalten – wobei selbstverständlich nicht jeder Mensch mit ADHS gewalttätig ist.

Studien zeigen, dass Frauen mit ADHS häufiger Opfer sexueller und körperlicher Gewalt werden. Das liegt nicht daran, dass sie irgendetwas falsch machen oder Verantwortung für die Gewalt tragen würden, sondern daran, dass Impulsivität, geringe Gefahrenwahrnehmung oder Schwierigkeiten mit Grenzen sie leichter zum Opfer machen. Wichtig ist: Die Verantwortung für Gewalt liegt immer ausschließlich bei den Täterinnen und Tätern – niemals bei den Betroffenen. Die Studien zeigen, dass dieser Bereich in der Behandlung erfragt und berücksichtigt werden sollte – besonders, wenn Begleiterkrankungen bestehen.

Mit Eintritt ins Rentenalter kann die strukturierende und stabilisierende Funktion der Arbeit und des kollegialen Netzwerks wegfallen. Wenn es Kinder gibt, sind diese meist schon ausgezogen, so dass sich ADHS-Betroffene und ihre Partnerperson mir einer radikalen Änderung der Beziehungssituation konfrontiert sehen. Die Veränderungen sind zwar den meisten Paaren bewusst, aber ihre Folgen häufig nicht, so dass diese aktiv angesprochen werden sollten.

Das Wissen über das eigene ADHS und das frühzeitige Einbeziehen von Partnerpersonen in die Behandlung können für Klarheit und Entlastung sorgen. Es hilft, wenn Sie selbst besser wissen, wie Sie ticken, und Ihre Partnerperson eine Gebrauchsanweisung bekommt, wie sie Sie am besten verstehen und mit Ihnen umgehen kann. Wie wäre es, wenn Sie das zu Ihrem gemeinsamen Projekt machen? Besorgen Sie sich Bücher, hören Sie Podcasts, suchen Sie nach Anregungen im Internet oder in den sozialen Medien. Je mehr Sie wissen, desto höher ist die Wahrscheinlichkeit, dass das gegenseitige Verständnis wächst und man einen gemeinsamen Weg findet.

ADHS-Betroffene möchten in ihrer besonderen Art, zu sein, verstanden und unterstützt werden. Aber auch Partnerpersonen möchten wahrgenommen werden. Sie wollen, dass die Partnerperson sieht, dass der Umgang mit ADHS sie vor große Herausforderungen stellt. Beide Seiten haben ein Recht darauf, mit ihren jeweiligen Problemen wahrgenommen zu werden. ADHS zu verstehen, heißt nicht, dass man immer Rücksicht auf ADHS-Probleme verlangen kann und ADHS darf nicht als Ausrede dafür benutzt werden, dass Betroffene ihr problematisches Verhalten nicht verändern.

Niemand muss alles können. Es kann sehr bereichernd sein, wenn ein Partner oder eine Partnerin eine gute Struktur hat und aufräumen kann. Wichtig ist ja immer, dass man das Anderssein nicht bewertet, sondern respektvoll und wertschätzend miteinander umgeht. Wahrscheinlich werden Sie kein Aufräumfreak und mit der Steuererklärung werden Sie im Leben nicht befreundet sein. Aber vielleicht können Sie Reifen wechseln, staubsaugen und kreative Gerichte kochen. Wichtig ist, dass Arbeiten gerecht aufgeteilt werden.

Es ist gut, gemeinsam Lösungen zu finden. Es geht darum, zusammen Verantwortung zu tragen und individuell zu sehen, was der oder die Einzelne leisten kann. Nutzen Sie Hilfsmittel wie Online-Familienkalender, Erinnerungsfunktionen und To-do-Apps. Auch unabhängig von ADHS sind fest eingeplante Termine sehr wichtig, in denen Sie sich bewusst als Paar begegnen und Zeit miteinander verbringen. Machen Sie regelmäßige Termine aus, an denen Sie abwechselnd ein schönes Event planen. Auch die Paarbeziehung braucht Pflege. Schaffen Sie sich gemeinsam schöne Momente.

Machen Sie einmal pro Woche ein Date aus, bei dem Sie besprechen können, wie es Ihnen miteinander geht und wer wo Probleme sieht. Schön ist es auch, wenn Sie gemeinsam lernen, sich öfter zu loben. Mehr Lob schafft eine freundliche Atmosphäre und Kritik erzeugt oft Feindseligkeit und Abwehr. Versuchen Sie also, Ihre Partnerin oder Ihren Partner zu loben und den Scheinwerfer auf die positiven Aspekte Ihrer Beziehung zu richten. Alles im Leben ist Resonanz: Wenn Sie mehr loben, haben Sie eine größere Chance, Lob zurückzubekommen. Wenn Sie mehr kritisieren, läuft es umgekehrt. Es ist hilfreich, eine Lobkultur zu etablieren. Mit positiver Verstärkung läuft es einfach besser. Das gilt im Übrigen auch in der Kindererziehung.

Beginnen Sie Ihr Date mit einem kurzen Zwiegespräch. Je nach Konzentrationszeit bekommt anfänglich jeder zehn Minuten, in denen sie oder er erzählt, wie es ihr oder ihm geht. Diese Zeiten können Sie mit etwas Routine auch ausweiten, ganz wie es für Sie beide gut ist. Es geht darum, dass beide feste Redezeiten haben, in denen die oder der andere nicht unterbricht und auch nicht kommentiert. Wichtig ist, dass Sie von sich selbst in der Ich-Form und nicht über die andere Person reden, sondern erzählen, wie es Ihnen geht und wie Sie die Beziehung wahrnehmen, ohne dass er/sie unterbrochen wird. Das kann anfänglich schwierig sein, da Menschen dazu neigen, andere im Zwiegespräch direkt anzusprechen oder über sie zu sprechen. Da viele ADHS-Betroffene sehr empfindlich auf Kritik reagieren, neigen sie dazu, alles zu kommentieren und sich schnell angegriffen zu fühlen.

Manchmal hilft es auch, sich nicht direkt in die Augen zu sehen, sondern zum Beispiel Rücken an Rücken zu sitzen, während Sie sprechen. Das muss man üben, aber dann schafft man es auf sehr einfache Weise, sich miteinander zu verbinden, Verständnis zu bekommen und emotionale Nähe herzustellen.

Lassen Sie sich nicht entmutigen, wenn Ihnen das die ersten Male nicht gelingt und Sie sich vielleicht sogar streiten, statt sich näher zu fühlen. Für manche Paare kann eine begleitende Paartherapie sinnvoll sein, da es manchmal nur schwer gelingt, die eigenen Muster zu erkennen, und sich Dynamiken zwischen zwei Menschen entwickeln.

Paartherapie

Bei einer Paartherapie sollte die Paartherapeutin oder der Paartherapeut mit ADHS vertraut sein. Sonst kann es schnell zu Fehlinterpretationen kommen. ADHS-Betroffene kommen nicht zu spät, weil sie ihre Mitmenschen gerne warten lassen oder ihre Macht auskosten wollen. Sie kommen zu spät, weil sie ein schlechtes Zeitgefühl haben und Zeit oft nicht richtig einschätzen können. ADHS-Betroffene hören öfter nicht zu – nicht, weil sie desinteressiert wären, sondern weil sie so ablenkbar sind. Viele Partnerschaften sind durch die ADHS-Symptome belastet.

Wenn die Partnerin oder der Partner immer wieder die Erfahrung macht, dass ADHS-Betroffene unzuverlässig, vergesslich und planlos sind, übernehmen sie oft die Verantwortung und versuchen, die ADHS-Betroffenen zu managen. Das ist meist eine gut gemeinte Absicht, geht aber oft voll daneben, weil diese nichts mehr hassen, als kontrolliert und eingeschränkt zu werden. Das kann in Partnerschaften schwierig werden, denn Angehörige machen die Erfahrung, dass auch nichts passiert, wenn sie nichts sagen. Dann brennt die Steuererklärung, der Gerichtsvollzieher steht wegen einer unbezahlten Rechnung vor der Tür oder ein Schufa-Eintrag macht Ärger, weil man nichts mehr bestellen kann. Erinnern Angehörige ADHS Betroffene aber an Aufgaben, die sie zugesagt haben, kann es passieren, dass diese genervt, pampig oder aggressiv reagieren. Die Partnerperson kann in die Position eines Kindermädchens oder Elternteils rutschen, weil sie alle Aufgaben übernimmt, die die von ADHS betroffene Person nicht schafft. Das ist nicht gesund für die Beziehung. Wer möchte schon wie ein Kind behandelt werden? Partnerinnen und Partner von ADHS-Betroffenen wünschen sich hingegen Verlässlichkeit und dass Aufgaben erledigt werden, wenn klare Zusagen gemacht wurden.

Auf die Dauer kann das in eine schräge Beziehungslage münden. In der Paartherapie geht es darum, ein Verständnis dafür zu entwickeln, dass ADHS-Betroffene eine andere Art, zu sein, haben, aber dass sie sich trotzdem genauso den Pflichten und der Verantwortung stellen müssen, die das Leben nun mal erfordert.

Die sexuelle Beziehung verbessern

Auch im sexuellen Bereich kann ADHS für Spaß und Spannung, aber natürlich auch für Frust und Enttäuschung sorgen. Viele ADHS-Betroffene berichten über eine ausgeprägte Neugierde beim Sex und möchten diese auch ausleben. Wenn die Partnerperson das auch möchte, ist das wunderbar. Wenn nicht, kann das zu einem Problem werden, wenn ADHS-Betroffene schlecht mit Belohnungsaufschub und Frustration oder Zurückweisungen umgehen können und dann vielleicht impulsiv und emotional reagieren. Es kann auch sein, dass die sexuelle Begegnung als zunehmend langweilig empfunden wird, wenn der anfängliche sexuelle Kick in der Beziehung nachlässt. Wir haben schon öfter erwähnt, dass Langeweile für ADHS-Betroffene etwas Bedrohliches oder Lähmendes hat. Sie suchen dann nach einem aufregenden Abenteuer oder das sexuelle Interesse kann ganz verschwinden. Hier greift wieder der Modus: ganz oder gar nicht.

Insbesondere ADHS-Frauen berichten, dass sie von Außenreizen oder den eigenen Gedanken oft sehr stark abgelenkt sind und darüber den sexuellen Fokus verlieren. Es braucht Konzentration, um erregt zu bleiben und Sex genießen zu können. Für die Partnerperson kann es kränkend sein, wenn die Ablenkbarkeit als fehlendes Interesse interpretiert wird. Interessant ist, dass für manche Betroffene mit einer Stimulanzientherapie Sex mehr Spaß macht. Die Medikation hilft ihnen, auch beim Sex bei der Sache zu bleiben.

Es gibt noch weitere Faktoren, die die Sexualität von Menschen mit ADHS beeinflussen. Das können die Auswirkungen der psychischen Belastung der »Rushhour des Lebens« sein, also der Phase, in der vieles zusammenkommt: die Entwicklung der beruflichen Karriere gemeinsam mit der Familiengründung wie auch die Entwicklung psychischer und körperlicher Erkrankungen, die wir schon beschrieben haben.

Das alles kann die Sexualität beeinträchtigen. Schon eine Herzerkrankung oder Diabetes können die Erektionsfähigkeit oder auch das sexuelle Interesse verringern. Bestimmte Medikamente können sowohl die Erektions- und Orgasmusfähigkeit als auch die Libido vermindern.

Der Eintritt in die Menopause kann ebenfalls zu verändertem sexuellem Empfinden und Lust führen. Manche Frauen hingegen erleben positiv, dass sie nun keine Angst mehr vor Schwangerschaften haben müssen. Zusammenfassend kann man sagen, dass die Kernsymptomatik von ADHS sowohl die Beziehung als auch die Sexualität beeinflussen kann (Amani Jabalkandi et al., 2020; Arrondo et al., 2023; Berry et al., 2021; Bijlenga et al., 2018; Brown et al., 2010; Chiappedi et al., 2024; Flory et al., 2006a, 2006b; Hertz et al., 2022; Hosain et al., 2012; Isaksson et al., 2018; Nylander et al., 2015; Privara & Bob, 2023; Regan & Tubman, 2020; Sarver et al., 2014; Soldati et al., 2020, 2024; Spiegel & Pollak, 2019; Wallin et al., 2022, 2024; J. White et al., 2014; J. W. White & Buehler, 2012; Wymbs & Gidycz, 2021).

Hyperaktives Verhalten kann sich auch im gesteigerten Wunsch nach Sex zeigen. Wenn eine Partnerperson mehr Sex möchte, kann das in manchen Beziehungen zu Grenzverletzungen oder Seitensprüngen führen, was Partnerpersonen sehr verletzen kann. Dadurch kann es auch zu einem Vertrauensverlust in der Partnerschaft kommen. Es kann auch sein, dass Affären zur Selbststimulation begonnen werden oder ADHS-Betroffene sich mehrmals täglich selbst befriedigen müssen. Dazu wird manchmal exzessiv Pornographie genutzt. Das alles stößt nicht immer auf Gegenliebe bei der Partnerperson. Sensorische Besonderheiten wie zum Beispiel eine Über- oder Unterempfindlichkeit für Berührungen können zu Missverständnissen führen.

Die meisten Studien in diesem Bereich gibt es über heterosexuelle Beziehungen. Vieles lässt sich allerdings auf queere oder nicht heterosexuell gelebte Beziehungen übertragen. In einigen Studien zeigt sich, dass ADHS bei homo- und bisexuellen Personen etwas häufiger vorkommt und Personen mit ADHS eine höhere Variabilität in ihrer Sexualität zeigen, einschließlich erhöhtem Interesse an nicht heteronormativen Beziehungen (Frisell et al., 2010; Hertz et al., 2022b; J. Wang et al., 2014).

ADHS-Frauen berichten häufig von sexueller Unzufriedenheit in Partnerschaften. Sie fühlen sich durch vermehrte Care-Arbeit überfordert – das kann ein wahrer Sexkiller sein. Zum Glück werden immer mehr Frauen im Erwachsenenalter mit ADHS diagnostiziert. Studien zeigen, dass unbehandelte ADHS-Frauen öfter früh und ungewollt schwanger werden. Da sie schlecht planen und die Konsequenzen ihrer Handlungen nicht gut absehen können, vergessen sie zum Beispiel, Verhütungsmittel anzuwenden oder haben Sex unter Alkohol- oder Drogeneinfluss.

Gerade wenn diese Frauen impulsiv sind oder auch traumatische Erfahrungen in ihrer Vorgeschichte haben, können sie sich nur schwer abgrenzen und klar Nein sagen. Sie lassen sich eher überrumpeln und überwältigen, weil sie überangepasst sind, dazugehören möchten und nicht anders sein wollen. Sie haben dementsprechend Probleme damit, sich ausreichend zur Wehr zu setzen. Frauen mit ADHS stellen damit eine besonders verletzliche Gruppe dar.

Die Bandbreite des sexuellen Erlebens und Verhaltens von Menschen mit ADHS ist sehr groß und bunt; Abweichungen von der vermeintlichen Norm müssen nicht immer zu innerem Leidensdruck führen und sind häufig auch nicht als pathologisch zu werten. Fragen Sie sich ehrlich, was Ihnen Lust bereitet, und kommunizieren Sie es Ihrem Partner oder Ihrer Partnerin. Sie können beide nur davon profitieren!

Natürlich sind auch die sexuellen Bedürfnisse bei neurotypischen Menschen verschieden. Sexualpraktiken, die beide wollen, sind völlig okay, wenn man die Grenzen des anderen achtet. Gerade im Bereich der Sexualität ist die Kommunikation über die eigenen Bedürfnisse, Grenzen und die Veränderungen, die sich im fortschreitenden Alter ergeben, die Basis für eine erfüllte Sexualität. Nehmen Sie sich bewusst Zeit, um über Sexualität zu sprechen und Informationen erst einmal frei von einer Bewertung als Ausgangspunkt zu nutzen, um sich besser kennenzulernen (auch wenn Sie sich schon lange kennen) und eine erfüllte Sexualität zu erarbeiten. Sprechen Sie, während Sie zärtlich und intim sind oder Sex haben, an, was Sie mögen und was nicht. Wir alle haben die Vorstellung, dass Leidenschaft keine Erklärungen benötigt und guter Sex einfach von alleine entsteht, wenn »es passt«. Das mag auf einzelne sexuelle Begegnungen zutreffen, meist zeigt sich jedoch, dass klare Kommunikation über Wünsche und Grenzen erst die Sicherheit schafft, die Voraussetzung für erfüllten Sex ist. Eine Verabredung zu Intimität und Sex hört sich grauenvoll unromantisch an und klingt nach wenig Leidenschaft und Spontaneität. Oft ist jedoch die hierdurch entstehende emotionale Nähe der Türöffner für weitere gemeinsame Erkundungsreisen – egal wie kinky, tantrisch und individuell sie sein mögen. Körperbetonte Achtsamkeitsübungen können sehr helfen, sich besser auf sexuelle Begegnungen einzulassen. Manchmal eignet sich der Rahmen einer Paartherapie gut, um zu lernen, über Sexualität zu sprechen oder überhaupt in Kommunikation zu treten. Gegebenenfalls kann auch die medikamentöse Behandlung einer sexuellen Funktionsstörung hilfreich sein.

Selbstwert, die Angst vor Zurückweisung und Overthinking

Viele ADHS-Betroffene machen ständig die Erfahrung, dass sie kritisiert werden, irgendwie nie genügen und umgekehrt gleichzeitig zu viel sind, Aufgaben nicht vollständig erledigen können, Flüchtigkeitsfehler machen, anders als die anderen sind. Die Liste ist lang. Kurz: Trotz intensiver Bemühungen begleiten das Gefühl des Misslingens, eine als gering erlebte Selbstwirksamkeit, übermäßige Kritik oder mit dem subjektiven Scheitern konfrontiert zu sein viele Menschen mit ADHS ein Leben lang. Die Leistungsfähigkeit Betroffener geht oft nicht mit den eigenen Erwartungen und denen der Umwelt einher und sie können sich nicht darauf verlassen, diese zum geforderten Zeitpunkt abrufen zu können. Das alles führt zu Frustration und bei manchen zu so tiefen Selbstzweifeln, dass sie ständig in der Angst leben, dass andere entdecken könnten, wie unfähig sie sind. Diese Situation wirkt sich auf alle Arten von Beziehungen aus, die man im Leben führt, sei es die Paarbeziehung, die Beziehung zu Arbeitskolleginnen und -kollegen oder den eigenen Kindern.

Das Impostor-Syndrom (= Hochstaplersyndrom) kommt bei ADHS-Betroffenen häufig vor. Das bedeutet, dass sie durchaus erfolgreich sein können und von ihren Mitmenschen sehr geschätzt werden, aber selbst nicht an ihren Erfolg glauben, weil sie so oft erlebt haben, dass sie etwas verbummelt, vergessen oder auf den letzten Drücker gemacht haben. Es ist ein chronischer ständig vorhandener Selbstzweifel: »Ich bin nicht, wie mich die anderen sehen. Die wissen gar nicht, was ich alles verberge. Sie werden irgendwann entdecken, dass ich gar nicht so gut bin, wie sie glauben.« Man könnte auch sagen, dass das Impostor-Syndrom ein ständiges Selbstentwertungsprogramm ist: »Alle glauben an mich, nur ich nicht.«

Für andere Menschen ist oft unverständlich, dass ADHS-Betroffene im Hyperfokus Höchstleistungen erbringen und gleichzeitig mit einfachen Aufgaben oder Routinetätigkeiten völlig überfordert sind. Bereits in der Schule machen Menschen mit ADHS die Erfahrung: Wenn es interessant ist, geht das mit dem Lernen gut, aber ein Stoff, der nicht interessiert, kann nur schwer abgespeichert werden.

Natürlich kann sich kein ADHS-Kind erklären, warum das so ist. Deshalb müssen sich die meisten von ihnen die Kritik anhören: »Wenn du willst, kannst du ja. Warum also willst du einfach nicht?« Dabei versuchen die meisten Kinder mit ADHS, ihr Bestes zu geben, aber ihr Gehirn, das zu wenig Dopamin und Noradrenalin hat, kann nicht so funktionieren, wie es von Eltern und Schule verlangt wird. Das kann schon früh dazu führen, dass diese Kinder ständig an sich zweifeln und sich selbst entwerten, weil sie die Kritik der anderen verinnerlicht haben. Sie fühlen sich dümmer als die anderen oder müssen sich, wenn sie impulsiv sind, öfter anhören, dass sie böse und ungerecht wären. Das sind keine guten Voraussetzungen, um ein gesundes Selbstwertgefühl zu entwickeln. Und weil Betroffene irgendwann selbst nicht mehr an sich glauben, sind sie weniger erfolgreich und ihre Mitmenschen trauen ihnen wenig zu.

Oft ist ein Faktor, dass ADHS-Betroffene dazu neigen, alles im Extrem zu sehen: Schwarz oder Weiß – es gibt nichts dazwischen. Dann ist man von einer Person vielleicht total begeistert und im nächsten Moment enttäuscht, wenn der Mensch die Erwartungen nicht erfüllt. ADHS-Betroffene nehmen keine Zwischentöne wahr. Diese Sicht auf die Welt kann Beziehungen instabil und kompliziert machen. Vor allem kann diese Art, zu denken und zu fühlen, sehr einengen, weil so viele Lösungsansätze und Sichtweisen »dazwischen« nicht gefunden werden. Auch für Mitmenschen kann dieses Schwarz-Weiß-Denken und -Fühlen sehr anstrengend sein. Warum muss immer alles so extrem sein?

Viele ADHS-Betroffene beschreiben ein »Overthinking«, also das kreisende und teils sprunghafte Grübeln über Situationen oder Gespräche, das statt zu Lösungen zu Schlaflosigkeit und Stress führt. Man kann es auch als Hyperfokus auf negative Gesprächsinhalte oder bestimmte Situationen sehen. ADHS-Betroffene hängen an so etwas fest und können einfach nicht loslassen, weil sie ständig um die Frage kreisen: »Habe ich alles richtig gemacht? Wie hat mein Freund das gemeint, was er gestern gesagt hat?«

In Zusammenhang mit diesen Lebenserfahrungen entwickelt sich bei manchen ADHS-Betroffenen eine sogenannte »Rejection-sensitive Dysphoria«. Das bedeutet, dass Betroffene schnell das Gefühl haben, abgelehnt, zurückgewiesen oder gekränkt zu werden. Sie können sich das vorstellen wie eine Alarmanlage, die zu scharf eingestellt ist, und häufig Alarm für Gefahrensituationen schlägt, die gar nicht stattfinden. Wenn diese Alarmanlage aber ständig angeht, auch ohne Grund, nehmen Betroffene ihre Umwelt als bedrohlich, ablehnend und kränkend wahr und speichern diese Erfahrung ab. Die empfundene Zurückweisung wird oft als sehr intensiv und schmerzhaft erlebt und das erscheint für Außenstehende unverständlich und übertrieben, weil sie ja so gar nicht stattgefunden hat.

ADHS-Betroffene neigen dazu, »aus einer Mücke einen Elefanten zu machen«. Das tun sie nicht mit Absicht, aber die Alarmanlage feuert zu schnell und sie erleben solche Situationen als bedrohlich, ablehnend und verletzend. Da man die vielen großen und kleinen Kränkungen aus der Lebensgeschichte der ADHS-Betroffenen als außenstehende Person kaum erahnen kann, führt das dazu, dass ihnen unterstellt wird, schwierig, kompliziert und empfindlich zu sein, was den Kreislauf der Ablehnungsempfindlichkeit aufrechterhält.

Sich selbst besser zu verstehen, zu erfahren, was das alles mit ADHS zu tun hat und wie Kritik jemanden mit einem seit der Kindheit sehr verletzlichen Selbstwertgefühl treffen kann, ist immens wichtig, um aus diesem Kreislauf herauszukommen.

Viktor Frankl sagte einmal sinngemäß, dass zwischen Reiz und Reaktion ein Raum liege, in dem unsere Macht zur Reaktion und damit zu unserer Freiheit liege. Es geht darum, diesen Raum so zu gestalten, dass man freier in den eigenen Reaktionen wird. Das Wissen um die in Zusammenhang mit ADHS entstandene Kritikempfindlichkeit, um die damit einhergehende schnelle, oft schwarz-weiß geprägte Interpretation des Gesagten und um die oft überschießenden emotionalen Reaktionen ist eine hervorragende Voraussetzung, um anders reagieren zu können. Das setzt allerdings eine gewisse liebevolle Selbstakzeptanz voraus und heißt, selbstwertschonender, fürsorglicher und mit einem liebevolleren Blick auf sich selbst mit den ADHS-Besonderheiten umzugehen. Lernt man sich in seinen Eigenschaften besser kennen und realisiert, wie diese mit der eigenen Lebensgeschichte verwoben sind, können das eigene Erleben und Handeln besser verstanden werden. Dann können sich Selbstwirksamkeit und Selbstvertrauen entwickeln und Betroffene können Verantwortung für sich und ihre Reaktionen übernehmen.

Hier ist eine achtsame Herangehensweise geboten. Nicht sofort zu werten, innerlich zurückzutreten und sich zu fragen, ob wirklich Ablehnung oder eine möglicherweise berechtigte Kritik geäußert wurde, kann erlernt werden. Wer seine Alarmanlage hinterfragt, erfährt damit, dass andere ihn anders wahrnehmen. So ist es auch möglich, Fehlalarme zu identifizieren.

Wenn Sie die Tendenz zum »Overthinking« haben, kann es sehr helfen, sich Gedanken zu notieren, sich körperlich viel zu bewegen und achtsamkeitsbasierte Techniken zu erlernen.

All das klingt natürlich einfacher, als es ist. Oft ist ein jahrelanger psychotherapeutischer Prozess damit verbunden. Aber diesen anstrengenden Weg zu beschreiten, lohnt sich sehr und ist langfristig mit einer deutlich verbesserten Lebenszufriedenheit verbunden.

ADHS IN DER FAMILIE

Da ADHS in einem hohen Prozentsatz erblich ist, gibt es in einer Familie meist mehrere Personen, die davon betroffen sind. Sind ein Elternteil oder beide von ADHS betroffen, wirkt sich das zum einen auf die Paarbeziehung und zum anderen auf die Beziehung zu den Kindern und die Erziehung aus. Man darf nicht vergessen, dass auch die Großelterngeneration mitbetroffen sein kann oder aber Onkels, Tanten, Cousins und Cousinen. Oft wird gerade in diesen Familien ADHS nicht als Problem erkannt, weil für Eltern das Verhalten ihrer Kinder dem eigenen so ähnlich ist, dass es als unproblematisch eingestuft wird. Schwierig kann es werden, wenn betroffene Großeltern die Erziehungsmaßnahmen von Eltern torpedieren, weil sie Konsequenzen und Regeln nicht als notwendig erachten. Das können ständige Konfliktherde werden.

Wenn Kinder betroffen sind, hat das ebenso Auswirkungen auf die Eltern-Kind-Beziehung und auf die Beziehung der Geschwisterkinder untereinander. Wenn ein Kind stark von ADHS betroffen ist, wird sich die Aufmerksamkeit der Eltern auf dieses richten. Geschwisterkinder können sich dann vernachlässigt fühlen.

Wenn Kinder betroffen sind

»Ich halte dieses Chaos nicht mehr aus, ständig geht irgendwas unter und ich muss alles zehnmal sagen«, »Ich kann mich kaum beherrschen und raste immer wieder aus und im Nachhinein habe ich fürchterliche Schuldgefühle«: Eltern von Kindern mit ADHS berichten häufig, dass sie ihre Kinder sehr lieben und sich gleichzeitig mit der Erziehung überfordert fühlen. Der Alltag wird als sehr anstrengend erlebt.

Das im Folgenden Beschriebene muss nicht auf alle von ADHS betroffenen Familien zutreffen. Aber die Schilderungen sollen darstellen, dass Alltagsprobleme und -herausforderungen, mit denen alle Familien zu tun haben und kämpfen, in ADHS-Familien deutlich ausgeprägter und intensiver sein können. Das ist oft mit großer Überforderung und Scham verbunden. Professionelle und soziale Unterstützung fehlen oftmals, was die Problematik verstärken kann.

Eltern klagen häufig darüber, dass sie Anweisungen immer wiederholen müssen. Hausaufgaben werden aufgrund der Konzentrationsprobleme, der leichten Ablenkbarkeit und des langsamen Arbeitstempos der Kinder zur Herausforderung. Sich schlecht alleine beschäftigen zu können, forderndes Auftreten (Diskussionen, Streitigkeiten, Wutausbrüche, ständiges Widersprechen), konstanter Bewegungsdrang und impulsive Handlungen ziehen sich durch den Tag. Das Einschlafen dauert oft lang und ist mit vielen Unterbrechungen verbunden, so dass die gestressten Eltern auch abends kaum Zeit zur Erholung erleben. Das alles wird gravierender, wenn ein oder beide Elternteile ebenfalls von ADHS betroffen sind und sich mit ihren eigenen Herausforderungen durch den Alltag manövrieren. Oft wird ihnen dann noch von außen gesagt, dass es kein Wunder sei, dass sich die Kinder solch unruhiger und chaotischer Eltern so benähmen und sie unfähig seien, ihre Kinder zu erziehen. Zusätzlich zur Selbststigmatisierung kommt also die von außen – oft mit der Folge fehlender Unterstützung und Ausgrenzung.

Verabredungen mit anderen Eltern oder Kindern werden abgesagt, Restaurantbesuche sind mit Stress und Scham verbunden und der Familienurlaub ist etwas, wovon man sich erholen muss, wenn er vorbei ist. Geschwisterkinder bemerken häufig die angespannte Stimmung in der Familie und fühlen sich vernachlässigt. Dadurch kommt es zu teilweise heftigen Streitigkeiten zwischen den rivalisierenden Geschwistern.

Zwischen den Eltern kann es aufgrund des hohen Stresslevels, der Reizüberflutung und möglicherweise sehr unterschiedlichen Erziehungsvorstellungen ebenfalls zu Streitigkeiten kommen. Die Folgen sind chronisches Überforderungserleben bis hin zu Trennungen, die sich in ADHS-Familien häufen.

Wenn Kinder von ADHS betroffen sind, ist es wichtig, sie bei einem Kinder- und Jugendpsychiater vorzustellen – bitte unbedingt bei einer Fachärztin oder einem Facharzt. Eine alleinige psychotherapeutische Behandlung von ADHS reicht oft nicht aus, wenn die Problematik stark ausgeprägt ist! ADHS-Kinder können sehr von einer Medikation profitieren, um sich besser konzentrieren zu können und die eigenen Gefühle in den Griff zu bekommen. Das soll nicht heißen, dass jedes Kind eine medikamentöse Behandlung braucht, sondern lediglich, dass diese bei sehr stark ausgeprägtem ADHS sinnvoll und effektiv sein kann.

Wenn Kinder betroffen sind, müssen die Eltern in einer Therapie mitbehandelt werden, weil sie sonst die Erziehungsmaßnahmen, die bei ADHS-Kindern notwendig sind, nicht umsetzen können. Besonders wertvoll können Elterntrainings sein, wie sie häufig von Kinder- und Jugendpsychiaterinnen und -psychiatern angeboten werden. Oft gelingt es deutlich besser, daran teilzunehmen, wenn Eltern mit ADHS sich auch selbst behandeln lassen. Wenn beide Elternteile daran teilnehmen, entsteht die wunderbare Möglichkeit, gemeinsame Strategien zu erarbeiten. Das kann den Alltag deutlich erleichtern. Ziel ist ja, dass beide Eltern kompetent darin werden, mit dem herausfordernden Verhalten ihrer Kinder besser umzugehen. Wichtig ist auch, dass in der Familie wieder mehr positive Erfahrungen für alle geschaffen werden können und dass es wieder mehr freudvolle und liebevolle Begegnungen gibt. Endlose Streits zerstören die Harmonie, belasten Beziehungen und sind sehr anstrengend.

Wichtig ist, dass beide Eltern eine ähnliche Sprache sprechen und auf dieselben Methoden zurückgreifen. Kinder profitieren enorm davon, wenn Konsequenz, klare Grenzen und nachvollziehbare Regeln verlässlich kommuniziert und gelebt werden. Wird jedoch eine Entscheidung von einem Elternteil getroffen und vom anderen wieder aufgehoben, kann das für Kinder verwirrend sein und sie dazu verleiten, Unsicherheiten auszunutzen. Wenn sie eine andere Meinung zur Reaktion ihrer Partnerperson haben und nicht damit einverstanden sind, ist das natürlich in Ordnung! Wichtig ist nur, dass Sie solche Themen am besten in einem ruhigen Moment – vielleicht am Abend alleine – besprechen, wenn die Kinder schlafen. Erziehung ist immer ein großes Beziehungsthema und am besten geht es, wenn man sich in einer entspannten Atmosphäre über diese Probleme austauscht – ohne Vorwurf und Anklagen.

Hilfreich ist es, gemeinsame klare Regeln und vorhersehbare Strukturen aufzustellen und diese den Kindern genau zu erklären. Am besten schreibt man sie auf und hängt sie gut sichtbar an den Kühlschrank oder an die Wand. Für Routinetätigkeiten kann zum Beispiel eine laminierte Checkliste hilfreich sein, anhand derer sich die Kinder orientieren und die sie nutzen können, um nichts zu vergessen und planvoll vorzugehen. Diese erfolgreich zu erledigen, kann die Selbstwirksamkeit erhöhen und das Selbstvertrauen stärken. Das entstresst zum Beispiel die morgendliche Situation. ADHS-Kindern hilft es, immer wieder auch visuell an Regeln erinnert zu werden und es erspart so manche Endlosdiskussion, wenn man auf die Regel zeigen kann, die übertreten wurde.

Das kann natürlich ganz schön anstrengend sein. Konsequenzen aufzuzeigen, heißt aber nicht automatisch, streng aufzutreten, sondern klar, vorhersagbar und verlässlich zu sein. Regeln sollten gemeinsam besprochen werden. Machen Sie sich dabei klar, dass Belohnungen für Verhaltensänderungen (auch kleine!) besser wirken als Strafen. Gerade ADHS-Kinder – und das kennen Sie möglicherweise von sich selbst – wachsen mit viel Kritik und negativer Rückmeldung auf. Ein ehrliches Interesse an ihren Stärken und unmittelbares Lob auch für kleine Fortschritte können ungeheuer motivierend wirken.

Kinder sollten möglichst nachvollziehbar erfahren, dass sinnvolle Grenzen durchgesetzt werden, auch wenn sie völlig anderer Meinung sind. Ein Dauerbrenner bei pubertierenden Kindern ist die Social-Media- und Internetnutzung. Hier sollte man als Paar klare Entscheidungen treffen, wie lange und wann Internetkonsum stattfinden darf, der natürlich kontrolliert werden muss.

Wenn Kinder und Eltern von ADHS betroffen sind, kann es helfen, mit den Kindern über die eigenen Schwierigkeiten in der Kindheit zu reden: »Ich habe in der Schule auch nie aufgepasst und meine Schulsachen nie beieinander gehabt. Das hat aber für mich diese oder jene Konsequenzen gehabt und die waren zu meinem Nachteil.«

Es ist wichtig, Kindern die natürlichen Konsequenzen ihres Handelns aufzuzeigen – denn so lernen sie, wie ihr Verhalten auf andere wirkt und was das im Miteinander bedeutet. Eine mögliche Formulierung könnte sein: »Wenn du dich so verhältst, spüre ich, wie in mir Wut oder Ärger entsteht. Das hat nichts damit zu tun, dass ich dich weniger lieb habe – du bist mir immer wichtig. Nur macht es dieses Verhalten für mich schwer, ruhig und freundlich zu bleiben. Wenn ich mich so fühle, fällt es mir zum Beispiel schwer, dich zu deiner Freundin zu fahren oder dir später eine Geschichte vorzulesen.« So bleibt die Botschaft klar und konsequent, gleichzeitig aber liebe- und verständnisvoll.

Gerade ADHS-Kindern kann man zwei Wahlmöglichkeiten aufzeigen: »Wenn du deine Aufgaben erledigst – also den Tisch abräumst und die Spülmaschine einräumst – dann haben wir danach Zeit für uns und können zusammen ein schönes Spiel spielen. Wenn du das nicht machst, fällt diese gemeinsame Zeit leider weg und du gehst direkt ins Bett. Du entscheidest also mit deinem Verhalten, wie unser

Abend verläuft.« Wichtig für Kinder ist immer der Hinweis darauf, dass alles im Leben Konsequenzen hat.

Bedenken Sie, genügend Pausen und Bewegungsmöglichkeiten in den Alltag einzubauen. Lieber kurze Lerneinheiten mit vorher und nachher ausreichend Möglichkeiten, sich auszutoben, statt einfach »Aufgaben durchzuziehen«. Wenn die Emotionen hochkochen, kann es hilfreich sein, sie im Nachgang zu benennen und zu reflektieren. Gemeinsame Atemübungen oder visualisierte Stoppsignale können ebenso dazu beitragen, die Wogen zu glätten beziehungsweise den Sturm zu besänftigen, der sich in ADHS-Familien schnell entwickeln kann.

ADHS-Kinder profitieren nicht davon, dass man sie einfach das machen lässt, was sie wollen. Umgekehrt wissen sie teilweise sehr gut, was ihnen hilft, um sich zu konzentrieren und besser zu regulieren. Diese Maßnahmen und Strategien gemeinsam zu erarbeiten und umzusetzen, kann die Selbstwirksamkeit sehr fördern. Anstrengungsbereitschaft, Regeln, Routinen und die Erkenntnis, dass zum Leben auch Pflichten gehören, die man erfüllen muss, sind wichtige Lebenserfahrungen. Das ist für ADHS-Kinder oft besonders schwer zu lernen, insbesondere wenn Aufgaben nur wenig Spaß machen oder sie keine sofortige Belohnung bekommen.

Eine sehr gute Möglichkeit, Verantwortung für sich und andere zu erlernen, gibt es in Sportvereinen und zum Beispiel bei Hilfsorganisationen wie dem THW, der Wasserwacht, dem Roten Kreuz oder anderen Gruppierungen. Das Lernen von Regeln in der Gemeinschaft und das Entdecken von Kompetenzen, Verantwortung und Verbindlichkeit können ungeahnte Fähigkeiten zutage bringen.

Regelmäßige Absprachen und Updates mit Lehrkräften sind ebenfalls hilfreich. Sehen Sie sich und die Schule als Team! Kämpfen Sie nicht reflexhaft gegen Lehrkräfte, denn die machen einen schweren

Job und haben die Aufgabe, Ihrem Kind Leistung abzuverlangen und Regeln einzufordern.

Natürlich kann Erziehung anstrengend sein und sich wie ein täglicher Kampf anfühlen. Man fühlt sich als Eltern häufig als Antreiberin oder Antreiber störrischer Kamele, die sich allen Pflichten widersetzen wollen. Sie leben in einem Lebensabschnitt, wo die höchsten Anforderungen an Sie gestellt werden. Sie sollen den Alltag gut managen, beruflich performen, gute verständnisvolle Eltern sein. Ja, und natürlich sollten Sie sich auch um Ihre Paarbeziehung kümmern und gut für sich selbst sorgen. Da kommt so einiges zusammen und tatsächlich fühlen sich die meisten Menschen in dieser Lebensphase sehr gefordert. Scheuen Sie sich nicht, auch professionelle Hilfe für sich in Anspruch zu nehmen und versuchen Sie, wohlwollend mit sich selbst umzugehen. Der Austausch mit anderen (betroffenen) Eltern oder Sorgeberechtigten, manchmal auch in Selbsthilfegruppen, kann sehr hilfreich sein. Sie werden merken, dass Sie mit Ihren Belastungen und Fragen sicher nicht alleine sind!

Am Schluss noch einmal ganz wichtig: ADHS-Kinder wollen ihre Eltern nicht ärgern und sie sind auch mit ihrer heftigen und ungestümen Art nicht böse. Sie sind auch nicht faul! Sie haben erblich bedingt Probleme damit, ihre Gefühle zu kontrollieren und sich für Aufgaben zu motivieren, die ihnen keinen Spaß machen. Es hilft Eltern sehr, wenn sie sich beim Abwettern der heftigen ADHS-Gefühlsstürme immer wieder daran erinnern: Die heftigen Gefühle gelten nicht mir, sondern mein Kind kann seine Gefühle noch nicht ausreichend steuern.

Wenn mehrere Familienmitglieder betroffen sind

Wenn mehrere Mitglieder einer Familie von ADHS betroffen sind – und manchmal sind es wirklich alle –, dann kann das äußerst schwierig werden. ADHS-Betroffene können sich gegenseitig sehr schnell triggern. Sie sind einerseits empfindlich, schnell gekränkt und verletzt und können andererseits in ihren emotionalen Reaktionen heftig austeilen. Niemand versteht einen besser als andere ADHS-Betroffene, aber auch niemand kann einen schneller aufregen und provozieren. Gefühlsausbrüche und Drama sind an der Tagesordnung.

ADHS-Betroffenen fällt es leider meist schwer, einen Streit zu beenden. Viele von ihnen sind gerechtigkeitsfanatisch und fühlen sich schnell ungerecht behandelt. Noch dazu sind sie überzeugt von dem, was sie tun. Sie wähnen sich immer im Recht und dafür wollen sie kämpfen. Sie stürzen sich mutig in die Meinungsschlacht, sind aber oft auch wenig bereit, ihre Meinung zu revidieren, nachzugeben oder Kompromisse zu finden. Viele sind erst zufrieden, wenn sie nach einer langen Meinungsschlacht den Sieg erringen und Recht bekommen. Diese Haltung schafft ADHS-Betroffenen nicht immer Freundschaften und sie ist oft Quelle von Endlosdiskussionen, Unmut und Missstimmung. Anstrengende Endlosdiskussionen können zermürbend sein und am nächsten Tag kommt das gleiche Streitthema schon wieder auf den Tisch. Impulsivität und Aggression gehen schnell in Resonanz und je verletzter und gekränkter sich ADHS-Betroffene fühlen, desto heftiger teilen sie aus.

Leider verstärken sich ADHS-Betroffene in ihren Symptomen gegenseitig. Wenn keiner aufräumen kann, ist die Wohnung ein einziges Chaos. Manchmal kann das sogar in ein Messie-Syndrom münden. Dann schaffen Eltern es nicht, unsinnige Sachen wie eine gebrauchte Pizzaschachtel wegzuwerfen. Sie heben alles auf und müllen sich selbst zu. Diese Vermüllung kann massive Ausmaße annehmen und ist oft ein gut gehütetes Geheimnis der Familie, weil sie als ungeheuer schamhaft erlebt wird. Manche Familien bekommen jahrelang keinen Besuch: Sie können einfach niemanden einladen, weil ihnen das Chaos total entglitten ist.

Ein 13-jähriges Mädchen ist dabei erwischt worden, dass es in einem Geschäft einen Lippenstift eingesteckt hat. Daraufhin hat die Polizei es nach Hause gefahren, um mit den Eltern zu reden. Ab diesem Moment gab es mit dem entwendeten Lippenstift allerdings gar kein Problem mehr, weil die Polizisten das Mädchen in eine völlig vermüllte Wohnung zurückbrachten. Die Eltern konnten nur noch eine Seite des Bettes benutzen, weil alles vollgestellt war. Auch der Küchentisch war überfüllt und damit unbrauchbar. Überall lagen Schachteln und Kartons; es gab kaum noch die Möglichkeit, zu kochen, weil nirgendwo Platz war, um etwas abzustellen. Beide Eltern hatten verantwortungsvolle Jobs und gingen ihrer Arbeit regelmäßig nach. Bei einer Therapie und einem diese begleitenden Elterntraining stellte ich heraus, dass beide von ADHS betroffen waren und es deshalb einfach nicht schafften, eine Ordnung aufrechtzuerhalten. Beide Kinder waren ebenfalls von ADHS betroffen.

Für ADHS-Betroffene kann es eine unlösbare Aufgabe sein, Ordnung im Leben zu etablieren und einzuhalten. Für Kinder ist es schwer, das zu lernen, wenn Eltern es nicht vorleben. Man kann von Kindern nur das verlangen, was man selbst tut. Aber wie sollen Eltern ihren Kindern etwas beibringen, das sie selbst nicht können und das sie vielleicht schon von ihren Eltern nicht gelernt haben?

Wenn Betroffene diagnostiziert werden, erzählen sie oft von einem Elternteil, das vielleicht unbeherrscht, cholerisch oder völlig chaotisch, launisch und sprunghaft, möglicherweise sogar gewalttätig gewesen ist. So manches Kindheitserlebnis kann mit ADHS als Hintergrundgeschichte besser verstanden und eingeordnet werden. Wenn deutlich wird, dass auch schon der eigene Vater und die eigene Mutter von ADHS betroffen waren, kann das als mögliche Erklärung (keine Rechtfertigung!) für belastende Verhaltensweisen dienen und eine Neueinordnung möglich machen.

Häufig wird ADHS zuerst bei den Kindern festgestellt. Es ist wünschenswert und erfreulich, dass die Problematik frühzeitig erkannt und behandelt wird. Dann beschäftigen die Eltern sich ausführlich mit dem Thema und nicht wenige stellen fest, dass sie viele Gemeinsamkeiten mit dem Verhalten ihre Kinder hatten und haben. Eine Behandlung der Kinder wirkt entlastend, sei es durch psychotherapeutische und andere psychosoziale Maßnahmen und solche, die über das Jugendamt nach der Diagnosestellung beantragt werden können. Die Teilnahme am Schulunterricht kann dadurch deutlich passender für das Kind gestaltet werden. Selbsthilfegruppen können ebenso hilfreich sein.

Wichtig sind für alle Familienmitglieder klare Absprachen, so dass alle Zeit für sich selbst zur Erholung und zum Rückzug aktiv einplanen können, um Ressourcen wieder aufzufüllen und darauf zugreifen zu können.

Kurzum: ADHS kann in Familien zu sehr viel Lebendigkeit, Buntheit und einer unglaublichen Bereicherung führen. Man kann in ADHS-Familien Flexibilität, den Umgang mit Chaos und heftigen Gefühlen lernen und dabei viel Widerstandskraft entwickeln. Man kann lernen, zu streiten und sich danach wieder zu versöhnen und ganz ungewöhnliche Lösungswege zu finden.

Anderseits stellen ADHS-Familien große Herausforderungen dar. Viele Situationen können Scham und Überforderung hervorrufen. Eine Beschäftigung mit dem eigenen ADHS oder dem ADHS von Familienangehörigen sowie die Einleitung einer Therapie, die die gesamte Familie umfasst, können hilfreich und entlastend sein. Es lohnt sich also!

Vielen Familien ist es durch eine solche Begleitung möglich, Lösungen zu finden, die die Stärken, die mit ADHS einhergehen, Spontaneität, Humor, Energie und Kreativität, beinhalten und nutzen. Nicht zu vergessen: Viele ADHS-Betroffene und -Familien haben ein Stehaufmännchen-Gen. Sie schaffen es, immer wieder Anlauf zu nehmen und sich neu zu erfinden.

Eltern sein mit ADHS

Ein Patient erzählte in der Therapie immer wieder von seinem Vater, der ihn geschlagen hatte und den er als sehr gewalttätig erlebt hat. Er habe unter seiner Willkür sehr gelitten. Dennoch habe es immer auch eine weiche Seite des Vaters gegeben, der in manchen Momenten sehr zugänglich und unterstützend gewesen sei. Im Laufe der Psychotherapie wurde deutlich, dass der Patient als Kind sehr herausfordernde Verhaltensweisen gezeigt und immer wieder provoziert hatte: Er übertrat Regeln, zündete Scheunen an, lief nachts weg und hatte viele Unfälle, weil er sich von nichts abschrecken ließ. »Ich glaube, ich hätte mich selbst nicht so gerne als Kind gehabt.«
Es wurde deutlich, dass sowohl er selbst als auch sein Vater von ADHS betroffen waren. Der Patient konnte sich dann mit seinem über 80-jährigen Vater auseinandersetzen, den er früher als »impulsives Arschloch« und »gewalttätigen Rohling« erlebt hatte. Der Vater konnte erzählen, wie hilflos er den ständigen Regelübertretungen seines Sohnes gegenüber gewesen war und übernahm im Gespräch Verantwortung für sein Handeln als Erwachsener. Beide konnten sich besser verstehen und einander die

Probleme verzeihen, die sie miteinander hatten. Es war für den Vater sehr wichtig, mit seinem Sohn Frieden zu schließen. Kurz darauf verstarb er.

Mein Patient war unglaublich dankbar, dass er diese Versöhnung mit seinem Vater noch erleben durfte. Das Wissen über ADHS und die Auseinandersetzung damit haben dazu geführt, dass beide Verständnis für die Situation des anderen entwickeln konnten.

Von ADHS-betroffene Eltern haben meist schon Schwierigkeiten damit, sich selbst zu regulieren. Sie neigen dazu, inkonsequent zu sein – entweder weil sie angedrohte Strafen oder Sanktionen schon wieder vergessen haben oder weil es ihnen leidtut, ihre Kinder für übertretene Regeln zu sanktionieren. Kinder von ADHS-Eltern erleben häufig eine inkonsequente Erziehung und wissen nie, wie ihre Eltern reagieren werden. ADHS-Betroffene können in ihrer Impulsivität und ihren Gefühlsausbrüchen unberechenbar sein. Das zeigt sich auch in ihrem Erziehungsverhalten. Den Kindern wird ein bestimmtes Fehlverhalten mehrmals verziehen und dann, beim fünften Mal, kommt es zu einem heftigen Gefühlsausbruch mit Schreien und Schimpfen. Das kann aber genauso gut beim ersten Mal passieren – oder gar nicht. Kinder verunsichert das stark, weil sie lernen: Es gibt zwar Regeln, aber sie werden willkürlich angewendet und die Eltern sind in ihrem Verhalten nicht einzuschätzen. Gerade wenn Eltern ihre Regeln und Sanktionen immer wieder vergessen, lernen Kinder, dass sie nicht ernst zu nehmen sind. Sie machen die Erfahrung, dass sie nur abwarten müssen und dann ist alles wieder gut, also kann man Regeln auch weiter übertreten. Das sind leider keine alltagstauglichen Lebenserfahrungen, denn im weiteren Lebensverlauf werden die meisten Mitmenschen bei Regelübertretungen Konsequenzen und Grenzen ziehen.

Wenn ADHS-Eltern ausgerastet sind, tut ihnen ihr Verhalten im Nachhinein meist leid, weil sie wissen, dass es pädagogisch nicht gut ist, so heftig zu reagieren. Dann entschuldigen sie sich bei ihren Kindern, was ja auch angemessen ist, aber anschließend lassen sie sich wieder so lange auf der Nase herumtanzen, bis sie erneut ausrasten. Für Kinder geht damit konstante Anspannung einher, weil sie nie wissen, wann und wie jemand ausflippt.

Wenn sie selbst betroffen sind oder bei einem Familienmitglied den Verdacht auf ADHS haben, ist der erste Schritt, Hilfe zu suchen und einen Diagnostiktermin zu vereinbaren. Anschließend kann eine Therapie in die Wege geleitet werden. Wir erleben immer wieder, dass die Situation sehr angespannter Familiensysteme sich deutlich verbessert, wenn das Wissen um ADHS vorhanden ist und eine Behandlung eingeleitet wurde.

Für Menschen mit ADHS wird es mit Kindern oft schwieriger. Nicht nur Neugeborene und Kleinkinder brauchen viel Zeit, Geduld und eine konsequente Erziehung, auch in der Pubertät werden Grenzen ausgereizt und oft überschritten. Das alles kostet Kraft und Nerven. Das eigene Chaos wird meist mit Kindern deutlich größer und die Geduld der Eltern wird täglich auf die Probe gestellt. Oft kommen Eltern erst durch ihre Kinder in Kontakt mit ihrer heftigen Impulsivität und es kann sie sehr erschrecken, wie schnell sie in Erziehungssituationen die Nerven verlieren können. Dabei lieben sie ihre Kinder ja ganz besonders. Viele ADHS-Betroffene entdecken mit ihren Kindern das Monster in sich und leiden darunter, ihre Gefühlsausbrüche nicht zu beherrschen. Sie zermartern sich vor Schuldgefühlen, weil sie genau wissen, dass sie ihren Kindern mit ihrem impulsiven Verhalten schaden.

Deshalb sollte man sich dieses Problem zunächst eingestehen und sich Hilfe holen. Das kann in einer Erziehungsberatungsstelle geschehen, wo Eltern Strategien entwickeln können, mit dem Verhalten der Kinder besser umzugehen. Besonders wichtig ist aber auch, sich selbst Hilfe zu holen und gegebenenfalls eine ADHS-Diagnose und -Behandlung zu bekommen. Das Wissen über ADHS und die eigenen Besonderheiten ist sehr hilfreich. Die Therapie von ADHS mit Stimulanzien unterstützt dabei, die eigene Zündschnur zu verlängern und mehr Gelassenheit zu entwickeln.

Die Erziehungsmaßnahmen Konsequenz, Berechenbarkeit und auch Klarheit, die bereits beschrieben wurden, sind für ADHS-Kinder besonders relevant. Am wichtigsten ist allerdings, dass Eltern gute Vorbilder sind. Kinder lernen durch Imitation. Es ist nicht entscheidend, was Sie immer wieder sagen, sondern wie Sie sich verhalten und wie Sie Ihr eigenes Leben meistern.

Allein schon deshalb sollten sich ADHS-Eltern mit ihren Symptomen auseinandersetzen und die Probleme mit Gefühlskontrolle und Selbstorganisation angehen. Man kann Kindern nichts vermitteln, das man ihnen nicht vorlebt. Von daher sind ADHS-Eltern gefordert, ihr ADHS gut zu managen, um als Vorbild zu taugen.

SALUTOGENESE

Salutogenese ist die Lehre davon, was uns gesund und fit hält. Je älter wir werden, desto wichtiger wird diese Frage. Schon immer haben Menschen auch schwierige Situationen gesund überstanden, während andere mit viel geringeren Schicksalsschlägen psychisch krank geworden sind.

Der Forscher Aaron Antonovsky fand heraus, dass Menschen psychisch gesünder bleiben, wenn sie verstehen, warum etwas in ihrem Leben passiert. Für ADHS-Betroffene bedeutet das, dass sie möglicherweise großen Trost in der Tatsache finden, dass sie neurodivergent sind und sich dadurch vieles erklären können, das in ihrem Leben nicht so gut gelaufen ist. Damit geht ein Ende der Selbstvorwürfe und Selbstgeißelung einher, weil mit diesem Wissen auch eine große Entlastung entsteht: »Ich trage keine Schuld und habe nicht versagt, sondern ich war einfach anders und ich bin so auf die Welt gekommen.«

Ebenfalls sehr wichtig für die seelische Gesundheit ist es, das Gefühl zu haben, Krisen bewältigen zu können. Wenn Sie sich aktiv mit Ihren ADHS-Besonderheiten auseinandersetzen und Strategien lernen, um sich besser zu organisieren oder rechtzeitig anzufangen, Schwierigkeiten selbst anzupacken und im Idealfall an ihnen zu wachsen. Das bedeutet, sich auch bei Schicksalsschlägen nicht als Opfer zu fühlen, sondern sich selbst mit der Frage auseinanderzusetzen: Was kann ich aus dieser Krise lernen und welche Werkzeuge brauche ich, um sie zu überwinden?

Statt sich als Opfer wahrzunehmen und mit dem eigenen Schicksal zu hadern, ist es immer besser, nach Lösungs- und Bewältigungsmöglichkeiten zu fragen. Das Leben ist häufig einfach ungerecht, so ist das eben. Die Herausforderung ist, das eigene Schicksal zu bewältigen.

Eine weitere wichtige Lebensstrategie ist, allen Krisen einen Sinn abzugewinnen. Was kann ich aus einer Krise lernen? Dazu gehört auch, Veränderungen und Schicksalsereignisse als etwas zu sehen, das einfach zum Leben gehört. Sie kennen bestimmt Menschen, die Sie sehr beeindruckt haben, weil sie sich trotz ihrer Schicksalsschläge zu Menschen mit einem großen Herzen und beeindruckendem Tiefgang entwickelt haben.

Neben dem Aspekt der Einstellung dem Leben gegenüber gehören zu Salutogenese noch weitere Faktoren wie Ernährung, Schlaf oder Selbstfürsorge.

Ernährung

Sich gut und ausgewogen zu ernähren, ist immer eine gute Idee und die Grundlage langfristiger Gesundheit – unabhängig von der Beschaffenheit des Gehirns. Gerade bei ADHS in der zweiten Lebenshälfte und der damit potenziell einhergehenden Entwicklung verschiedener körperlicher Erkrankungen ist es besonders wichtig, möglichst gut auf die Ernährung zu achten. Es gibt keine spezifische »ADHS-Diät«, die empfohlen werden könnte, auch wenn es Hinweise darauf gibt, dass manche Nahrungsmittel oder Nahrungsergänzungen sich wahrscheinlich günstig auswirken, während mögliche Allergien (auch auf Farbstoffe) und Nahrungsmittelunverträglichkeiten zu einer Verschlechterung von ADHS-Symptomen führen können.

Als förderlich für die Konzentration und Aufmerksamkeit werden Nahrungsmittel mit einem hohen Anteil an Omega-3-Fettsäuren beschrieben. Zudem ist es wichtig, auf eventuelle Mängel zu achten, die durch zu wenig Eisen, Zink, Magnesium und Vitamin D entstehen können (um nur einige zu nennen). Unserer Erfahrung nach reagieren ADHS-Betroffene oft eher negativ auf stark zuckerhaltige und stark verarbeitete Lebensmittel (auch wenn diese gerne konsumiert werden und ein großer Drang danach besteht). Sie können zu starken Blutzuckerschwankungen und einer Verstärkung der Symptomatik führen. Hinzu kommt, dass ADHS-Betroffene ein eher chaotisches und impulsives Essverhalten haben, bei dem eine schnelle Bedürfnisbefriedung und nicht die Gesundheit des Essens im Vordergrund steht. Das wiederum ist mit der Entwicklung von Übergewicht und einer Verschlechterung der metabolischen Parameter verbunden.

Zudem gibt es immer mehr Untersuchungen zum Einfluss des Mikrobioms bei ADHS. In den letzten Jahren haben wissenschaftliche Studien deutlich gezeigt, dass unsere Darmbakterien und -organismen einen großen Einfluss auf unsere seelische und körperliche Befindlichkeit haben. Eine gesunde Zusammensetzung unseres Mikrobioms stabilisiert unsere Gesundheit, stärkt unser Immunsystem und verursacht seelische Ausgeglichenheit und Zufriedenheit.

Wir haben verschiedene Mikrobiome: im Mund- und Rachenbereich, im Darm, in der Vagina und so weiter. Diese sollten in einem guten Gleichgewicht zueinander stehen. Etwa 30 bis 100 Billionen (!!!) Darmbakterien sorgen also entweder für unsere Gesundheit oder können, wenn sie im Ungleichgewicht sind, Krankheiten verursachen. Unser Mikrobiom wird durch Ernährung, Hygiene, unsere Essengewohnheiten, unsere Lebensweise und unsere Umgebung beeinflusst. Dabei gilt das gleiche Prinzip wie bei einer Blumenwiese: je diverser und abwechslungsreicher, desto wertvoller und gesünder. Das heißt, dass gerade eine große Verschiedenheit der Darmbakterien ein Zeichen für eine gesunde Darmflora ist.

Es gibt gute Darmbakterien, die unserem Organismus nützen, dabei helfen, Vitamine zu produzieren, unsere Verdauung anzuregen und unser Immunsystem zu stärken. Es gibt aber auch Bakterien, die krank machen, Entzündungen auslösen und unser Immunsystem schädigen, wenn sie im Mikrobiom überwiegen. Durch industriell hochverarbeitete Lebensmittel (Fastfood) gehen viele nützliche Bakterien verloren. Industrieernährung verändert unser Mikrobiom erheblich und schädigt es. Gesunde Bakterienstämme können zugunsten krankmachender Darmbakterien verloren gehen. Überwiegen Letztere, können sie Ursache zahlreicher Erkrankungen sein. In Studien zeigt sich deutlich: Je mehr industriell verarbeitete Lebensmittel wir essen, desto geringer ist die Verschiedenheit unserer Darmbakterien. Ein Verlust der mikrobiologischen Vielfalt kann bei der Entstehung von Krankheiten wie Asthma, Autoimmunerkrankungen und Depressionen eine Rolle spielen.

Der Darm ist darüber hinaus der Hauptproduzent von Serotonin im menschlichen Körper. Auch unser Mikrobiom spielt bei der Herstellung dieses Botenstoffs eine Rolle. Serotonin ist für unser Glück und unser Wohlbefinden verantwortlich. Wird der Serotoninstoffwechsel in unserem Gehirn beeinträchtigt, ist das ein Risikofaktor für die Entwicklung von Depressionen. Unsere seelische und körperliche Befindlichkeit wird deutlich von unserer Ernährung beeinflusst. Eine wissenschaftliche Einordnung von Lebensmitteln stellt die Nova-Klassifikation dar, die ein guter Anhaltspunkt dafür sein kann, was gesund ist und was nicht.

Nova-Klassifikation von Lebensmitteln:

- Gruppe 1: unverarbeitete oder minimal verarbeitete Lebensmittel: Obst, Gemüse, Nüsse, Salate, Samen, Fleisch, Eier, Milch
- Gruppe 2: einfach verarbeitete Zutaten: Öl, Butter, Zucker, Salz
- Gruppe 3: verarbeitete Lebensmittel: räuchern, pökeln, fermentieren, Brot, Obst- und Gemüsekonserven, Käse

- Gruppe 4: hochverarbeitete Lebensmittel: Limo, Energydrinks, Kekse, Eis, Fruchtjogurts, Fertigsuppen, Fertigpizza, Pudding, Emulgatoren, künstliche Aromen, Süßstoffe, Farbstoffe, Geschmacksverstärker, Konservierungsstoffe

Zu den hochverarbeiteten Lebensmitteln zählen also Fastfood, Junkfood, Chips, Süßigkeiten, Eiscreme oder Limonaden (auch die mit Zuckerersatzstoffen!). Diese Nahrungsmittel machen nachweisbar krank und haben eine geringe Qualität. Sie werden aber intensiv beworben. Der Vorteil für Konsumentinnen und Konsumenten ist, dass sie einfach zuzubereiten und lange haltbar sind. Wahrscheinlich kennen Sie es gut, dass Hunger bei Ihnen plötzlich und unaufschiebbar auftaucht. Viele ADHS-Betroffene haben ein Problem mit dem Vorausplanen. Aber das ist bei der Herstellung gesunder Nahrungsmittel wichtig, denn man muss sie einkaufen und zubereiten. Da ist Fastfood im Handling einfacher und praktischer: in Plastik auffällig verpackt, leicht zuzubereiten, gut zu transportieren und durch viele chemische Zusätze lange haltbar.

Fastfood ist überall verfügbar: bei Fastfoodketten oder in Supermärkten. Meist ist es nicht einmal besonders teuer, weil es mit minderwertigen Lebensmitteln hergestellt und in großer Stückzahl produziert wird. Scheinbar schmecken diese Nahrungsmittel auch toll, denn sie enthalten Inhaltsstoffe, die den Geschmack verändern und appetitanregend sind, wie zum Beispiel große Mengen an Zucker in Form von Fructose und Glucosesirup, Fetten und Salzen. Sie sind durchaus absichtlich und mit erheblichem Aufwand, zum Beispiel durch Frittieren oder das Zusetzen von Aromen und Emulgatoren, so verarbeitet, dass sie Hunger auf mehr machen.

Die Nahrungsmittelindustrie verändert Lebensmittel so, dass sie einen attraktiven Geschmack annehmen und durch zum Teil versteckte Zucker- und Salzzugabe Heißhunger und Gewöhnung an diese Produkte induzieren. Sie kennen das von der Chipstüte: Sie fangen an, drei Chips zu essen und schon haben Sie die ganze Tüte verdrückt, hinterher großen Durst und unzufrieden sind Sie dann wahrscheinlich auch, weil Sie der Nahrungsmittelindustrie wieder auf den Leim gegangen sind. Sie wurden dazu verführt, eine große Menge ungesunder minderwertiger Kalorien zu sich zu nehmen. Geschmacksverstärker werden gezielt eingesetzt, um das normale Sättigungsgefühl zu umgehen. Sie machen Lust auf mehr und erzeugen über den künstlichen Hypergeschmack einen kurzfristigen Dopamin-Kick.

Diese Hypergeschmackslebensmittel führen aber auch dazu, dass Sie gesunde unverarbeitete Lebensmittel als fade und geschmacklos erleben. Davon profitiert eine riesige Industrie, die große Gewinne damit macht, Menschen anzufüttern und sie dazu zu verleiten, mehr zu essen, als ihnen guttut. Die Bevölkerung wird dadurch krank, träge und unbeweglich.

Nehmen wir Eiscreme als Beispiel: Sie wird als besonders cremig beworben. Hierfür werden besondere Emulgatoren eingesetzt, die dieses fluffige und cremige Gefühl erzeugen. Das ist von der Nahrungsmittelindustrie bewusst manipuliert, denn wenn etwas cremig und fluffig ist, dann isst man schneller und mehr davon, als man eigentlich will. Durch diese Cremigkeit wird auch das natürliche Sättigungsgefühl ausgehebelt. Das gehört zum Kalkül. Über die Hälfte der Menschen ist übergewichtig. Übergewicht macht krank und kostet Lebensfreude.

Das gesunde Sättigungsgefühl entsteht durch langsames und gutes Kauen hochwertiger Lebensmittel. Hochverarbeitete Produkte erzeugen schnell wieder Hunger, weil sie nur wenige Ballaststoffe enthalten – im Gegensatz zu Vollkornprodukten, Obst und Gemüse. Oft werden diese hochverarbeiteten Lebensmittel als gesund angepriesen, zum Beispiel Müsliriegel. Dabei werden sie aus minderwertigen Zutaten hergestellt und enthalten Füllstoffe, Emulgatoren, Fruchtsaftkonzentrate oder minderwertiges Fleisch aus Massentierhaltung. Emulgatoren wie Polysorbat 80 (E433) oder Carboxymethylcellulose (Tapetenkleister), die oft in diesen Lebensmitteln enthalten sind, erzeugen in Tierversuchen entzündliche Darmerkrankungen. Fastfood zerstört außerdem die Schutzfunktion der Darmschleimhaut, die dadurch durchlässig für Schadstoffe und Bakterien werden kann.

Es gilt, immer wieder zu bedenken, dass Kochen Teil unserer Kultur ist und über Jahrhunderte tradiert wurde. Es ist also nicht nur wichtig, um sich einerseits gesund zu ernähren, sondern auch, um als Familie oder Paar eine Struktur zu haben, die hilft, den Alltag zu sortieren.

Zu guter Letzt bedeutet Essen Genuss, den man achtsam und dankbar wahrnehmen sollte. Der Esstisch ist ein Ort der Begegnung, an dem Erfahrungen ausgetauscht und Interessen geteilt werden. Gemeinsames Essen oder Kochen in der Familie sind gemeinschaftliche Tätigkeiten, die den Zusammenhalt stärken. Den Tisch schön zu decken, macht das Esserlebnis und die gemeinsame Zeit wertvoller. Sich eine schöne Umgebung zu schaffen, ist außerdem für unsere Gesundheit förderlich.

Zusammenfassend können wir sagen: Je älter wir werden, desto mehr müssen wir auf unsere Ernährung achten. Der zunehmende Verzicht auf natürliche zugunsten hochverarbeiteter Lebensmittel ist problematisch und der Verarbeitungsgrad unserer Nahrung ist entscheidend. Je höher der Anteil an industriell verarbeiteten Lebensmitteln in unserem Ernährungsplan, desto höher das Risiko für Fettleibigkeit, Diabetes, Bluthochdruck, Fettstoffwechselstörungen, Herz-Kreislauf-Erkrankungen und Depressionen. Nicht nur die Anzahl der aufgenommenen Kalorien macht dick, sondern die Art der Verarbeitung von Lebensmitteln. Selbst mit gleicher Kalorienmenge ist es etwas anderes, ob wir frischen Mais oder hochverarbeitete Tortillachips essen (Costa et al., 2021; Pagliai et al., 2021).

Daher sollten Sie versuchen, folgende Strukturen für sich zu etablieren: Nehmen Sie lieber regelmäßige Mahlzeiten ein (gerne mit Erinnerungsfunktion in den Kalender eintragen), anstatt impulsiv und andauernd zu snacken. Versuchen Sie, in Ihre Routine möglichst Gesundes einfließen zu lassen: Haferflocken in Joghurt, Äpfel als Zwischenmahlzeit, möglichst viel Vollkorn und Hülsenfrüchte. Trinken Sie ausreichend und stellen Sie sich als Erinnerung zwei Flaschen Wasser in Sichtnähe. Vermeiden Sie Softdrinks – auch die mit Zuckerersatz. Generell gilt: Ernähren Sie sich möglichst zuckerarm. Machen Sie, auch wenn man das meist selbst bezahlen muss, möglichst einen Vitamin- und Nährstoffcheck bei Ihrer Ärztin oder Ihrem Arzt. Er ist die Grundlage, um mögliche Mängel zu erkennen und ausgleichen zu können (Gibney, 2019). Denken Sie daran, dass der häufige Verzehr hochverarbeiteter Lebensmittel auch Krebs erzeugen kann und zu einer hohen Sterblichkeit führt (Wang et al., 2022).

Mit diesen einfachen Regeln können Sie Ihre Ernährung entscheidend verbessern und sich selbst fit und gesund halten:

- Lassen Sie die Finger von Ultra-Processed-Foods.
- Vermeiden Sie Softdrinks, denn sie erhöhen das Risiko für Übergewicht, Herz-Kreislauf-Erkrankungen, Krebs, Osteoporose und Depression.
- Je mehr Zusatzstoffe, desto ungesünder das Nahrungsmittel. (Das gilt auch für vegane Fleischersatzprodukte, die hochverarbeitet, billig herzustellen und lange haltbar sind.)
- Verzichten Sie auf künstliche Aromen und lassen Sie Süßstoffe weg. (Auch Sirup, Dextrine und Süßstoffe machen mehr Appetit.)
- Kochen Sie selbst, und zwar mit frischen Lebensmitteln.
- Vermeiden Sie Plastikpackungen.
- Bevorzugen Sie Vollkornbrot statt Toast.

- Essen Sie nicht zu viel und versuchen Sie, es achtsam zu tun.
- Essen Sie langsam, kauen Sie gut und genießen Sie Ihr Essen.
- Essen Sie mehr pflanzliche Produkte und wenig Fleisch.
- Nüsse und Äpfel sind gut für den Hunger zwischendurch.
- Machen Sie beim Essen nichts nebenbei. Am meisten isst man, wenn man abgelenkt ist und dann genießt man das Essen nicht einmal.
- Lassen Sie die Bauern verdienen, anstatt Lebensmittelkonzerne reich zu machen, die uns mit schlechter Nahrung anfüttern.
- Trinken Sie viel, aber verzichten Sie auf gesüßte Limos und Säfte.
- Wenn Sie Nahrungsergänzungsmittel einnehmen wollen, sollten Sie auf Magnesium und Zink zurückgreifen. Das kann auch die Wirkung der Medikamente verbessern.

Schlafstörungen

Die meisten Menschen mit ADHS berichten von Schlafstörungen. Oft zeigen sie sich schon im Kindesalter (Lunsford-Avery et al., 2024; Virring et al., 2017). Oft ist der Schlaf nicht erholsam oder es zeigt sich eine erhöhte Schreckhaftigkeit, die Betroffene schon bei kleinen Umgebungsgeräuschen in Kampf- und Abwehrbereitschaft jäh hochfahren lässt.

Wenn Schlafstörungen häufig auftreten, sollten sie unbedingt behandelt werden. Unser Gehirn regeneriert sich im Schlaf und wenn er nicht ausreichend lang und erholsam ist, stellt das einen großen Stressfaktor dar. Schlafmangel kann seelische Erkrankungen wie Depressionen, Angststörungen, Reizbarkeit, Konzentrationsstörungen und Erschöpfung fördern. Aber auch körperliche Erkrankungen werden durch Schlafmangel verschlechtert, zum Beispiel Diabetes, Bluthochdruck, Herz-Kreislauf-Erkrankungen und auch das Immunsystem kann dadurch geschwächt werden.

Viele ADHS-Betroffene haben darüber hinaus einen verschobenen Schlaf-Wachrhythmus. Sie werden morgens spät wach und schlafen später ein, oft erst im Morgengrauen. Das ist anteilig genetisch bedingt und daher nur wenig veränderbar. Dieser verschobene Rhythmus ist sicherlich in der Geschichte der Menschheit sinnvoll gewesen, denn es musste Menschen geben, die dann wach waren, während der Rest der Stammesgruppe schlief. Viele ADHS-Betroffene arbeiten gerne nachts, weil sie sich besser fokussieren können, wenn um sie herum Ruhe ist. Heute ist es allerdings schwierig, wenn man zu anderen Tageszeiten aktiv ist als alle anderen. Insbesondere das Familienleben kann darunter leiden.

Grübeln und zu viele Gedanken im Kopf können das Einschlafen verhindern. Vielleicht schlafen Sie abends schlecht ein, weil Sie Gedanken im Kopf haben, die Sie nicht sortiert bekommen. Viele ADHS-Betroffene haben Probleme damit, abzuschalten und herunterzukommen. Oft setzt mit dem Gang ins Schlafzimmer das Overthinking ein. Manche Betroffene schleppen sich müde ins Bett, scrollen dann aber noch stundenlang durch Social Media. Auch das sorgt für Schlafstörungen – nicht nur durch den Inhalt, sondern auch durch das anregende blaue Licht in den Smartphones.

Bereits bei Kindern mit ADHS kommt das Schlaf-Apnoe-Syndrom deutlich häufiger vor als bei anderen. Dabei handelt es sich um eine Atemstörung, die im Schlaf und meist mit Schnarchen zusammen auftritt. In Apnoephasen kommt es zu längeren Atemaussetzern mit einer Sauerstoffunterversorgung, die wiederum Bluthochdruck, Tagesmüdigkeit und Erschöpfung auslösen kann. Das Schlafapnoe-Syndrom tritt noch häufiger in Kombination mit Übergewicht auf und bei deutlicher Ausprägung brauchen Betroffene eine Atemmaske, die solche Phasen verhindern kann.

Bei manchen ADHS-Betroffenen führt die Medikation mit lange wirksamen Präparaten dazu, dass sich Einschlafstörungen erst ergeben. Dann helfen entweder eine Umstellung des Medikaments oder des Zeitpunkts der Einnahme. Umgekehrt berichten uns auch zahlreiche Betroffene, dass sie durch geringe Dosierungen von Stimulanzien mehr Ruhe in Kopf und Körper haben, sodass ihnen das Einschlafen leichter fällt.

Was hilft gegen Schlafstörungen?

- Versuchen Sie, rechtzeitig zur Ruhe zu kommen, und vermeiden Sie aktivierende Tätigkeiten am Abend.
- Treiben Sie regelmäßig Sport, am besten Ausdauersport in der Natur.
- Vermeiden Sie es, vor dem Schlafengehen Serien zu schauen oder Videospiele zu spielen. Lesen Sie lieber oder hören Sie ein Hörbuch. Vermeiden Sie abends das blaue Licht von Computer- und Smartphonebildschirmen.
- Versuchen Sie, Ihren Alkohol- und Nikotinkonsum abends zu reduzieren.
- Essen Sie nicht zu spät und eher leicht.
- Wenn Sie einen Mittagsschlaf machen, tun Sie das nicht länger als 20 bis 30 Minuten.
- Lernen Sie Entspannungstechniken.
- Sie können sich auch von Hausärztin oder Hausarzt eine digitale Gesundheitsanwendung (Diga) gegen Schlafstörungen verschreiben lassen. Damit können Sie Entspannungsübungen lernen.
- Versuchen Sie, beim Einschlafen an schöne Ereignisse zu denken.
- Achten Sie auf ein kühles Zimmer und eine gute Matratze.
- Lassen Sie entspannende Geräusche wie Meeresrauschen oder Wasserfälle auf Ihrem Handy laufen.
- Versuchen Sie, Schlaf nicht zu erzwingen, sondern stehen Sie lieber auf oder lesen Sie etwas, wenn Sie nicht einschlafen können.

- Manchmal helfen Gewichtsdecken mit Kügelchen, die den Körper umschließen. Das kann beruhigend wirken.
- Wenn Sie sehr schreckhaft sind, benutzen Sie Ohrstöpsel oder Noise-Cancelling-Geräte.
- Wenn das alles nicht hilft, sprechen Sie mit Ihrem Hausarzt oder Ihrer Hausärztin über passende Medikation. Hier kommen erst einmal pflanzliche Medikamente mit Lavendel, Melisse oder Hopfen zum Einsatz. Bestimmte Antidepressiva können ebenfalls als Schafmittel eingesetzt werden. Sie haben den Vorteil, dass sie nicht abhängig machen.

Gesundheitsfürsorge und der Umgang mit Begleiterkrankungen

ADHS-Betroffene haben oft Probleme mit der Selbstfürsorge. Dafür gibt es mehrere Gründe. Zum einen spüren sie sich selbst oft nicht gut und nehmen zu wenig wahr, wann sie gestresst, erschöpft oder ärgerlich sind. Oft fühlen sie das alles erst, wenn sie heftige Gefühlsausbrüche haben, was wiederum bei anderen zu Unstimmigkeiten und Verletzungen führt. Das verursacht Stress für alle Beteiligten.

Eine gute Gesundheitsfürsorge ist jedoch immer mit Selbstwahrnehmung und Selbstdisziplin verbunden. Wenn Sie sich selbst nicht gut spüren, dann können Sie auch Ihre Grenzen schlecht wahrnehmen. ADHS-Betroffene neigen dazu, an ihre Grenzen zu gehen – eben ganz oder gar nicht. Entweder sind sie aufgedreht und ständig in Aktion oder sie liegen völlig erschöpft auf der Couch. Ein gesundes Mittelmaß finden sie schwer. Das passiert in vielen Bereichen des Lebens und man kann sagen, dass ADHS-Betroffene ein Leben in Extremen führen. Das ist sehr anstrengend und ungesund.

Für eine gute Gesundheitsvorsorge braucht es Planung und Voraussicht, die eben nicht zu den Kernkompetenzen bei ADHS zählen, aber in Anbetracht des hohen Stresserlebens und der deutlich erhöhten Wahrscheinlichkeit, Begleiterkrankungen zu entwickeln, relevant sind. Gesund zu essen, für ausreichend Schlaf zu sorgen, genügend Ruhepausen einzuplanen, ausreichend Bewegung, eine gute Körperpflege, Vorsorgeuntersuchungen – all das ist wichtig, um fit und gesund zu leben. Im Alter summieren sich die Erfahrungen, insbesondere die sündhaften. Das können Unterlassungssünden sein, weil man sich nicht richtig um Erkrankungen gekümmert hat und so der Bluthochdruck oder der Blutzucker nicht richtig eingestellt wurden. Es können aber auch Faktoren wie zu wenig Bewegung, zu viel Gewichtszunahme, die Zeit vor dem Bildschirm oder übermäßiges Rauchen und Trinken sein.

In jungen Jahren kann man sich den Luxus erlauben, nachlässig mit dem eigenen Körper umzugehen, denn noch verzeiht er den Raubbau, den man an ihm betreibt. Im Verlauf der Jahrzehnte sieht das irgendwann anders aus, denn dann spielt es sehr wohl eine Rolle, ob man psychisch und körperlich für seine Gesundheit gesorgt oder sie vernachlässigt hat. Vieles ist irgendwann nicht mehr rückgängig zu machen. Die Medizin kann kaputte Gelenke ersetzen, die über Jahrzehnte 30 Kilo zu viel Gewicht mit sich herumgeschleppt haben. Sie kann aber nicht alle Gefäße reparieren, die durch Übergewicht oder Diabetes über Jahrzehnte verschlissen wurden. Zu wenig Selbstliebe und Selbstfürsorge rächen sich mit zunehmendem Alter immer deutlicher.

Die meisten ADHS-Betroffenen finden Langeweile unerträglich und so wird lieber im Internet gedaddelt, statt sich Ruhe zu gönnen und sich dem Nichtstun zu überlassen. Einfach mal dazusitzen und nichts zu tun, die Gedanken auf Wanderschaft zu schicken, ist aber ein sehr kreativer Zustand und oft wird Müßiggang in seiner positiven Wirkung unterschätzt. Stellen Sie sich das so vor: Sie richten damit die Scheinwerfer der Aufmerksamkeit, die meist nach außen gerichtet sind, einfach mal nach innen. In Ruhephasen können Sie sich bewusst spüren und es wird möglich, die Gedanken einfach schweifen zu lassen. Wenn Sie das öfter machen, werden Sie feststellen, wie viele kreative Ideen Sie in diesen Pausen haben. Wir nennen diesen Zustand »ungerichtete Aufmerksamkeit«. Er ist für unser Gehirn wichtig, um in einen Ruhe- und Entspannungsmodus zu kommen. Allerdings werden Pausenzeiten heute mit Social Media, Reels und anderen kurzlebigen Konsumeinheiten gefüllt und es nimmt sich kaum jemand Zeit für diesen Zustand. Stattdessen prasseln ständig neue Infos, Dauerablenkung und Action auf uns ein. Abends läuft die Gedankenwaschmaschine mit tausend Dingen im Kopf, die durcheinanderwirbeln.

ADHS-Betroffene neigen dazu, vieles vor dem Einschlafen zu zerdenken. Aber wenn der Kopf nicht entspannen kann, findet man auch nicht in den Schlaf. Der Aktivismus, die Reizüberflutung und die Getriebenheit Betroffener triggern ständig das Aktivitäts-Nervensystem: den Sympathikus. Sein Gegenspieler ist der Parasympathikus, der für Regeneration und Entspannung wichtig ist. Wird er zu selten aktiviert, verkümmert er. Gesund bleibt man nur, wenn beide Nervensysteme in einer guten Balance zueinander stehen. Das Ruhesystem, also der Parasympathikus, lädt die Batterie unseres Aktivitätssystems (des Sympathikus) auf. Wenn aber der Parasympathikus verkümmert, weil er durch ständige Reizüberflutung und Aktivismus nicht zum Zuge kommt, fährt man die Energiebatterie schnell leer. Sie wird dann nicht mehr aufgeladen, denn das erfolgt nur durch entspannende Tätigkeiten, ungerichtete Zeit, Muße und Entspannung.

Viele fernöstliche Techniken können helfen, den Parasympathikus zu stabilisieren. Dazu gehören Meditation, Yoga, Tai-Chi, Qigong und viele mehr. Dabei handelt es sich um über Jahrtausende erprobte Entspannungs- und Achtsamkeitstechniken. Es ist für ADHS-Betroffene nicht ganz einfach, sie zu erlernen, denn hierzu braucht es Geduld und Anleitung. Besonders die Hyperaktiven unter ihnen bekommen oft schon einen Vogel beim Gedanken daran, auf einer Matte zu liegen und einer seichten Stimme zuzuhören. Dennoch lohnt es sich, diese Techniken zu praktizieren. Wir bekommen sehr viele positive Rückmeldungen von ADHS-Betroffenen, die von achtsamkeitsbasierten Methoden profitieren und das von sich selbst niemals gedacht hätten! Nutzen Sie also Ihre Neugierde und versuchen Sie genau das, was Sie als Herausforderung erleben!

Meditation braucht Konzentration, Übung und einen guten Rahmen, in dem sie erlernt werden kann. Am besten gelingt das in Workshops oder Meditationszentren. YouTube kann einem vieles beibringen, aber eine achtsamkeits- und konzentrationsfördernde Entspannungstechnik gehört aufgrund seiner digitalen Natur eher nicht dazu. Diese Techniken müssen häufig geübt werden, wenn sie funktionieren sollen. Sie sind Mini-Gewohnheiten mit einem großen Effekt. Jeden Tag 20 Minuten Meditation werden Ihr Leben verändern. Wenn Sie ausreichend geübt haben, können Sie sich bewusst in einen Entspannungsmodus versetzen und wirklich herunterkommen. Regelmäßige Meditation hilft, innerlich ruhig und friedlich zu werden. Man kann damit die Gehirnwellenaktivität messbar beeinflussen.

Nehmen Sie Ihre Gesundheit ernst, denn Sie haben nur eine. Schließlich wollen sie lange fit bleiben – dafür müssen Sie etwas tun. Achten Sie darauf, dass Sie Ihre verordneten Medikamente regelmäßig einnehmen. Stellen Sie sich dafür einen Timer in Ihrem Handy oder kaufen Sie sich in der Apotheke eine Wochenschachtel, die Sie am Anfang einer Woche befüllen. Dann können Sie besser kontrollieren, ob Sie Ihre Medikamente genommen haben. Viele Menschen mit ADHS wissen oft nicht, ob sie ihre Medikamente schon genommen haben, meist haben sie das schon nach wenigen Minuten vergessen. Aber sowohl das als auch, sie doppelt zu nehmen, ist einfach nicht gut. Gehen Sie regelmäßig zum Arzt oder zur Ärztin sowie zur Vor- oder Nachsorge. Je früher man eine Erkrankung erkennt, desto eher kann man sie behandeln. Mit guter Nachsorge verläuft sie umso besser.

Chronische Erkrankungen und zunehmende Einschränkungen der Autonomie

ADHS-Betroffene haben häufig ein großes Autonomiebedürfnis. Oft erleben sie Zeit ihres Lebens Einschränkungen, Verbote, Hierarchien und Grenzen als Angriff auf ihre Autonomie. Die Angst vor Kontrollverlust begleitet ADHS-Betroffene oft ihr Leben lang: Angst, dass ihnen wieder etwas entgleitet, dass sie wieder etwas tun oder zu etwas gezwungen werden, das sie überhaupt nicht wollen. Der drohende oder vermeintliche Kontrollverlust kann auch trotziges Verhalten auslösen.

Erleben Sie Grenzen, Verbote und Einschränkungen als etwas sehr Beeinträchtigendes, so dass sich in Ihnen sofort ein innerer Widerstand aufbaut? Viele ADHS-Betroffene haben eine Art Kampf-Gen. Sie lassen sich schnell triggern, wenn sie sich bevormundet oder ungerecht behandelt fühlen oder Anweisungen entgegennehmen müssen.

Die Einschränkung der eigenen Autonomie wird oft als Fremdbestimmung erlebt. Andere bestimmen über mich und mein Leben und ich habe gar nichts mehr zu sagen. Das kann als Scheitern erlebt werden; Betroffene fühlen sich ausgeliefert und ohnmächtig, was mit heftigen Gefühlen einhergeht, die für neurotypische Menschen schwer zu verstehen sind. Da ADHS-Betroffene oft Kränkung, Ablehnung, Scheitern oder Fremdbestimmung erfahren, haben sie besondere Antennen für diese Situationen entwickelt. Auch hier greift ihre scharfgestellte Alarmanlage, die bei kleinstem Anlass sofort heftigen Alarm auslöst, auch wenn die aktuelle Gefahr gar nicht so groß ist.

Wenn Gewohnheiten und Rituale nicht mehr durchgeführt werden können, weil sich die Lebenssituation geändert hat, kann das Angstzustände auslösen. Rituale und Gewohnheiten geben uns Halt und Sicherheit und wenn sie wegfallen, kann das als sehr bedrohlich erlebt werden. Das Gleiche gilt für die Einschränkung der Bewegungsfähigkeit und sportlicher Aktivitäten. Bewegung ist oft eine sehr gute Kompensationsstrategie, deren Wegfall zu einer Verschlechterung der ADHS-Symptome führen kann. Es kann Verbitterung oder einen depressiven Rückzug einleiten sowie aggressives Verhalten fördern, wenn ADHS-Betroffene verbissen um Autonomie kämpfen und Regeln ignorieren, die neu etabliert werden.

Hilfe anzunehmen, ist für viele ADHS-Betroffene schwierig, weil es bedeutet, sich eingestehen zu müssen, andere Menschen zu brauchen, weil sie etwas alleine nicht schaffen. Hilfe zu brauchen, kann als Angriff auf die eigene Autonomie erlebt werden, denn viele ADHS-Betroffene wollen alles im Griff haben und auf niemanden angewiesen sein. Selbst können sie durchaus hilfsbereite Menschen sein, aber Hilfe anzunehmen, gehört eben meist nicht zu ihren Kernkompetenzen.

Den wenigsten Menschen, egal mit oder ohne ADHS, ist es vergönnt, ihr Leben immer selbstbestimmt im Griff zu haben, gesund und leistungsfähig zu bleiben. Wir alle werden älter und das stellt uns vor Herausforderungen, die wir lieber nicht erfahren würden. Aber es ist nun einmal so, dass das beste Mittel gegen das Altern ist, früh zu sterben – das wollen ja die allermeisten auch nicht. Älter zu werden, geht neben den vielen gesammelten Lebenserfahrungen und den hoffentlich daraus gewonnenen Weisheiten mit Beschwerlichkeiten und körperlichen Einschränkungen einher. Das, was bisher gut funktioniert hat, klappt irgendwann nicht mehr und Kompensationsstrategien können verloren gehen.

Ein Patient Mitte 60 ist ein erfolgreicher Anwalt, der es gewohnt ist, den Ton anzugeben. Er liebt es, im Gerichtssaal aufzutrump-

fen und die gegnerische Partei verbal zu zerpflücken. Er kann auf ein gut funktionierendes Sekretariat zurückgreifen, in dem zwar alle seine Impulsivität und seine herrische Art fürchten, aber auch wissen, dass ihm sein Verhalten hinterher leidtut. Er lebt mit seiner Frau alter Schule zusammen, die die Kinder erzogen hat und Rücksicht auf seine Bedürfnisse nimmt, wenn er gestresst nach Hause kommt. Er macht regelmäßig Sport in Form von Joggen, Tennis und Golf und ist ein gefragter und erfolgreicher Mann. Bisher ist er nie aufgefallen, weil er ein gutes Umfeld hatte, das vieles abgefangen hat. Er ist intelligent und hat einen guten Platz für sich und seine Neigungen gefunden. Sein Kampf-Gen hat ihm im Gerichtssaal viel gebracht und ihn dazu befähigt, ein streitbarer und kompromissloser Anwalt zu sein.

Bisher ein erfolgreiches Leben: schönes Einfamilienhaus, wohlgeratene Kinder und eine treusorgende Frau – in der heutigen Zeit ein Auslaufmodell. Doch jetzt passieren in seinem Leben mehrere Ereignisse auf einmal, die ihn völlig aus der Bahn werden. In seine Kanzlei ist ein jüngerer Partner eingetreten: ein Alphamännchen wie er, streitbar, kompetitiv und äußert wehrhaft. Dieser Kollege befindet sich seit Monaten in einem ständigen Schlagabtausch mit ihm, weil letztlich sein Ziel ist, ihn zu entmachten und seine Position einzunehmen. Das führt bei unserem Anwalt zu zunehmenden Verkrampfungen, muskulären Fehlhaltungen, chronischen Schmerzen und einem Bluthochdruck, der medikamentös schwer einstellbar ist. Außerdem entwickelt er eine Kniearthrose und kann aktuell keinen Sport betreiben. Das hat die Konsequenz, dass er zunehmend angespannt und getrieben ist, seine Impulsivität stärker wird und ihn alles aufregt. Seine gesunde Spannungsabfuhr, nämlich der Sport, steht ihm als Kompensationsstrategie nicht mehr zur Verfügung. Seine Frau kümmert sich jetzt mehr um die Enkel und ist öfter nicht zuhause, was ihn noch mehr ärgert, weil er sich im Stich gelassen und vernachlässigt fühlt. Die Beziehung gerät in Schieflage. Seine Frau wehrt sich mit Recht dagegen, dass sie ständig unter seiner schlechten Laune leiden muss und sieht auch nicht mehr ein, warum gerade sie von ihm als Fußabtreter seiner Aggressionen benutzt wird. In dieser Situation entgleitet dem Patienten sein Selbstkonzept und er ist zutiefst verstimmt und verunsichert.

Was dieses Fallbeispiel deutlich zeigt, ist, dass die Symptome von ADHS lange verborgen bleiben können, wenn das Umfeld unterstützt, gute Kompensationsstrategien bestehen und man erfolgreich ist. Aber niemand bleibt das ganze Leben lang jung, fit und schön. Wenn der Erfolg infrage gestellt wird und ADHS nicht mehr ausgeglichen werden kann, kann auch ein scheinbar erfolgreiches Leben auf einmal wie ein Kartenhaus zusammenfallen.

Für ADHS-Betroffene, besonders, wenn sie immer Kämpferinnen und Kämpfer waren, ist es einfach nicht eingeplant, zu verlieren oder schwach zu sein. Dann besteht wenig Lebenserfahrung mit der Kunst des Scheiterns und es gibt keine Akzeptanz der eigenen Einschränkungen.

Aber wie geht das mit dieser Akzeptanz? Es ist wichtig, dass Sie sich klarmachen, dass man nicht im gesamten Leben vollkommen autonom bleiben kann. Leben ist immer eine Mischkalkulation und Sie müssen vielleicht irgendwann lernen, dass Sie auch schwache Seiten haben, nicht immer fit bleiben und andere fitter sind. Leistungssportlerinnen und -sportler müssen früh lernen, dass sie bereits mit 30 Jahren zum alten Eisen gehören und mit den jungen Durchtrainierten nicht mehr mithalten können. Am schlauesten sind diejenigen Sportlerinnen und Sportler, die das akzeptieren und ihre Karriere selbstbestimmt beenden, anstatt ständig Niederlagen einzustecken.

Wichtig ist für ADHS-Betroffene, dass sie ihre Situation benennen dürfen. Es braucht oft eine Phase des Trauerns um die zunehmende

Einschränkung der eigenen Autonomie. Hilfreich ist, wenn das Umfeld sensibel mit diesem Thema umgehen kann und Verständnis dafür zeigt, dass diese Zeit für ADHS-Betroffene schwer sein kann.

In der Krankenpflege und bei der betreuenden Ärzteschaft Betroffener sollte Wissen über die Besonderheiten von ADHS bestehen. Verstehen hilft immer und für Pflegekräfte ist es wichtig, die Impulsivität und Heftigkeit ADHS-Betroffener richtig einzuschätzen. Dann gelingt es ihnen besser, diese Impulsivität und Stimmungsschwankungen nicht persönlich zu nehmen, sondern das Verhalten als ADHS-spezifisch einzuordnen. Das heißt natürlich nicht, dass ADHS-Betroffenen erlaubt werden sollte, ihren Ärger ungefiltert und impulsiv in die Welt zu schleudern.

Was für ADHS-Betroffene zusätzlich eine Herausforderung sein kann, ist der Umgang mit Scham. Auch hier kann es Parallelen zur Kindheit geben: Sie schämen sich dafür, etwas nicht zu können, etwas vergessen zu haben, nicht zu genügen, sich nicht gut zu benehmen. Gerade das Altwerden kann an diese Kindheitssituationen erinnern, in denen man sich klein und ausgeliefert gefühlt hat. Im Alter können diese tiefen Selbstzweifel und das sehr angeschlagene Selbstwertgefühl zurückkommen. Kindheitserfahrungen werden wieder hochgespült, denn die Wunden der Kindheit tauchen ungefragt auf und schieben sich wieder neu ins Leben.

Da ADHS-Betroffene Zeit ihres Lebens Probleme mit Geduld, Toleranz und Gelassenheit haben, fällt ihnen das Altern oft besonders schwer, denn dann braucht man diese Eigenschaften besonders. Deswegen ist es hilfreich, immer wieder Mut und Zuspruch zu bekommen, dass sich Dinge im Alter noch erlernen lassen, denn in unserem Leben werden wir immer wieder vor Herausforderungen gestellt. Solange wir leben, müssen wir also auch bereit sein, etwas dazuzulernen.

Je älter wir werden, desto mehr werden unsere Kräfte und unsere Leistungsfähigkeit schwinden. Stattdessen bekommen wir all das, was niemand braucht: Vergesslichkeit, chronische Schmerzen, Bluthochdruck und vieles mehr. So ein Körper ist in Bezug auf Erkrankungen wirklich einfallsreich. Wenn Sie an dem Selbstbild festhalten, wie Sie in der Blüte Ihres Lebens waren, erschaffen Sie Leid, das typischerweise entsteht, wenn man an Altem festhält. Die Zeit der Jugend und Fitness ist irgendwann unausweichlich vorbei. Vielleicht gelingt es Ihnen, Dankbarkeit dafür zu entwickeln: »Schön dass ich diese Erfahrungen machen durfte und dass ich so viele Erfolge hatte«, »Schön, dass ich so lange gesund geblieben bin«. Das ist viel verlangt, denn letztlich soll man dankbar für Hilfe oder Unterstützung sein, die man nie haben wollte.

Sorgen Sie deshalb gut für sich selbst und achten Sie auf Ihre Gesundheit. Am besten fängt man schon früh damit an. Das bedeutet, dass man gesund leben und ein gutes Maß für Sport und die Genüsse des Lebens entwickeln sollte. Wenn sich eine Erkrankung oder eine Einschränkung zeigt, dann sollte man das akzeptieren und einen guten Weg damit finden.

Das hat nichts mit Resignation zu tun, sondern beschreibt die radikale Annahme der eigenen Befindlichkeit und den flexiblen Umgang durch angepasste Lösungen. Ich habe eine Kniearthrose und aktuell kann ich keinen Sport machen. Was habe ich jetzt für Alternativen, um mich fit zu halten? Welcher Arzt, welche Ärztin kann mir helfen? Was kann ich selbst für mich tun, um mich bei Laune zu halten? Mit Hadern und Jammern vergrößern Sie Ihr Leid. Es nützt nichts, darüber zu lamentieren, warum Ihre Nachbarin, die doch noch nie Sport gemacht hat, keine Kniearthrose hat. Die Sache anzunehmen, bedeutet eben auch, das unausweichliche Leid bewusst zu ertragen und es als Teil unserer Existenz zu sehen. Leid kann nicht abgeschafft werden, aber wir haben die Wahl, wie wir mit unserem Leiden umgehen. Das ewige Festhalten an Jugendlichkeit ist eine Verweigerung dieser Akzeptanz.

Es hilft, wenn Sie sich einfach sagen: »Es ist jetzt so, wie es ist, und ich mache das Beste daraus.« Versuchen Sie, liebevoll mit sich selbst umzugehen. Wenn Sie Kinder haben, denken Sie daran, was Sie ihnen sagen würden, wenn sie sich hilflos und ohnmächtig fühlen würden. Denken Sie daran, dass Sie es sich leichter machen, wenn Sie gnädig und fürsorglich mit sich umgehen. Fragen Sie sich, welche Unterstützung Sie brauchen und versuchen Sie, das zu machen, was geht, anstatt idealisierend daran festzuhalten, wie gut früher alles war.

Denken Sie daran, dass Geben und Nehmen Teil unserer Existenz sind. Viele Menschen sind bereit, Ihnen zu helfen, wenn Sie danach fragen und dankbar dafür sind. Es ist oft so, als müsse man etwas völlig Neues im Leben lernen: um etwas zu bitten und zu akzeptieren, dass man zunehmend schwächer, hilfebedürftiger und auf andere angewiesen ist.

Bewusstes Altern

Wir können unser Leben nur begrenzt verlängern. Aber wir können es bewusst vertiefen, indem wir Dankbarkeit für das entwickeln, was wir haben, und indem wir gute Selbstfürsorge betreiben. Bewusstes Altern hat auch etwas damit zu tun, dass es Ihnen gelingt, Ihr Leben so anzunehmen, wie Sie es erlebt haben. Dazu gehört, dass Sie lernen, sich selbst zu verzeihen. Machen Sie sich klar, dass kein Mensch nur richtige Entscheidungen trifft. Eigentlich gibt es gar keine richtigen oder falschen Entscheidungen, sondern Erfahrungen, die man mit Entscheidungen macht. Je besser es Ihnen gelingt, all diese Erfahrungen als Teil Ihres Lebens zu akzeptieren, desto leichter wird Ihnen Ihr Alter fallen und desto mehr Frieden können Sie mit sich und Ihrer Umwelt finden.

Das Leben ist kein Wunschkonzert und niemand hat ein Anrecht darauf, dass es ihm immer nur gut geht. Denken Sie daran, dass Sie sind, wer Sie sind – mit all den Erfahrungen, die Sie in Ihrem Leben gemacht haben. Hätten Sie andere Erfahrungen gemacht, wären Sie jetzt jemand anderes.

Auch mit Ihren Kindern wird nicht alles so gut gelaufen sein, wie Sie sich das gewünscht haben. Das ist normal, denn unsere Kinder haben ihren eigenen Lebensentwurf und wir waren auch nicht so, wie unsere Eltern sich das gewünscht hätten. Auch damit gilt es, Frieden zu schließen.

Natürlich bleiben wir nicht jung und attraktiv und die zunehmenden körperlichen Einschränkungen, die das Alter mit sich bringt, lösen Trauer und Schmerz aus. Je älter wir werden, desto mehr müssen wir uns mit unserer Endlichkeit auseinandersetzen. Hier haben Sie ebenfalls die Wahl, in Gram und Hadern zu verharren oder aber Dankbarkeit dafür zu entwickeln, dass Sie viele gute Zeiten im Leben hatten. Je mehr Frieden Sie mit sich finden, desto besser können Sie körperliche und geistige Einschränkungen annehmen.

Ein hilfreicher Satz stammt von Victor Frankl, dem bekannten Psychotherapeuten, der am Anfang des Kapitels bereits erwähnt wurde. Er war lange Zeit in einem KZ und hat es trotzdem geschafft, in seinem Leben wieder Sinn und Lebensfreude zu entwickeln: »Der Mensch sieht gewöhnlich nur das Stoppelfeld der Vergänglichkeit, was er aber übersieht, sind die vielen vollen Scheunen der Vergangenheit. Im Vergangensein ist nämlich nichts unwiederbringlich verloren, sondern alles unverlierbar geborgen.«

Demenzielle Erkrankungen

Bin ich vielleicht an einer frühen Demenz erkrankt? Sind meine Vergesslichkeit und Konzentrationsstörungen altersentsprechend? Haben meine Impulsivität und Stimmungsschwankungen im Alter deutlich zugenommen? Diese Fragen begegnen uns häufig in den

Anfragen zur Diagnostik von ADHS. Demenz ist ein Oberbegriff für eine Reihe von Erkrankungen, die das Denken, Erinnern und andere geistige Fähigkeiten, aber auch die Emotionen beeinträchtigen. Die bekannteste und häufigste Form von Demenz ist die Alzheimer-Demenz, die meist mit zunehmender Vergesslichkeit sowie Orientierungs- und Sprachschwierigkeiten beginnt. Es gibt auch andere Formen der Demenz, die zum Beispiel durch kleine Schlaganfälle ausgelöst werden. Wichtig ist die Unterscheidung von Demenz und ADHS: Wenn Ihnen selbst auffällt, dass Sie zunehmend vergesslich werden und früher nie Probleme mit der Aufmerksamkeit hatten, lassen Sie es bei einem Neurologen oder Neurologin abklären.

Die Symptome von ADHS und die neurodegenerativer Erkrankungen ähneln sich stark, ADHS beginnt jedoch sehr viel früher im Leben. Umgekehrt können im Erwachsenenalter beginnende demenzielle Symptome für eine (bisher einigermaßen kompensierte) ADHS gehalten werden oder beides kann sich gegenseitig verstärken. Tatsächlich haben ADHS-Betroffene ein erhöhtes Risiko, später an Demenz zu erkranken, wobei die Gründe hierfür noch unklar sind (Dobrosavljevic et al., 2022; Tzeng et al., 2019; Zhang et al., 2022). Es gibt neben vermuteten gemeinsamen neurobiologischen/genetischen Einflüssen verschiedene Faktoren, die unabhängig von ADHS das Risiko erhöhen, an einer Demenz zu erkranken. Hierunter fallen unter anderem eine geringe Bildung, eine eingeschränkte Hörfähigkeit, ein hoher Cholesterinspiegel, Depressionen, Kopfverletzungen, Bewegungsmangel, Diabetes-Typ-2, Rauchen, Bluthochdruck, starkes Übergewicht, übermäßiger Alkoholkonsum, soziale Isolation, aber auch Luftverschmutzung oder Einschränkungen der Sehkraft (Livingston et al., 2024). Viele der genannten Risikofaktoren sind mit ADHS assoziiert, so dass Betroffene alleine schon wegen der erhöhten Wahrscheinlichkeit, diese im Verlauf des Lebens anzusammeln, einem erhöhten Risiko ausgesetzt sind. Selbstfürsorge steht häufig nicht auf der Prioritätenliste ADHS-Betroffener, so dass unserer Erfahrung nach häufig Schwierigkeiten bestehen, sich um Vorsorgeuntersuchungen oder präventive Maßnahmen zu kümmern, mit denen einer demenziellen Erkrankung frühzeitig begegnet werden könnte.

Kommen wir zur guten Nachricht: Wer sein Risiko früh kennt, kann sehr effektiv an diesen meist sehr gut zu ändernden Aspekten ansetzen und das Risiko deutlich verringern, später an Demenz zu erkranken. Es ist bekannt, dass die demenziellen Symptome über längere Zeit ausgeglichen werden können, wenn man eine gute »kognitive Reserve« aufweist. Diese Reservefähigkeiten hängen mit Bildung und einem gesunden Lebensstil zusammen. Wichtig ist also, sich möglichst früh um die eigene körperliche und psychische Gesundheit zu kümmern, sein Gehirn aktiv zu fördern und somit Prävention zu betreiben. Auch wenn die Studienlage eindeutige Empfehlungen noch nicht zulässt, kann aus unserer Sicht aus den positiven Wirkungen einer gelungenen ADHS-Behandlung abgeleitet werden, dass hierdurch ein Gesundheitsgewinn über lange Zeit erwirkt werden kann.

Pflegebedürftigkeit

Wenn Menschen pflegebedürftig werden, ist das ein heikles Thema – mit oder ohne ADHS. Es gibt bisher keine wirklich aussagekräftigen Studien, die untersuchen, wie es ADHS-Betroffenen in Altersheimen oder mit langen Krankenhausaufenthalten geht. Wir können das Thema nur aus unserer Erfahrung heraus behandeln. Viele ADHS-Betroffene sind auf Bewegung angewiesen, um nicht ständig innerlich angespannt zu sein und um abschalten zu können. Doch wenn Bewegung nicht mehr möglich ist, kann das Leben schwierig bis unerträglich werden. Für ADHS-Betroffene wären eine Querschnittslähmung durch einen Unfall oder eine Halbseitenlähmung durch einen Schlaganfall eine noch viel größere wahre Katastrophe. Da kommt vieles zusammen: der Verlust der Autonomie und das völlige Angewiesensein auf andere Menschen, aber eben auch der Verlust der eigenen Beweglichkeit. Das kann wiederum depressive Phasen bedingen und unter solch eingeschränkten Lebensbedingungen ist es ohnehin nicht leicht, weiterhin Lebensmut und Lebenssinn zu entwickeln. Aber es reicht auch schon, wenn man im Altersheim ein Zimmer mit einer unbekannten Person teilen muss oder dort ständig fremdbestimmt zu sein. Das trifft natürlich jeden Menschen ins Mark, aber für die auf Autonomie bedachten ADHS-Betroffenen ist es ganz besonders schlimm, so eingeschränkt zu werden.

Wie beschrieben, fällt es besonders ADHS-Betroffenen schwer, zu akzeptieren, dass andere über sie bestimmen oder sie sich an neue Regeln halten müssen. Sie können durch einen Umzug in ein Pflegeheim ihre gut eingeübten Tagestrukturen verlieren und ohne diese schaffen sie es vielleicht gar nicht mehr, den Alltag zu bewältigen. Dadurch sind sie noch mehr auf fremde Hilfe angewiesen, was sie missmutig und depressiv machen kann. Das Leben nicht mehr selbst gestalten zu können, wird oft als Kränkung und Demütigung oder unerträglicher Kontrollverlust erlebt. Damit geht häufig einher, dass man liebgewonnene Gewohnheiten aufgeben oder die Wohnung verlassen muss, die man jahrzehntelang so gemocht hat. Aktive ADHS-Betroffene empfinden es häufig als unerträglich und schmerzhaft, wenn sie untererregt sind und ihr Leben ereignislos erscheint.

Die oft sowieso schon geringe Frustrationstoleranz ADHS-Betroffener kann sich erheblich verschlechtern, wenn sie sich herumkommandiert, eingeengt, bevormundet und schlecht behandelt fühlen. Für sie werden dadurch häufig Erinnerungen an vergangene Kränkungen aktiviert. In diesen Situationen können sie sehr impulsiv und unfreundlich werden und das Pflegepersonal bekommt die unwirschen und heftigen Gefühlsausbrüche zu spüren, mit denen ADHS-Betroffene ihren Unmut äußern können. Die allergrößte Mehrheit der pflegebedürftigen ADHS-Betroffenen ist dabei noch nicht einmal diagnostiziert. Das ist von Nachteil für sie, weil sie so nur als jähzornige und launische alte Menschen erlebt werden und niemand ihre Not versteht.

Umgekehrt kann es ADHS-Betroffene vor große Herausforderungen stellen, wenn ihre Angehörigen pflegebedürftig werden. Sie können ja oft schon für sich selbst nur unzureichend sorgen. Wenn sie sich dann um chronische Erkrankung ihrer Angehörigen kümmern müssen, sind sie damit oft überfordert. Pflege braucht Regelmäßigkeit und Zuverlässigkeit. Medikamente müssen nach einem Schema gegeben werden und der Stress für Pflegende kann groß sein. Unter Stress neigen jedoch verstärkt Menschen mit ADHS zu impulsivem Handeln oder zu chaotischen und kopflosen Reaktionen. Hinzu kommt, dass die bürokratischen Anforderungen bei Antragstellungen für Pflegegeld, Haushaltshilfe, Pflegedienste hoch sind. Oft werden die bürokratischen Hürden schon im neuronormativen Erwachsenenleben nur schwer bewältigt. Auch bei der Pflege Angehöriger ist es für ADHS-Betroffene gut, Hilfe in Anspruch zu nehmen, beispielsweise von Beratungsstellen oder dem Sozialverband VDK Deutschland. Es hilft kranken Angehörigen schließlich nichts, wenn sie erleben müssen, dass Pflegende jeden Tag gestresster reagieren.

ADHS-Betroffene können emotional überfordert sein, wenn sie sich eingestehen müssen, trotz großer Hilfe und Anstrengung ihrerseits einfach zuschauen zu müssen, wie es einem Menschen, den sie lieben, immer schlechter geht. Das ist natürlich auch bei neurotypischen Menschen so, aber ADHS-Betroffene leiden meist intensiver und können mit ihrem Leid schlechter umgehen.

Bisher sind ADHS-Medikamente an sehr betagten Menschen noch nicht ausreichend getestet worden. Was wir wissen, ist, dass sie grundsätzlich im Alter wirken. Eingeschränkt wird die Verordnung allerdings bei körperlichen Begleiterkrankungen wie Schlaganfällen,

Herzinfarkten oder Arteriosklerose. Deswegen sollten ADHS-Betroffene auch im fortgeschrittenen Alter und bei Pflegebedürftigkeit diagnostiziert und wenn möglich behandelt werden. Es braucht für diese Patientengruppe besondere therapeutische und Wohn-Konzepte sowie Verständnis für ihre ADHS-spezifischen Herausforderungen.

Einsamkeit

Vielleicht leiden auch Sie öfter an Einsamkeit, weil Sie sich nicht zugehörig, nicht verstanden fühlen. Die Auswirkungen von Einsamkeit sind erst in den letzten Jahren, auch durch die Folgen der Covid-Pandemie, zunehmend in den Fokus gerückt. Einsamkeit wird als subjektiv empfundene Diskrepanz zwischen den bestehenden und den gewünschten Beziehungen definiert, die sich in deren Qualität oder Quantität äußert. Sie ist also subjektiv empfunden und nicht mit einer objektiven Isolation zu verwechseln.

Mittlerweile ist bekannt, dass Einsamkeit mit einem deutlichen Gesundheitsrisiko sowohl für psychische, vor allem depressive, als auch körperliche Erkrankungen einhergeht, insbesondere des Herz-Kreislauf-Systems oder Diabetes mellitus Typ 2 (Nakou et al., 2025; F. Wang et al., 2023). Mit Einsamkeit wird sogar ein deutlich erhöhtes Risiko assoziiert, früher zu versterben. Menschen, die sich einsam fühlen, haben ein höheres Risiko für ein geschwächtes Immunsystem, chronische Entzündungsreaktionen, einen schnelleren geistigen und intellektuellen Abbau. Einsamkeit ist auch ein erheblicher Stressfaktor, der zu schlechtem Schlaf, ungesunder Ernährung und wenig Bewegung führt. Sie wird insbesondere mit Arbeitslosigkeit, finanziellen Problemen und erhöhten Selbstverletzungs- und Suizidraten in Verbindung gebracht.

Einsamkeit erhöht die Wahrscheinlichkeit für einen problematischen Alkoholkonsum im späteren Lebensalter. Außerdem scheint ein Zusammenhang mit Gebrechlichkeit – also abnehmenden Funktionsreserven, weniger Widerstandskraft gegen Stress und einer verringerten körperlichen und geistigen Gesundheit – im Alter zu bestehen. Gerade wenn die Kinder ausgezogen sind und der berufliche Kontext fehlt, werden Menschen in unserer individualistisch ausgelegten Gesellschaft schneller einsam, da die Individualisierung im Vordergrund steht. Einsamkeit kann als sehr schmerzhaft erlebt werden. Aber diese wissenschaftliche Erkenntnis ist noch nicht ausreichend in den Köpfen der Ärzteschaft verankert. Sie wird zu wenig erfragt und als Risikofaktor nicht erfasst.

In Deutschland leben über 40 Prozent der über 65-Jährigen alleine, die meisten von ihnen sind Frauen (Krauch, 2025). Das kann natürlich auch damit zu tun haben, dass sie eine längere Lebenserwartung und vielleicht eine ältere Partnerperson geheiratet haben.

In einer kürzlich veröffentlichen Studie wurde herausgefunden, dass schon sehr junge Menschen mit ADHS signifikant häufiger als andere angaben, einsam zu sein, und das mit dem Auftreten psychischer Probleme verbunden war (Jong et al., 2024). In einer weiteren Studie mit Menschen, die durchschnittlich Mitte vierzig waren, zeigte sich, dass sich ADHS-Betroffene deutlich häufiger als einsam einstuften und das mit der Ausprägung ihrer ADHS Symptomatik und ihren Begleiterkrankungen erklärt werden konnte (Stickley et al., 2017). ADHS-Betroffene haben häufig Schwierigkeiten, soziale Kontakte aufzubauen und Freundschaften zu pflegen, was zu sozialem Rückzug und Isolation beitragen kann. Freundschaften können durch ADHS-Symptome sehr belastet sein, denn Impulsivität, Stimmungsschwankungen und Unzuverlässigkeit können zum Beziehungskiller werden. Sozialer Rückzug entsteht verstärkt bei psychischen Erkrankungen wie Depressionen oder Angststörungen, die sich häufiger bei ADHS entwickeln.

ADHS-Betroffene sind statistisch häufiger einsam und auch häufiger Single. Sie erleben mehr Trennungen und haben häufiger Probleme in ihren Familien, weil es zu mehr familiären Konflikten kommt. Das wiederum kann im Alter zu vermehrter Einsamkeit führen, wenn die Beziehung zu den Kindern problematisch ist oder sogar abgebrochen wurde. Bitterkeit und Frustration können Beziehungen ebenfalls belasten. Schicksalsschläge wie der Verlust einer geliebten Person hingegen können besser bewältigt werden, wenn man auf ein soziales Netz zurückgreifen kann und von Angehörigen und Freunden aufgefangen wird.

Die Entwicklung von Einsamkeit wird durch die gesellschaftliche Entwicklung begünstigt. Früher lebten Menschen in Gemeinschaften und waren auf gegenseitige Hilfe angewiesen. Hausarbeit wurde ebenso wie Kindererziehung gemeinsam erledigt; Feldarbeit verrichteten Großfamilien oder Dorfgemeinschaften zusammen. Wirtschaftlicher Wohlstand scheint diesen Zusammenhalt weniger notwendig zu machen. Aber ist das wirklich ein Gewinn?

Das Gefühl, ein relevantes und leistungsfähiges Mitglied einer Gemeinschaft zu sein, ist für Menschen wichtig und sorgt für Glück und Zufriedenheit. Gebraucht zu werden, etwas anzupacken und zu bewältigen, trägt zu einem guten Selbstwertgefühl bei. Dazu gehört das Verwobensein mit einer Gemeinschaft, in der man hilft und Hilfe in Anspruch nehmen kann. Die Gemeinschaft war zentral für das Überleben der Menschheit, denn alleine konnte kein Mensch lange in der Wildnis überleben. Wenn Menschen in früheren Zeiten aus einer Gemeinschaft ausgeschlossen wurden, starben sie oft nach wenigen Tagen. Der erlebte soziale führte auch zu ihrem körperlichen Tod.

Auch später noch war man aufeinander angewiesen, aber genau das hat auch tragfähige Kontakte geschaffen. In einem Dorf hat man mit Freundinnen, Freunden und den Leuten aus der Nachbarschaft zusammen das eigene Haus gebaut und verbrachte seine Freizeit danach damit, den anderen mit ihren Häusern zu helfen. Daraus sind unverbrüchliche Beziehungen entstanden. Man wusste, dass man sich aufeinander verlassen konnte. Darüber hinaus gab es viele niederschwellige Kontakte: ein Plausch beim Einkaufen, kleine Nettigkeiten, wenn man beim Bäcker Brötchen kaufte oder bei der Frau in der Bank sein Geld einzahlte. Man kannte sich und hatte damit auch Verbindungen und eine Verbundenheit. Zum Glück existiert so etwas auf dem Land auch heute noch. Unterstützung und die soziale Verbundenheit erweisen sich als Stabilisatoren, die Stress und Einsamkeit verringern.

Generell läuft das Leben heute allerdings anders: Bereits im Alter von 15 Jahren sind Jugendliche mehr als sieben Stunden durchschnittlich pro Tag im Internet. Viele Familien machen kaum noch etwas gemeinsam und jeder schaut sein eigenes Programm, statt miteinander zu reden. Social Media bestimmen den Kleidungsstil, Likes regieren das Selbstwertgefühl und Erziehungstipps gibt es nicht mehr von erfahrenen Müttern, sondern von Influencerinnen, bei denen es fast unmöglich ist, herauszufinden, woher sie ihr Wissen oder ihre vermeintliche Kompetenz beziehen.

Dabei zeigt sich ganz klar: je höher der Internetkonsum, desto unzufriedener und einsamer die Menschen. Befriedigende Realkontakte, wie mit Freundinnen und Freunden Essen zu gehen, Karten zu spielen, Zeit gemeinsam zu verbringen, werden freiwillig gegen virtuelle Freundschaften eingetauscht. Heute sind wir »gemeinsam einsam«. Jede und jeder sitzt in einer materialistischen Fakewelt vor dem eigenen Bildschirm.

Früher haben sich viel mehr Menschen bei der Feuerwehr, dem Roten Kreuz, dem THW, den Pfadfindern oder in anderen Vereinen organisiert. Sie konnten dort wichtige Erfahrungen fürs Leben machen und haben prosoziales Verhalten erlernt. Anderen zu helfen, was bei diesen Vereinen im Vordergrund steht, führt bei den meisten Menschen zu Glücksgefühlen und Befriedigung. Aber man lernt auch, Werkzeuge zu gebrauchen, Hierarchien zu akzeptieren, Regeln einzuhalten und sich als Teil einer Gemeinschaft zu fühlen: Aspekte, die gerade für ADHS-Betroffene wichtig sind. Zusammenfassend kann man sagen, dass Einsamkeit, die bei ADHS deutlich häufiger vorkommt, das Risiko für seelische und körperliche Erkrankungen erhöht.

Was hilft gegen Einsamkeit?

Alle Tätigkeiten, die Sie mit sich und anderen in Verbindung bringen, helfen gegen Einsamkeit. Das können handwerkliche Tätigkeiten sein wie Kochen, Backen, Gärtnern, aber auch Singen, Instrumente spielen, Tanzen oder gemeinsam Wandern und Sport machen.

Interessant ist ein Blick Richtung Dänemark, denn das Land belegt immer die Spitzenplätze, wenn es um das glücklichste Volk der Welt geht. Man hat wissenschaftlich untersucht, was die Dänen so glücklich macht. In Dänemark gibt es den Begriff »hygge«, übersetzt mit Gemütlichkeit und Geselligkeit. Die Dänen verbringen offensichtlich nicht so viel Zeit vor dem Bildschirm, sondern pflegen Gemeinschaftsgefühl und Freundschaften. Sie bleiben gelassen, weil ihnen materieller Konsum und Konkurrenz nicht so wichtig sind. Sie fühlen sich sicher und vertrauen einander mehr – und zwar bei heiterer und gelassener Grundstimmung. In Dänemark sind die Werte Ehrlichkeit und Vertrauen wichtig. Es gibt also weniger Selbstoptimierung und Nabelschau zugunsten von mehr Miteinander und dem Erschaffen schöner Zeit. Merkwürdig ist, dass das Glück hierzulande in der Influencer-Bubble gesucht wird, statt über den Tellerrand zu schauen und etwas von Menschen zu lernen, die eine hohe Glücksfähigkeit haben. In Dänemark hilft man einander, denn das macht glücklich, vertrauensvoll und lässt die Konsumorientierung in den Hintergrund rücken.

Wenn Sie sich einsam fühlen, schließen Sie sich einer Gruppe an. Denken Sie darüber nach, ehrenamtlich zu arbeiten. Sie bekommen ganz viel zurück: Freude, Dankbarkeit und das gute Gefühl, dass Sie etwas bewegen und die Welt verbessern können. Laden Sie Menschen ein, die Sie mögen. Kochen Sie und freuen Sie sich über ein gutes Essen, das Sie mit anderen teilen. Hilfreich sind auch Selbsthilfegruppen für die eigenen Probleme und Erkrankungen, von denen man betroffen ist. Hier stehen der Austausch und die gegenseitige Unterstützung im Vordergrund. Das ist enorm heilsam.

Suchen Sie reale Kontakte, denn nur die machen mittel- und langfristig glücklich. Versuchen Sie, andere Menschen anzusehen, sie zu spüren und schauen Sie, wer mit Ihnen Körperkontakt genießen möchte. Das muss nicht immer Sex sein; Berührungen wie herzliche Umarmungen machen ebenfalls glücklich. Die meisten Menschen brauchen Körperkontakt. Es ist wirklich interessant, dass der Mensch, aber auch andere Lebewesen, ein Hormon produziert, das Oxytocin heißt. Das sogenannte Kuschelhormon ist für Bindung und Glück zuständig. Es verursacht keinen Kick und auch keine Euphorie, aber tiefe Zufriedenheit.

Versuchen Sie, weniger an materiellem Konsum zu hängen und investieren Sie in Erlebnisse. Das schafft mehr Befriedigung und hält viel länger, besonders, wenn Sie die Erfahrung mit anderen teilen.

Für die Behandlung von ADHS ist es nie zu spät. Zum einen, um die Symptomatik besser kontrollieren zu können, und zum anderen, um das Auftreten von Begleiterkrankungen zu reduzieren. Insbesondere die Förderung sozialer Kompetenzen und Kontakt zur Selbsthilfe können die Lebensqualität deutlich verbessern. Eine frühe und konsequente Behandlung der Symptome kann dazu beitragen, dass weniger Einsamkeit entsteht.

Selbstakzeptanz

Haben Sie sich in letzter Zeit vermehrt mit grundlegenden Lebensfragen beschäftigt? Sie sind damit nicht allein. Mit zunehmendem Alter – insbesondere ab 50 oder 60 – wird der Spielraum für grundlegende Veränderungen kleiner. Ein kompletter beruflicher Neustart oder ein völlig neuer Lebensentwurf sind zwar grundsätzlich möglich, stellen sich jedoch oftmals als herausfordernd dar. Es ist die Phase im Leben, in der viele Menschen beginnen, innezuhalten und Bilanz zu ziehen. Es ist besonders für ADHS-Betroffene nicht immer einfach, die eigene Lebensbilanz anzuschauen. Da ist oft dieses schmerzhafte Gefühl, immer anders gewesen zu sein. Oder es steigen Selbstzweifel auf, warum sie so anders ticken als der Rest der Menschheit. Möglicherweise waren Sie oft rastlos und getrieben und hatten das Gefühl, nirgendwo anzukommen. Wenn Sie der unaufmerksame ADHS-Typ sind, haben Sie sich sicher oft angestrengt, waren aber einfach zu langsam oder zu abgelenkt, um sich zu behaupten und Ihre Ziele konsequent zu verfolgen.

Wir haben schon mehrfach darauf hingewiesen, dass die Gruppe der Menschen mit ADHS neurodivers ist. Betroffene sind so auf die Welt gekommen und wahrscheinlich haben sie lange Zeit nichts davon gewusst. Für viele ist ADHS beides: ein Segen durch die vielen Stärken und ein Fluch, der sie am Erreichen ihrer Ziele gehindert hat. Beglückwünschen Sie sich dafür, dass Sie immer weitergemacht und viele Schwierigkeiten mit ADHS gestemmt haben.

Denken Sie bitte immer wieder daran, dass Sie durch ADHS viele positive Eigenschaften haben. Sie sind in der Lage, zu hyperfokussieren, und wenn Sie etwas interessiert, können Sie Berge versetzen. Ihre Flow-Erlebnisse werden auch Ihr Umfeld in Erstaunen versetzt haben. Denken Sie daran, dass Sie mehr fühlen und eine größere Gefühlstiefe haben als andere Menschen. Sie haben wahrscheinlich mehr Höhen und Tiefen erlebt und einen größeren Erfahrungsschatz erwerben können. Wahrscheinlich ist Ihnen nicht oft langweilig gewesen. Seien Sie stolz darauf, was Ihnen im Leben alles passiert ist, das anderen nur selten zuteil wird. Darunter sind natürlich gute und schlechte Erfahrungen. Ihr Leben ist bestimmt intensiver, abwechslungsreicher, verrückter und sicherlich auch anstrengender als das von anderen.

Eine gute Nachricht noch für alle hyperaktiven ADHS-Betroffenen: Wir erleben es immer wieder, dass sich gerade Menschen, die durch ADHS und die damit einhergehende enorme Power und Vitalität lange Zeit jung halten und auch im fortgeschrittenen Alter voller Neugierde und Elan durch die Welt gehen. Wenn Sie nicht totalen Raubbau mit Ihrem Körper betrieben haben, dann helfen Ihnen Ihre ADHS-Neugier und Ihr unstillbares Bedürfnis nach Abwechslung auch im Alter noch, immer neue Hobbys zu entwickeln, neue Herausforderungen zu entdecken und neue Menschen kennenzulernen. Sie sind damit einfach neugierig, interessiert und flexibel geblieben. Genau das hält jung. In den Jugendjahren war es die Angst, etwas zu versäumen, die Sie auf Trab gehalten hat. Dieser drängende Wunsch nach Abwechslung und Lebendigkeit begleitet Sie aber Ihr ganzes Leben lang. Das können Sie im Alter gut nutzen.

Manche ADHS-Betroffenen würden ADHS sofort eintauschen oder ganz aus ihrem Leben streichen. Aber fragen Sie sich, ob Sie wirklich ein stabileres, »normales« Leben hätten haben wollen. Denken Sie daran, dass die Summe all Ihrer Erfahrungen das aus Ihnen gemacht hat, was Sie heute sind. Wenn Sie sich so annehmen können, wie Sie sind, und sich radikal selbst akzeptieren, dann können Sie freier und unbeschwerter werden. Eine solche Akzeptanz zu erlernen, ist oft ein schwieriger, aber sehr erkenntnisreicher Prozess, der am besten im Rahmen einer Psychotherapie gelingt.

Das Alter bringt naturgemäß Veränderungen mit sich. Der Horizont des Lebens verkürzt sich, und die Fragen nach Sinn und Ziel gewinnen an Bedeutung. Viele Menschen berichten, dass sie im Laufe der Jahre zunehmend das Bedürfnis verspüren, inneren Frieden zu finden – sei es durch Aussöhnung mit der Vergangenheit, durch spirituelle Praktiken oder durch eine Neubewertung des eigenen Lebens.

Ein wichtiger Teil dieses Prozesses ist Selbstakzeptanz. Sich selbst und die eigenen Entscheidungen – ob gut oder schlecht – anzunehmen, ist ein zentraler Schlüssel zu mehr Gelassenheit. Es liegt in der menschlichen Natur, im Rückblick Situationen zu erkennen, die wir heute anders gestalten würden. Aber hinterher ist man immer schlauer. Am schlausten sind immer die Pathologinnen und die Historiker, weil sie von hinten auf eine Sache schauen. Wenn man mittendrin steckt, kann man eben vieles nicht sehen und gerade durch Misserfolge und Niederlagen lernen wir etwas über uns und das Leben.

Bilanz des Lebens: mit Höhen und Tiefen

Seien wir ehrlich: Niemand trifft ausschließlich richtige Entscheidungen. Das Leben ist voller Unwägbarkeiten und Überraschungen: Krisen, Verluste, Trennungen und Niederlagen gehören ebenso dazu wie glückliche Momente, unerwartete Chancen und erfüllende Begegnungen. Oft können wir schwere Schicksalsschläge nicht verhindern, doch die Frage bleibt, wie wir mit ihnen umgehen. Wachsen wir daran oder bleiben wir in Resignation stecken? Gerade Menschen mit ADHS neigen dazu, intensiv über Vergangenes nachzudenken und sich zu fragen, wie ihr Leben mit einer früheren Diagnose oder anderen Entscheidungen verlaufen wäre. Doch solche Gedankenspiele können oft mehr belasten als helfen. Sich vergangene Fehlentscheidungen zu vergeben, ist deshalb eine der größten Herausforderungen – und gleichzeitig eine befreiende Erfahrung. Es braucht den Mut, zu sagen: »Damals habe ich mein Bestes gegeben, mehr konnte ich nicht tun.«

In diesem Zusammenhang ist es hilfreich, die eigenen Stärken und Ressourcen zu erkennen. Besonders für Menschen mit ADHS-Diagnose ist das Leben von zusätzlichen Herausforderungen, aber auch von besonderen Begabungen geprägt. ADHS kann gleichzeitig Quelle von Schwierigkeiten und Kreativität, Energie und innovativem Denken sein. Individuelle Eigenschaften kann man nicht umtauschen. Ihre Einzigartigkeit ist Teil Ihrer Persönlichkeit. Das anzunehmen, ist ein entscheidender Schritt, um Lebensqualität zu gewinnen. Natürlich fällt es uns allen schwer, mit Gegebenheiten zu leben, die wir uns nicht ausgesucht haben. Entscheidend ist, wie wir mit dem umgehen, was uns das Leben gibt – und welche positiven Wege wir in die Zukunft finden. Denken Sie daran, dass Sie vielleicht gerade in Krisenzeiten sehr gewachsen sind und Herausforderungen zu mehr Weisheit und Einsicht in die Zusammenhänge des Lebens führen können. Wahrscheinlich haben Sie durch all diese Erfahrungen auch eine höhere Robustheit und Resilienz entwickelt.

Denken Sie Ihr Leben einmal von der positiven Seite aus: Was macht mich stolz? Was habe ich gut gemeistert? Wo war mir ADHS sehr nützlich? Versuchen Sie, zu sehen, dass alle Menschen, mit denen Sie in Ihrem Leben Probleme hatten, auch gute Lehrerinnen und Lehrer waren, denn sie haben Sie herausgefordert.

Schreiben Sie das auf, was in Ihrem Leben gut war und was Sie gut gemacht haben. In einem solchen Positivtagebuch können Sie immer mal wieder lesen, wenn Sie von Selbstzweifeln zerfressen werden. Suchen Sie sich ein schönes unbeschriebenes Buch aus und halten Sie Ihre positiven Momente und Lebenserfahrungen darin fest. Sie können auf Ihre Versäumnisse und Niederlagen schauen und es wird Ihnen damit schlecht gehen. Sie können aber auch die vielen positiven Aspekte Ihres Lebens betrachten und sich darauf konzentrieren. Dann werden Sie sich besser fühlen.

Selbstvorwürfe oder Schuldgefühle sind negative Energie und nagen an Ihrer Lebensfreude und an Ihrem Selbstwertgefühl. Das Leben selbst hält ohnehin genug Herausforderungen bereit. Es geht darum, sich selbst Verständnis und Mitgefühl entgegenzubringen, um mit Gestaltungsfreude nach vorne zu blicken.

Natürlich geht es auch in der zweiten Lebenshälfte noch um die Frage, was Sie in Ihrem Leben erreichen möchten, wo Sie weitere Aufgaben und Lebenssinn finden können. Das ist wichtig und sollte möglichst konkret überlegt werden. Persönliche Entwicklung sollte nie aufhören. Gerade die Reflexion des eigenen Lebens erlaubt Ihnen, eine Bestandsaufnahme zu machen und Zukunftspläne daraus zu entwickeln. Fragen Sie sich, welche Wünsche oder Träume Sie in Ihrem Leben immer wieder aufgeschoben haben und welche davon Sie noch verwirklichen können. Vielleicht ist das eine Reise oder das Erlernen eines Hobbys, für das Sie nie Zeit hatten. Gibt es Personen in Ihrem Leben, mit denen Sie sich aussöhnen möchten, oder Beziehungen, die Sie verbessern könnten, um mehr inneren Frieden zu finden?

Sie haben in der zweiten Lebenshälfte wahrscheinlich mehr Zeit, Ihr Leben bewusst zu gestalten und sich Gedanken um die Frage zu machen, was Ihnen Sinn und Erfüllung gibt. Natürlich müssen Sie das für sich selbst herausfinden, aber wir möchten Ihnen einige Anregungen geben.

- Achten Sie darauf, dass Sie eine gute Selbstfürsorge und einen wohlwollenden Umgang mit sich selbst entwickeln. Wenn Ihnen das nicht alleine gelingt, suchen Sie sich jemanden, mit dem Sie dieses Projekt gemeinsam gestalten können. Ihre Gesundheit ist wertvoll, wird aber leider zunehmend fragil. Regelmäßige Bewegung, gute Ernährung, Vorsorgeuntersuchungen, Checks in der Hausarztpraxis und all diese Dinge werden wichtiger.
- Lernen Sie Techniken, die Ihren Umgang mit Stress und emotionalen Schwankungen verbessern. Viele davon haben wir in diesem Buch vorgeschlagen und erläutert. Vielleicht entdecken Sie

auch das Gebet und die Beschäftigung mit Ihrem Glauben neu. Wenn die beruflichen oder familiären Strukturen wegfallen, ist es wichtig, Rituale und Gewohnheiten zu entwickeln, die Halt und Stabilität geben. Das kann für ADHS-Betroffene herausfordernd sein. Kleine Rituale haben große Auswirkungen. Minigewohnheiten helfen, einen Takt zu halten und das Leben zu organisieren. Stehen Sie zu einer bestimmten Zeit auf und versuchen Sie, einen Wochenplan und eine Struktur einzuhalten. Planen Sie möglichst auch grundlegende Dinge wie Essen, Sport oder Einkaufen so, wie Sie es mit anderen Terminen handhaben.

- Versuchen Sie, möglichst wenig Zeit mit Tätigkeiten zu verbringen, die anfänglich Spaß machen, Ihnen dann aber nur Zeit rauben. Hier meinen wir besonders Social Media und Onlinespiele. Auch ältere ADHS-Betroffene verleitet das Internet dazu, Zeit totzuschlagen und Strukturen zu verlieren. Setzen Sie stattdessen lieber auf Begegnungen mit anderen Menschen. Schaffen Sie sich Input, Erlebnisse und Begegnungen. Mit dem Gehirn ist es wie mit einem Muskel: Beides baut ab, wenn es nicht ausreichend benutzt wird.
- Profitieren Sie von der Natur: Naturerfahrungen können heilsam sein. Es ist wissenschaftlich erwiesen, dass der Aufenthalt in der Natur Stressabbau fördert und gelassener macht. Die Natur stresst nicht durch Reizüberflutung und kann durch ihre Schönheit beglücken. Die Farbe Grün trägt zu Entspannung bei. Die Natur kostet nichts. Ein Aufenthalt im Freien schärft unserer Sinne und wahrscheinlich erinnert er uns an die Ursprünge menschlichen Seins. In der Natur können wir unsere Verbundenheit mit der Welt spüren und Demut dafür entwickeln, dass wir Teil eines großen Ganzen sind. Den Blick in die Ferne und Weite zu werfen, kann Sie auf andere Gedanken bringen. Unser Blick ist auf die Nähe eingestellt, um Computerarbeit zu machen, Unterlagen zu lesen und vieles mehr. Aber wenn Ihre Augen in die Ferne schweifen, dann

erleben Sie die Welt anders und das schafft auch im übertragenen Sinne Weitblick.

- Hinterfragen Sie Ihre Gewohnheiten: Führen Sie schon lange irgendeine Tätigkeit aus, die Sie noch nie gemocht haben? Vielleicht haben Sie Kontakte, die Ihnen nicht guttun. Erachten Sie Ihre Zeit als etwas Wertvolles, mit dem Sie bewusst umgehen sollten. Hören Sie auf damit, Dinge zu tun, die Ihnen keinen Spaß machen, auch wenn Sie sie schon lange tun. Trennen Sie sich von Menschen, die Ihnen ein schlechtes Gefühl geben.
- Die Kraft der Versöhnung mit anderen: Im Laufe unseres Lebens verletzen uns andere und wir erleben Konflikte, die uns (manchmal lange) belasten. Oft stellt sich die Frage: Möchte ich weiter an diesem Schmerz oder Ärger festhalten, oder bin ich bereit, loszulassen und inneren Frieden zu finden? Menschen mit ADHS kämpfen oft mit intensiven Erinnerungen und Emotionen, die in vergangenen Konflikten hervorgerufen wurden. Doch anhaltender Groll und Ärger wirken sich vor allem negativ auf die eigene Lebensqualität aus. Vergebung bedeutet nicht, dass man Unrecht gutheißt. Vielmehr geht es darum, sich von der Last der negativen Gefühle zu befreien und wieder Raum für Positives zu schaffen.
- Erlauben Sie sich, einen Moment innezuhalten und zu reflektieren: Gibt es Menschen, gegenüber denen Sie Groll empfinden? Oder Beziehungen, die durch ein klärendes Gespräch oder eine Entschuldigung verbessert werden könnten? Viele Menschen berichten, dass sie nach einer solchen Aussöhnung mehr innere Ruhe und eine spürbare Verbesserung ihrer zwischenmenschlichen Beziehungen erleben.
- Spirituelle und soziale Unterstützung: Ihre Neugier ist auch der Türöffner für Spiritualität. Der Wunsch, die Welt zu verstehen, zu entdecken und hinter die Kulissen zu schauen, ist eine große innere Kraft. In schwierigen Lebensphasen können spirituelle oder religiöse Rituale eine wertvolle Unterstützung sein. Dankbarkeits-

oder Vergebungsrituale helfen dabei, die Seele zu »reinigen« und sich von negativen Belastungen zu befreien. Gespräche mit nahestehenden Menschen, Therapeutinnen und Therapeuten oder in Selbsthilfegruppen können dazu führen, neue Perspektiven zu entwickeln.

- Dankbarkeit ist eine kraftvolle Möglichkeit, das eigene Wohlbefinden zu steigern, und ein Schlüssel zu mehr Glück. Gerade im Alter lohnt es sich, regelmäßig innezuhalten und sich bewusst zu machen, wofür man dankbar ist – sei es in einem Tagebuch, einer App oder kleinen Notizen. Zu den Gründen für Dankbarkeit könnten folgende Aspekte gehören: Zugang zu Bildung, Wohlstand und medizinischer Versorgung, die Gestaltung eines selbstbestimmten beruflichen und privaten Lebens, die gesellschaftlichen Fortschritte wie etwa die zunehmende Emanzipation von Frauen oder auch die vielen kleinen Momente, in denen man Glück, Erfolg oder Wertschätzung erfährt.
- Versuchen Sie, jeden Abend fünf Dinge aufzuschreiben, die Sie am Tag glücklich gemacht haben. Oft sind das kleine Momente: eine Tasse Kaffee, ein freundliches Gespräch, ein Sonnenstrahl.
- Schließen Sie Frieden mit sich und anderen: Selbst, wenn Ihr Lebensweg nicht geradlinig verlaufen ist, können Sie jeden Tag daran arbeiten, inneren Frieden zu finden und Dankbarkeit zu spüren. Mit dieser Einstellung fällt es leichter, das Leben im Rückblick als erfüllt und zufriedenstellend zu betrachten.

NACHWORT

Wir hoffen, dass wir Ihnen das Thema ADHS in der zweiten Lebenshälfte näherbringen konnten. Wir verstehen ADHS als eine besondere Art, zu sein, und als Herausforderung und hoffen, dass wir Ihnen auch ein Bewusstsein für die Stärken von ADHS vermitteln konnten. Unsere Welt wäre ohne ADHS-Betroffene ärmer, denn niemand kann kreativer und origineller sein – auch wenn wir natürlich wissen, dass mit ADHS viele Probleme einhergehen. Wir wünschen allen Betroffenen, Angehörigen sowie Arbeitskolleginnen und -kollegen, dass sie dazu bereit sind, sich mit diesem Thema auseinanderzusetzen. Vieles wird dann besser verstanden und Wunden können heilen. Wir wünschen uns, mit diesem Buch einen Beitrag zu mehr Verständnis und Akzeptanz geleistet zu haben.

Dr. Astrid Neuy-Lobkowicz und PD Dr. Daniel Schöttle

DANK

Unser Dank gilt den vielen Menschen mit ADHS im Erwachsenenalter – insbesondere jenen, die erst in der zweiten Lebenshälfte eine Diagnose erhalten und ihre persönlichen Erfahrungen und Perspektiven mit uns geteilt haben. Außerdem Frau Czech und Frau Wagner, die die Entstehung dieses Buches nicht nur strukturierend begleitet, sondern durch ihre Anregungen und ihr ausgezeichnetes Lektorat dazu beigetragen haben, dass es nun in der Fassung vorliegt, die wir uns immer gewünscht haben.

Daniel Schöttle:
Ich danke meiner Patchworkfamilie – Antje, Levi, Awa, Evie, Hanna, Timo und Dante! Ohne eure Unterstützung, Geduld und Liebe wäre all das nicht möglich gewesen. Meinen Eltern und meiner Schwester, die mich in meinen Vorhaben auch in sehr turbulenten Zeiten immer unterstützt haben. Meinen Freundinnen und Freunden, die mich immer wieder bei der Arbeit an diesem Buch durch ihre Perspektiven und ungewöhnlichen Einsichten auf neue Ideen gebracht haben. Nicole Plinz für ihre Anregungen im Achtsamkeitskapitel. Ich danke mir selbst, dieses Buch überhaupt fertiggestellt zu haben. Und Ihnen, dass Sie es bis hierher mit dem Lesen geschafft haben.

Ganz besonders danke ich dir, liebe Astrid – für deinen unbändigen Enthusiasmus, das kreative Chaos, den Optimismus, die kritischen und fruchtbaren Diskussionen und für deine Freundschaft.

All das hat entscheidend dazu beigetragen, dass dieses Buch entstehen konnte.

Astrid Neuy-Lobkowicz:
Ich danke meinem Mann für seine immerwährende Unterstützung und das Verständnis dafür, wie viel Zeit ein Buch benötigt. Und natürlich für seinen Input und seinen Rat, mit denen er mir immer zur Seite steht. Ich danke meinen Kindern, die mich so viel über ADHS gelehrt haben. Ich danke auch dir, Daniel, ganz besonders für deine Geduld, deine Ordnung und deinen wissenschaftlichen Input, all die Erfahrungen mit ADHS und die Studien zu werten, zu ordnen und im Buch richtig zu platzieren. Trotz der vielen Arbeit hat es immer Freude gemacht, dieses Buch gemeinsam mit dir zusammenzustellen. Auch hier sind wir ein gutes Beispiel dafür, wie fruchtbar ganz unterschiedliche Arbeitsstile und Herangehensweisen sein können, wenn man mit Toleranz und einer positiven Grundhaltung jeder auf seine Weise zur Entstehung eines Projektes beiträgt.

ANHANG

Adressen, Aufklärungs- und Informationsbroschüren, digitale Gesundheitsanwendungen und hilfreiche Apps

Selbsthilfegruppen

ADHS Deutschland e. V.
Bundesweit organisierte Selbsthilfegruppe
Umfangreiches Angebot an Informationen und Broschüren zu ADHS/ADHS bei Erwachsenen, Rapsstraße 61, D-13629 Berlin
info@adhs-deutschland.de
www.ADHS-Deutschland.de

AG ADHS e. V.
Hier organisieren sich Ärzte zu diesem Thema.
Postfach 500 128, D-22701 Hamburg
info@ag-ADHS.de
www.ag-ADHS.de

Juvemus e. V.
Vereinigung zur Förderung von Kindern und Erwachsenen mit Teilleistungsschwächen, Brückenstraße 25, D-56220 Urmitz
info@juvemus.de
www.juvemus.de

SeHT
Selbständigkeitshilfe bei Teilleistungsschwächen e. V.
Pielachtalstr. 39, D-67071 Ludwigshafen
bv@seht.de
www.seht.de

Aspies e. V. – Menschen im Autismusspektrum
Selbsthilfeforum
Haus der Demokratie und Menschenrechte
Greifswalder Str. 4, D-10405 Berlin
verein@aspies.de
www.selbsthilfeforum.aspies.de

ADAPT Arbeitsgruppe zur Förderung von Personen mit ADHS
Kohlmarkt 12/13, A-1010 Wien
kontakt@adapt.at
www.adapt.at

Elpos
Selbsthilfegruppen, Informations- und Beratungsstelle Schweiz
Zwinglistrasse 16, CH-3007 Bern
info@elpos.ch
www.elpos.ch/

ADHS 20+
Informations- und Beratungsstelle für ADHS-Betroffene in der Schweiz
Hirschengraben 28, CH-8001 Zürich
info@adhs20plus.ch
www.adhs20plus.ch

Digitale Gesundheitsanwendungen (Digas)

Digas können vom Hausarzt über die Krankenkassen für Patientinnen und Patienten kostenfrei verordnet werden. Hier erhalten Betroffene Informationen über ADHS, aber es werden auch Strategien vermittelt, wie man damit umgehen kann.

Zum Zeitpunkt der Fertigstellung dieses Buchs sind zwei Digas zur Behandlung von ADHS bei Erwachsenen zugelassen: ORIKO (Takeda) und ATTEXIS (Medice). Für Erwachsene von Kindern mit ADHS ist als digitales Elterntraining HiTOCO (Medice) zugelassen.

Unternehmen der pharmazeutischen Industrie bieten unterschiedliche Informationsangebote zu ADHS an (Auswahl):

ADHS hat viele Gesichter: Takeda
www.takeda-adhs.de
www.takeda-adhs.de/erwachsene/services/
(auch Broschüren, Hilfsmittel, Praxismanagement, Studien, Fortbildungen)

Gemeinsam ADHS begegnen: Medice
www.adhs-infoportal.de/adhs-bei-erwachsenen
(auch u. a. Broschüren, Fachinformationen)

Mehr vom Tag: Janssen
www.janssenmedicalcloud.de
Informationsmaterialien und Online-Plattformen zu ADHS: Fokus ADHS Go für Ärzte
Umfangreiche Informationen und Videos für Diagnostik und Behandlung für Ärztinnen und Ärzte, kann bei Takeda angefordert werden
www.fokus-adhs-go.de

zentrales adhs-netz / Infoportal ADHS
Universitätsklinikum Köln
Bundesweites Netzwerk zur Verbesserung der Versorgung von ADHS-Patienten, www.zentrales-adhs-netz.de
www.adhs.info

ADHS Pedia
www.adhspedia.de

Blog ADHS-Spektrum
www.adhsspektrum.com

ADHS Ausbildungskompass
www.adhs-ausbildungskompass.de

Informationen auf Social Media über ADHS

ADHS & ich (Takeda)
www.facebook.com/ADHSundIch/
www.instagram.com/accounts/login/?next=/adhs.und.ich/

Hilfe mein Kind hat ADS/ADHS
www.facebook.com/groups/262442303793438/

ADHS – anders normal
www.facebook.com/groups/249440075387340/

ADS/ADHS bei Kindern – ADS/ADHS bei Erwachsenen
www.facebook.com/adhs.bei.Kindern.Erwachsenen/

ADHS Deutschland
www.facebook.com/Aufmerksam.fuer.Menschen/
www.instagram.com/adhs_deutschland/

Spektrum Frau
www.instagram.com/spektrumfrau/

Kirmes im Kopf
www.instagram.com/kirmesimkopf/

The Mini ADHD Coach (englisch)
www.instagram.com/the_mini_adhd_coach/

ADHDoers (Zeitschrift, englisch)
www.instagram.com/adhdoers/

Apps

Apps zu ADHS, die von unseren Patientinnen und Patienten empfohlen wurden (ohne Anspruch auf Vollständigkeit oder Überprüfung durch die Autorin oder Autor)

- Goblin Tools: Aufgaben priorisieren, sortieren, Vorschläge machen
- Aristolo: digitaler Begleiter für wissenschaftliches Arbeiten und Schreiben
- Bring!: Listen, Einkaufsliste zum Teilen
- TickTick: Listen mit Reminder, Pomodoro etc.
- Finanzguru: Überblick über Finanzen, Rechnungen, Verträge, Ausgaben
- Digital Wellbeing: Kontrolle und Blocken von Bildschirmzeit, erinnert an Selbstfürsorge und Wohlfühlzeit
- Todoist: Aufgabenlisten und Projektvorlagen, detaillierte To-do-Listen, Terminerinnerungen, Einkaufslisten, Essensplanung, Reiseplanung
- Habitica: Aufbau von Gewohnheiten
- Inflow ADHD: Lernressourcenentwickler, wie manage ich mein ADHS

- Remember the milk: kompakte Aufgabenliste
- Focus Keeper: Pomodoro-Technik
- Focus@Will: spielerische Fokussierungen, mit Musik, Aufgabenverwaltung, To-do-Listen
- Forest: Produktivitätsapp, die auf Fokussierungen ausgelegt ist
- Easy-do: kreatives Tool, um Ideen umzusetzen, von ADHS-Betroffenen entwickelt

LITERATUR

www.adxs.org/de/page/328/historische-beschreibungen-und-namen-von-adhs#content-1902-still-george-frederick-england

Ai, Y., Zhao, J., Liu, H., Li, J., & Zhu, T. (2022). The relationship between diabetes mellitus and attention deficit hyperactivity disorder: A systematic review and meta-analysis. *Frontiers in Pediatrics* Vol. 10. Frontiers Media S.A. https://doi.org/10.3389/fped.2022.936813

Alarcon-Rodriguez, R., García-Álvarez, R., Fadul-Calderon, R., Rey, R. R. Del, Requena-Mullor, M., Tejada, M. R., & Garcia-Gonzalez, J. (2024). The relationship between female orgasmic disorder, attention-deficit/hyperactivity disorder, and depression in Dominican women. *Journal of Sexual Medicine, 21*(7), 614–619. https://doi.org/10.1093/jsxmed/qdae048

Amani Jabalkandi, S., Raisi, F., Shahrivar, Z., Mohammadi, A., Meysamie, A., Firoozikhojastefar, R., & Irani, F. (2020). A study on sexual functioning in adults with attention-deficit/hyperactivity disorder. *Perspectives in Psychiatric Care, 56*(3), 642–648. https://doi.org/10.1111/ppc.12480

American Psychiatric Association. (2013). *Diagnostic and Statistical Manual of Mental Disorders*. American Psychiatric Association. https://doi.org/10.1176/appi.books.9780890425596

Arrondo, G., Osorio, A., Magallón, S., Lopez-Del Burgo, C., & Cortese, S. (2023). Attention-deficit/hyperactivity disorder as a risk factor for being involved in intimate partner violence and sexual violence: A systematic review and meta-analysis. *Psychological Medicine, 53*(16), 7883–7892. https://doi.org/10.1017/S0033291723001976

Ayan, Ü. B., & Ayhan, M. G. (2022). Lifelong Premature Ejaculation and Attention-Deficit Hyperactivity Disorder: A Controlled Study. *Anadolu Psikiyatri Dergisi, 23*(3), 135–139. https://doi.org/10.5152/alphapsychiatry.2022.21630

Aylin Mehren, & Alexandra Philipsen. (2020). Sport bei ADHS im Erwachsenenalter. *ADHS Deutschland e. V., Neue AKZENTE Nr. 117 3/2020*, 10–13.

Banaschewski, T., Becker, K., Döpfner, M., Holtmann, M., Rösler, M., & Romanos, M. (2017a). Attention-Deficit/Hyperactivity Disorder. *Deutsches Ärzteblatt International*. https://doi.org/10.3238/arztebl.2017.0149

Banaschewski, T., Becker, K., Döpfner, M., Holtmann, M., Rösler, M., & Romanos, M. (2017b). Attention-deficit/hyperactivity disorder-a current overview. *Deutsches Ärzteblatt International, 114*(9), 149–158. https://doi.org/10.3238/arztebl.2017.0149

Behrens, G., Gredner, T., Stock, C., Leitzmann, M. F., Brenner, H., & Mons, U. (2018). Cancers Due to Excess Weight, Low Physical Activity, and Unhealthy Diet. *Deutsches Ärzteblatt International*. https://doi.org/10.3238/arztebl.2018.0578

Benkert O. & Hippius, H. (Hrsg.) (2023). *Kompendium der Psychiatrischen Pharmakotherapie*. 14. Auflage

Berry, M. S., Sweeney, M. M., Dolan, S. B., Johnson, P. S., Pennybaker, S. J., Rosch, K. S., & Johnson, M. W. (2021). Attention-Deficit/Hyperactivity Disorder Symptoms Are Associated with Greater Delay Discounting of Condom-Protected Sex and Money. *Archives of Sexual Behavior, 50*(1), 191–204. https://doi.org/10.1007/s10508-020-01698-8

Bijlenga, D., Vroege, J. A., Stammen, A. J. M., Breuk, M., Boonstra, A. M., van der Rhee, K., & Kooij, J. J. S. (2018). Prevalence of sexual dysfunctions and other sexual disorders in adults with attention-deficit/hyperactivity disorder compared to the general population. *ADHD Attention Deficit and Hyperactivity Disorders, 10*(1), 87–96. https://doi.org/10.1007/s12402-017-0237-6

Boland, H., DiSalvo, M., Fried, R., Woodworth, K. Y., Wilens, T., Faraone, S. V., & Biederman, J. (2020). A literature review and meta-analysis on the effects of ADHD medications on functional outcomes. *Journal of Psychiatric Research* Vol. 123, pp. 21–30. Elsevier Ltd. https://doi.org/10.1016/j.jpsychires.2020.01.006

Botha, M., Chapman, R., Giwa Onaiwu, M., Kapp, S. K., Stannard Ashley, A., & Walker, N. (2024). The neurodiversity concept was developed collectively: An overdue correction on the origins of neurodiversity theory. *Autism, 28*(6), 1591–1594. https://doi.org/10.1177/13623613241237871

Bougeard, C., Picarel-Blanchot, F., Schmid, R., Campbell, R., & Buitelaar, J. (2021). Prevalence of Autism Spectrum Disorder and Co-morbidities in Children and Adolescents: A Systematic Literature Review. *Frontiers in Psychiatry* Vol. 12. Frontiers Media S.A. https://doi.org/10.3389/fpsyt.2021.744709

Brancati, G. E., Acierno, D., Barbuti, M., Elefante, C., Gemignani, S., Raia, A., & Perugi, G. (2023). Revisiting stimulant use for emotional dysregulation in attention-deficit/hyperactivity disorder (ADHD). *Expert Review of Neuro-*

therapeutics Vol. 23, Issue 11, pp. 981–994. Taylor and Francis Ltd. https://doi.org/10.1080/14737175.2023.2263645

Brod, M., Schmitt, E., Goodwin, M., Hodgkins, P., & Niebler, G. (2012). ADHD burden of illness in older adults: a life course perspective. *Quality of Life Research, 21*(5), 795–799. https://doi.org/10.1007/s11136-011-9981-9

Brown, L. K., Hadley, W., Stewart, A., Lescano, C., Whiteley, L., Donenberg, G., Diclemente, R., & Project Style Study Group. (2010). Psychiatric disorders and sexual risk among adolescents in mental health treatment. *Journal of Consulting and Clinical Psychology, 78*(4), 590–597. https://doi.org/10.1037/a0019632

Brunkhorst-Kanaan, N., Libutzki, B., Reif, A., Larsson, H., McNeill, R. V., & Kittel-Schneider, S. (2021). ADHD and accidents over the life span – A systematic review. *Neuroscience and Biobehavioral Reviews* Vol. 125, pp. 582–591. Elsevier Ltd. https://doi.org/10.1016/j.neubiorev.2021.02.002

Caci, H., Chierici, A., & Iannelli, A. (2024). Attention-deficit/hyperactivity disorder in adolescent and adult candidates for metabolic and bariatric surgery: A systematic review and meta-analysis. *Obesity Reviews, 25*(10). https://doi.org/10.1111/obr.13802

Cao, S., Zhang, Z., Liu, L., Li, Y., Li, W., Li, Y., & Wu, D. (2024). Causal relationships between atopic dermatitis and psychiatric disorders: a bidirectional two-sample Mendelian randomization study. *BMC Psychiatry, 24*(1), 16. https://doi.org/10.1186/s12888-023-05478-1

Catalá-López, F., Hutton, B., Page, M. J., Driver, J. A., Ridao, M., Alonso-Arroyo, A., Valencia, A., Macías Saint-Gerons, D., & Tabarés-Seisdedos, R. (2022). Mortality in Persons with Autism Spectrum Disorder or Attention-Deficit/Hyperactivity Disorder: A Systematic Review and Meta-analysis. *JAMA Pediatrics* Vol. 176, Issue 4, p. E216401. American Medical Association. https://doi.org/10.1001/jamapediatrics.2021.6401

Chang, Z., Lichtenstein, P., Halldner, L., D'Onofrio, B., Serlachius, E., Fazel, S., & Larsson, H. (2014). Stimulant ADHD medication and risk for substance abuse. *Journal of Child Psychology and Psychiatry and Allied Disciplines, 55*(8), 878–885. https://doi.org/10.1111/jcpp.12164

Chang, Z., Quinn, P. D., O'Reilly, L., Sjölander, A., Hur, K., Gibbons, R., Larsson, H., & D'Onofrio, B. M. (2020). Medication for Attention-Deficit/Hyperactivity Disorder and Risk for Suicide Attempts. *Biological Psychiatry, 88*(6), 452–458. https://doi.org/10.1016/j.biopsych.2019.12.003

Chen, Q., Hartman, C. A., Kuja-Halkola, R., Faraone, S. V., Almqvist, C., & Larsson, H. (2019). Attention-deficit/hyperactivity disorder and clinically diagnosed obesity in adolescence and young adulthood: A register-based study in Sweden. *Psychological Medicine, 49*(11), 1841–1849. https://doi.org/10.1017/S0033291718002532

Chiappedi, A., Chou, W.-J., Liu, T.-L., Hsiao, R. C., & Yen, C.-F. (2024). *Online Sexual Risk Behaviors in Adolescents: Roles of Family Relationships, Impulsivity, and Attention-Deficit/ Hyperactivity Disorder*. https://doi.org/10.3390/children

Choi, W. S., Woo, Y. S., Wang, S. M., Lim, H. K., & Bahk, W. M. (2022). The prevalence of psychiatric comorbidities in adult ADHD compared with non-ADHD populations: A systematic literature review. *PLoS ONE* Vol. 17, Issue 11 November. Public Library of Science. https://doi.org/10.1371/journal.pone.0277175

Chuang, Y.-C., Wang, C.-Y., Huang, W.-L., Wang, L.-J., Kuo, H.-C., Chen, Y.-C., & Huang, Y.-J. (2022). Two meta-analyses of the association between atopic diseases and core symptoms of attention deficit hyperactivity disorder. *Scientific Reports, 12*(1), 3377. https://doi.org/10.1038/s41598-022-07232-1

Cortese, S., Adamo, N., Del Giovane, C., Mohr-Jensen, C., Hayes, A. J., Carucci, S., Atkinson, L. Z., Tessari, L., Banaschewski, T., Coghill, D., Hollis, C., Simonoff, E., Zuddas, A., Barbui, C., Purgato, M., Steinhausen, H. C., Shokraneh, F., Xia, J., & Cipriani, A. (2018). Comparative efficacy and tolerability of medications for attention-deficit hyperactivity disorder in children, adolescents, and adults: a systematic review and network meta-analysis. *The Lancet Psychiatry, 5*(9), 727–738. https://doi.org/10.1016/S2215-0366(18)30269-4

Cortese, S., Moreira-Maia, C. R., St. Fleur, D., Morcillo-Peñalver, C., Rohde, L. A., & Faraone, S. V. (2016). Association Between ADHD and Obesity: A Systematic Review and Meta-Analysis. *American Journal of Psychiatry, 173*(1), 34–43. https://doi.org/10.1176/appi.ajp.2015.15020266

Costa, C. dos S., Faria, F. R. de, Gabe, K. T., Sattamini, I. F., Khandpur, N., Leite, F. H. M., Steele, E. M., Louzada, M. L. da C., Levy, R. B., & Monteiro, C. A. (2021). Escore Nova de consumo de alimentos ultraprocessados: descrição e avaliação de desempenho no Brasil. *Revista de Saúde Pública, 55*, 13. https://doi.org/10.11606/s1518-8787.2021055003588

Dalsgaard, S., Ostergaard, S. D., Leckman, J. F., Mortensen, P. B., & Pedersen, M. G. (2015). Mortality in children, adolescents, and adults with attention deficit hyperactivity disorder: A nationwide cohort study. *The Lancet*, 385(9983), 2190–2196. https://doi.org/10.1016/S0140-6736(14)61684-6

de Jong, M., Wynchank, D. S. M. R., van Andel, E., Beekman, A. T. F., & Kooij, J. J. S. (2023). Female-specific pharmacotherapy in ADHD: premenstrual adjustment of psychostimulant dosage. *Frontiers in Psychiatry, 14*. https://doi.org/10.3389/fpsyt.2023.1306194

Deutsche Gesellschaft für Kinder- und Jugendpsychiatrie, Psychosomatik und Psychotherapie e. V. (DGKJP), Deutsche Gesellschaft für Psychiatrie und Psychotherapie, Psychosomatik und Nervenheilkunde e. V. (DGPPN) &

Deutsche Gesellschaft für Sozialpädiatrie und Jugendmedizin e.V. (DGSPJ) (Hrsg.) (2017): S3-Leitlinie ADHS bei Kindern, Jugendlichen und Erwachsenen. https://register.awmf.org/de/leitlinien/detail/028-045

Di Lorenzo, R., Balducci, J., Poppi, C., Arcolin, E., Cutino, A., Ferri, P., D'amico, R., & Filippini, T. (2021). Children and adolescents with ADHD followed up to adulthood: a systematic review of long-term outcomes. *Acta Neuropsychiatrica* Vol. 33, Issue 6, pp. 283–298. Cambridge University Press. https://doi.org/10.1017/neu.2021.23

Ditrich, I., Philipsen, A., & Matthies, S. (2021). Borderline personality disorder (BPD) and attention deficit hyperactivity disorder (ADHD) revisited – a review-update on common grounds and subtle distinctions. *Borderline Personality Disorder and Emotion Dysregulation* Vol. 8, Issue 1. BioMed Central Ltd. https://doi.org/10.1186/s40479-021-00162-w

Dobrosavljevic, M., Zhang, L., Garcia-Argibay, M., Du Rietz, E., Andershed, H., Chang, Z., Faraone, S., & Larsson, H. (2022). Attention-deficit/hyperactivity disorder as a risk factor for dementia and mild cognitive impairment: A population-based register study. *European Psychiatry, 65*(1). https://doi.org/10.1192/j.eurpsy.2021.2261

D'Onofrio, B. M. (2018). *The Benefits and Risks of ADHD Medication: A Pharmacoepidemiologic Perspective* Vol. 11.

Dorani, F., Bijlenga, D., Beekman, A. T. F., van Someren, E. J. W., & Kooij, J. J. S. (2021). Prevalence of hormone-related mood disorder symptoms in women with ADHD. *Journal of Psychiatric Research, 133*, 10–15. https://doi.org/10.1016/j.jpsychires.2020.12.005

Faheem, M., Akram, W., Akram, H., Khan, M. A., Siddiqui, F. A., & Majeed, I. (2022). Gender-based differences in prevalence and effects of ADHD in adults: A systematic review. *Asian Journal of Psychiatry* Vol. 75. Elsevier B.V. https://doi.org/10.1016/j.ajp.2022.103205

Faraone, S. V., Banaschewski, T., Coghill, D., Zheng, Y., Biederman, J., Bellgrove, M. A., Newcorn, J. H., Gignac, M., Al Saud, N. M., Manor, I., Rohde, L. A., Yang, L., Cortese, S., Almagor, D., Stein, M. A., Albatti, T. H., Aljoudi, H. F., Alqahtani, M. M. J., Asherson, P., … Wang, Y. (2021). The World Federation of ADHD International Consensus Statement: 208 Evidence-based conclusions about the disorder. *Neuroscience and Biobehavioral Reviews* Vol. 128, pp. 789–818. Elsevier Ltd. https://doi.org/10.1016/j.neubiorev.2021.01.022

Faraone, S. V., Bellgrove, M. A., Brikell, I., Cortese, S., Hartman, C. A., Hollis, C., Newcorn, J. H., Philipsen, A., Polanczyk, G. V., Rubia, K., Sibley, M. H., & Buitelaar, J. K. (2024). Attention-deficit/hyperactivity disorder. *Nature Reviews Disease Primers, 10*(1). https://doi.org/10.1038/s41572-024-00495-0

Faraone, S. V., & Larsson, H. (2019). Genetics of attention deficit hyperactivity disorder. *Molecular Psychiatry* Vol. 24, Issue 4, pp. 562–575. Nature Publishing Group. https://doi.org/10.1038/s41380-018-0070-0

Faraone, S. V., Perlis, R. H., Doyle, A. E., Smoller, J. W., Goralnick, J. J., Holmgren, M. A., & Sklar, P. (2005). Molecular Genetics of Attention-Deficit/Hyperactivity Disorder. *Biological Psychiatry*, *57*(11), 1313–1323. https://doi.org/10.1016/j.biopsych.2004.11.024

Faraone, S. V., Rostain, A. L., Blader, J., Busch, B., Childress, A. C., Connor, D. F., & Newcorn, J. H. (2019). Practitioner Review: Emotional dysregulation in attention-deficit/hyperactivity disorder – implications for clinical recognition and intervention. *Journal of Child Psychology and Psychiatry and Allied Disciplines* Vol. 60, Issue 2, pp. 133–150. Blackwell Publishing Ltd. https://doi.org/10.1111/jcpp.12899

Flory, K., Molina, B. S. G., Pelham, W. E., Gnagy, E., & Smith, B. (2006a). Childhood ADHD predicts risky sexual behavior in young adulthood. *Journal of Clinical Child and Adolescent Psychology*, *35*(4), 571–577. https://doi.org/10.1207/s15374424jccp3504_8

Flory, K., Molina, B. S. G., Pelham, W. E., Gnagy, E., & Smith, B. (2006b). *Childhood ADHD Predicts Risky Sexual Behavior in Young Adulthood.*

Gaur, S. (2022). The Association between ADHD and Celiac Disease in Children. *Children*, *9*(6), 781. https://doi.org/10.3390/children9060781

Ghirardi, L., Brikell, I., Kuja-Halkola, R., Freitag, C. M., Franke, B., Asherson, P., Lichtenstein, P., & Larsson, H. (2018). The familial co-aggregation of ASD and ADHD: a register-based cohort study. *Molecular Psychiatry*, *23*(2), 257–262. https://doi.org/10.1038/mp.2017.17

Gibney, M. J. (2019). Ultra-Processed Foods: Definitions and Policy Issues. *Current Developments in Nutrition*, *3*(2), nzy077. https://doi.org/10.1093/cdn/nzy077

Häge, A., Hohmann, S., Millenet, S., & Banaschewski, T. (2020). Attention deficit hyperactivity disorder in childhood and adolescence: Current state of research. *Nervenarzt* Vol. 91, Issue 7, pp. 599–603. Springer Medizin. https://doi.org/10.1007/s00115-020-00904-1

Hegvik, T.-A., Chen, Q., Kuja-Halkola, R., Klungsøyr, K., Butwicka, A., Lichtenstein, P., Almqvist, C., Faraone, S. V, Haavik, J., & Larsson, H. (2022). Familial co-aggregation of attention-deficit/hyperactivity disorder and autoimmune diseases: a cohort study based on Swedish population-wide registers. *International Journal of Epidemiology*, *51*(3), 898–909. https://doi.org/10.1093/ije/dyab151

Hertz, P. G., Turner, D., Barra, S., Biedermann, L., Retz-Junginger, P., Schöttle, D., & Retz, W. (2022). Sexuality in Adults With ADHD: Results of an Online Survey. *Frontiers in Psychiatry*, *13*. https://doi.org/10.3389/fpsyt.2022.868278

Hosain, G. M. M., Berenson, A. B., Tennen, H., Bauer, L. O., & Wu, Z. H. (2012). Attention deficit hyperactivity symptoms and risky sexual behavior in young adult women. *Journal of Women's Health, 21*(4), 463–468. https://doi.org/10.1089/jwh.2011.2825

Instanes, J. T., Klungsøyr, K., Halmøy, A., Fasmer, O. B., & Haavik, J. (2018). Adult ADHD and Comorbid Somatic Disease: A Systematic Literature Review. *Journal of Attention Disorders, 22*(3), 203–228. https://doi.org/10.1177/1087054716669589

Isaksson, J., Stickley, A., Koposov, R., & Ruchkin, V. (2018). The danger of being inattentive – ADHD symptoms and risky sexual behaviour in Russian adolescents. *European Psychiatry, 47*, 42–48. https://doi.org/10.1016/j.eurpsy.2017.09.004

Jakobsson Støre, S., Van Zalk, N., Granander Schwartz, W., Nilsson, V., & Tillfors, M. (2024). The Relationship Between Social Anxiety Disorder and ADHD in Adolescents and Adults: A Systematic Review. *Journal of Attention Disorders, 28*(9), 1299–1319. https://doi.org/10.1177/10870547241247448

Jeng, J. S., Huang, H. H., Chang, W. H., Cheng, C. M., Su, T. P., Chen, T. J., Tsai, S. J., & Chen, M. H. (2024). Longitudinal study on all-cause and suicide mortality among individuals with attention deficit hyperactivity disorder. *European Child and Adolescent Psychiatry*. Springer Science and Business Media Deutschland GmbH. https://doi.org/10.1007/s00787-024-02511-w

Jong, A., Odoi, C. M., Lau, J., & J.Hollocks, M. (2024). Loneliness in Young People with ADHD: A Systematic Review and Meta-Analysis. *Journal of Attention Disorders, 28*(7), 1063–1081. https://doi.org/10.1177/10870547241229096

Kang, J., Lee, H., Kim, S., Kim, H. J., Lee, H., Kwon, R., Son, Y., Kim, S., Woo, H. G., Kim, M. S., Koyanagi, A., Smith, L., Fond, G., Boyer, L., Rahmati, M., López Sánchez, G. F., Dragioti, E., Solmi, M., Shin, J. Il, … Cortese, S. (2024). Comorbid health conditions in people with attention-deficit/hyperactivity disorders: An umbrella review of systematic reviews and meta-analyses. *Asian Journal of Psychiatry, 99*. https://doi.org/10.1016/j.ajp.2024.104135

Kappel, R. K., Bisgaard, T. H., Poulsen, G., & Jess, T. (2024). Risk of Anxiety, Depression, and Attention-Deficit/Hyperactivity Disorder in Pediatric Patients With Inflammatory Bowel Disease: A Population-Based Cohort Study. *Clinical and Translational Gastroenterology, 15*(4), e00657. https://doi.org/10.14309/ctg.0000000000000657

Kittel-Schneider, S., Arteaga-Henriquez, G., Vasquez, A. A., Asherson, P., Banaschewski, T., Brikell, I., Buitelaar, J., Cormand, B., Faraone, S. V., Freitag, C. M., Ginsberg, Y., Haavik, J., Hartman, C. A., Kuntsi, J., Larsson, H., Matura,

S., McNeill, R. V., Ramos-Quiroga, J. A., Ribases, M., … Reif, A. (2022). Non-mental diseases associated with ADHD across the lifespan: Fidgety Philipp and Pippi Longstocking at risk of multimorbidity? *Neuroscience & Biobehavioral Reviews, 132*, 1157–1180. https://doi.org/10.1016/j.neubiorev.2021.10.035

Kittel-Schneider, S., Quednow, B. B., Leutritz, A. L., McNeill, R. V., & Reif, A. (2021). Parental ADHD in pregnancy and the postpartum period – A systematic review. *Neuroscience and Biobehavioral Reviews* Vol. 124, pp. 63–77. Elsevier Ltd. https://doi.org/10.1016/j.neubiorev.2021.01.002

Kittel-Schneider, S., Wolff, S., Queiser, K., Wessendorf, L., Meier, A. M., Verdenhalven, M., Brunkhorst-Kanaan, N., Grimm, O., McNeill, R., Grabow, S., Reimertz, C., Nau, C., Klos, M., & Reif, A. (2019). Prevalence of ADHD in Accident Victims: Results of the PRADA Study. *Journal of Clinical Medicine, 8*(10), 1643. https://doi.org/10.3390/jcm8101643

Kok, F. M., Groen, Y., Fuermaier, A. B. M., & Tucha, O. (2020). The female side of pharmacotherapy for ADHD – A systematic literature review. *PLoS ONE, 15*(9 September). https://doi.org/10.1371/journal.pone.0239257

Konstenius, M., Leifman, A., van Emmerik-van Oortmerssen, K., van de Glind, G., Franck, J., Moggi, F., Ramos-Quiroga, J. A., Levin, F. R., Carpentier, P. J., Skutle, A., Bu, E. T., Kaye, S., Demetrovics, Z., Barta, C., Auriecomb, M., Fatséas, M., Johnson, B., Faraone, S. V., Allsop, S., … van den Brink, W. (2017). Childhood trauma exposure in substance use disorder patients with and without ADHD. *Addictive Behaviors, 65*, 118–124. https://doi.org/10.1016/j.addbeh.2016.10.016

Kowalewska, E., Bzowska, M., Engel, J., & Lew-Starowicz, M. (2024). Comorbidity of binge eating disorder and other psychiatric disorders: a systematic review. *BMC Psychiatry, 24*(1), 556. https://doi.org/10.1186/s12888-024-05943-5

Koyuncu, A., Ayan, T., Ince Guliyev, E., Erbilgin, S., & Deveci, E. (2022). ADHD and Anxiety Disorder Comorbidity in Children and Adults: Diagnostic and Therapeutic Challenges. *Current Psychiatry Reports* Vol. 24, Issue 2, pp. 129–140. Springer. https://doi.org/10.1007/s11920-022-01324-5

Krauch, P. (2025). Ältere Menschen in Deutschland und der EU. www.demografie-portal.de/DE/Service/Blog/160727_Aeltere_Menschen_Deutschland_EU.html

Lai, M. C., Lin, H. Y., & Ameis, S. H. (2022). Towards equitable diagnoses for autism and attention-deficit/hyperactivity disorder across sexes and genders. *Current Opinion in Psychiatry* Vol. 35, Issue 2, pp. 90–100. Lippincott Williams and Wilkins. https://doi.org/10.1097/YCO.0000000000000770

Larsson, H., Chang, Z., D'Onofrio, B. M., & Lichtenstein, P. (2014). The heritability of clinically diagnosed attention deficit hyperactivity disorder across the lifespan. *Psychological Medicine, 44*(10), 2223–2229. https://doi.org/10.1017/S0033291713002493

Lee, H., Hsu, J. W., Tsai, S. J., Huang, K. L., Bai, Y. M., Su, T. P., Chen, T. J., & Chen, M. H. (2023). Risk of attention deficit hyperactivity and autism spectrum disorders among the children of parents with autoimmune diseases: a nationwide birth cohort study. *European Child and Adolescent Psychiatry, 32*(2), 283–291. https://doi.org/10.1007/s00787-021-01860-0

Lensing, M. B., Zeiner, P., Sandvik, L., & Opjordsmoen, S. (2015). Quality of Life in Adults Aged 50+ With ADHD. *Journal of Attention Disorders, 19*(5), 405–413. https://doi.org/10.1177/1087054713480035

Li, L., Chang, Z., Sun, J., Garcia-Argibay, M., Du Rietz, E., Dobrosavljevic, M., Brikell, I., Jernberg, T., Solmi, M., Cortese, S., & Larsson, H. (2022). Attention-deficit/hyperactivity disorder as a risk factor for cardiovascular diseases: a nationwide population-based cohort study. *World Psychiatry, 21*(3), 452–459. https://doi.org/10.1002/wps.21020

Li, L., Coghill, D., Sjölander, A., Yao, H., Zhang, L., Kuja-Halkola, R., Brikell, I., Lichtenstein, P., D'Onofrio, B. M., Larsson, H., & Chang, Z. (2025). Increased Prescribing of Attention-Deficit/Hyperactivity Disorder Medication and Real-World Outcomes Over Time. *JAMA Psychiatry*. https://doi.org/10.1001/jamapsychiatry.2025.1281

Li, L., Zhu, N., Zhang, L., Kuja-Halkola, R., D'Onofrio, B. M., Brikell, I., Lichtenstein, P., Cortese, S., Larsson, H., & Chang, Z. (2024). ADHD Pharmacotherapy and Mortality in Individuals With ADHD. *JAMA, 331*(10), 850–860. https://doi.org/10.1001/jama.2024.0851

Libutzki, B., Ludwig, S., May, M., Jacobsen, R. H., Reif, A., & Hartman, C. A. (2019). Direct medical costs of ADHD and its comorbid conditions on basis of a claims data analysis. *European Psychiatry, 58*, 38–44. https://doi.org/10.1016/j.eurpsy.2019.01.019

Libutzki, B., Neukirch, B., Kittel-Schneider, S., Reif, A., & Hartman, C. A. (2023). Risk of accidents and unintentional injuries in men and women with attention deficit hyperactivity disorder across the adult lifespan. *Acta Psychiatrica Scandinavica, 147*(2), 145–154. https://doi.org/10.1111/acps.13524

Libutzki, B., Neukirch, B., Reif, A., & Hartman, C. A. (2024). Somatic burden of attention-deficit/hyperactivity disorder across the lifecourse. *Acta Psychiatrica Scandinavica, 150*(2), 105–117. https://doi.org/10.1111/acps.13694

Livingston, G., Huntley, J., Liu, K. Y., Costafreda, S. G., Selbæk, G., Alladi, S., Ames, D., Banerjee, S., Burns, A., Brayne, C., Fox, N. C., Ferri, C. P., Gitlin, L. N., Howard, R., Kales, H. C., Kivimäki, M., Larson, E. B., Nakasujja,

N., Rockwood, K., … Mukadam, N. (2024). Dementia prevention, intervention, and care: 2024 report of the Lancet standing Commission. *The Lancet, 404*(10452), 572–628. https://doi.org/10.1016/S0140-6736(24)01296-0

Loo, E. X. L., Ooi, D. S. Q., Ong, M., Ta, L. D. H., Lau, H. X., Tay, M. J. Y., Yap, Q. V., Chan, Y. H., Tham, E. H., Goh, A. E. N., Van Bever, H., Teoh, O. H., Eriksson, J. G., Chong, Y. S., Gluckman, P., Yap, F. K. P., Karnani, N., Xu, J., Tan, K. M. L., … Broekman, B. F. P. (2022). Associations Between Eczema and Attention Deficit Hyperactivity Disorder Symptoms in Children. *Frontiers in Pediatrics, 10*. https://doi.org/10.3389/fped.2022.837741

Lunsford-Avery, J. R., Carskadon, M. A., Kollins, S. H., & Krystal, A. D. (2024). Sleep Physiology and Neurocognition Among Adolescents With Attention-Deficit/Hyperactivity Disorder. *Journal of the American Academy of Child and Adolescent Psychiatry*. https://doi.org/10.1016/j.jaac.2024.03.005

Martin, J. (2024). Why are females less likely to be diagnosed with ADHD in childhood than males? *The Lancet Psychiatry* Vol. 11, Issue 4, pp. 303–310. Elsevier Ltd. https://doi.org/10.1016/S2215-0366(24)00010-5

Mattingly, G. W., Wilson, J., Ugarte, L., & Glaser, P. (2021). Individualization of attention-deficit/hyperactivity disorder treatment: Pharmacotherapy considerations by age and co-occurring conditions. *CNS Spectrums* Vol. 26, Issue 3, pp. 202–221. Cambridge University Press. https://doi.org/10.1017/S1092852919001822

McClernon, F. J., & Kollins, S. H. (2008). ADHD and Smoking. *Annals of the New York Academy of Sciences, 1141*(1), 131–147. https://doi.org/10.1196/annals.1441.016

Michielsen, M., Comijs, H. C., Semeijn, E. J., Beekman, A. T. F., Deeg, D. J. H., & Sandra Kooij, J. J. (2013). The comorbidity of anxiety and depressive symptoms in older adults with attention-deficit/hyperactivity disorder: A longitudinal study. *Journal of Affective Disorders, 148*(2–3), 220–227. https://doi.org/10.1016/j.jad.2012.11.063

Molina, B. S. G., Hinshaw, S. P., Eugene Arnold, L., Swanson, J. M., Pelham, W. E., Hechtman, L., Hoza, B., Epstein, J. N., Wigal, T., Abikoff, H. B., Greenhill, L. L., Jensen, P. S., Wells, K. C., Vitiello, B., Gibbons, R. D., Howard,
A., Houck, P. R., Hur, K., Lu, B., & Marcus, S. (2013). Adolescent substance use in the multimodal treatment study of attention-deficit/hyperactivity disorder (ADHD) (MTA) as a function of childhood ADHD, random assignment to childhood treatments, and subsequent medication. *Journal of the American Academy of Child and Adolescent Psychiatry, 52*(3), 250–263. https://doi.org/10.1016/j.jaac.2012.12.014

Moukhtarian, T. R., Reinhard, I., Moran, P., Ryckaert, C., Skirrow, C., Ebner-Priemer, U., & Asherson, P. (2021). Comparable emotional dynamics in women with ADHD and borderline personality disorder. *Borderline Personality Disorder and Emotion Dysregulation, 8*(1). https://doi.org/10.1186/s40479-021-00144-y

Müller, M., Turner, D., Barra, S., Rösler, M., & Retz, W. (2023). ADHD and associated psychopathology in older adults in a German community sample. *Journal of Neural Transmission, 130*(3), 313–323. https://doi.org/10.1007/s00702-022-02584-4

Nakou, A., Dragioti, E., Bastas, N.-S., Zagorianakou, N., Kakaidi, V., Tsartsalis, D., Mantzoukas, S., Tatsis, F., Veronese, N., Solmi, M., & Gouva, M. (2025). Loneliness, social isolation, and living alone: a comprehensive systematic review, meta-analysis, and meta-regression of mortality risks in older adults. *Aging Clinical and Experimental Research, 37*(1), 29. https://doi.org/10.1007/s40520-024-02925-1

Nielsen, P. R., Benros, M. E., & Dalsgaard, S. (2017). Associations Between Autoimmune Diseases and Attention-Deficit/Hyperactivity Disorder: A Nationwide Study. *Journal of the American Academy of Child & Adolescent Psychiatry, 56*(3), 234–240.e1. https://doi.org/10.1016/j.jaac.2016.12.010

Nylander, C., Tindberg, Y., & Fernell, E. (2015). Risky sexual behaviour among adolescents may be related to ADHD. *Acta Paediatrica, International Journal of Paediatrics* Vol. 104, Issue 6, p. e235. https://doi.org/10.1111/apa.13003

O'Grady, S. M., & Hinshaw, S. P. (2021). Long-term outcomes of females with attention-deficit hyperactivity disorder: Increased risk for self-harm. *British Journal of Psychiatry* Vol. 218, Issue 1, pp. 64–65. Cambridge University Press. https://doi.org/10.1192/bjp.2020.153

Omar, M., Omar, M., Agbareia, R., & Nassar, S. (2024). *Genetic Insights into the Relationship Between Psychiatric Disorders and Irritable Bowel Syndrome: A Mendelian Randomization Analysis.* https://doi.org/10.1101/2024.02.09.24302578

O'Nions, E., El Baou, C., John, A., Lewer, D., Mandy, W., McKechnie, D. G. J., Petersen, I., & Stott, J. (2025). Life expectancy and years of life lost for adults with diagnosed ADHD in the UK: matched cohort study. *The British Journal of Psychiatry, 226*(5), 261–268. https://doi.org/10.1192/bjp.2024.199

Pagliai, G., Dinu, M., Madarena, M. P., Bonaccio, M., Iacoviello, L., & Sofi, F. (2021). Consumption of ultra-processed foods and health status: a systematic review and meta-analysis. *British Journal of Nutrition, 125*(3), 308–318. https://doi.org/10.1017/S0007114520002688

Pallanti, S., Porta, F., & Salerno, L. (2021). Adult attention deficit hyperactivity disorder in patients with fibromyalgia syndrome: Assessment and disabilities. *Journal of Psychiatric Research, 136*, 537–542. https://doi.org/10.1016/j.jpsychires.2020.10.027

Philipsen, A. (2024). Frauen mit ADHS – spezifische Herausforderungen. *DNP – Die Neurologie & Psychiatrie, 25*(3), 3–3. https://doi.org/10.1007/s15202-024-6267-y

Privara, M., & Bob, P. (2023). Sexual development in ADHD and internet pornography consumption. *Frontiers in Psychiatry, 14*. https://doi.org/10.3389/fpsyt.2023.1240222

Rao, K., Carpenter, D. M., & Campbell, C. I. (2021). Attention-Deficit/Hyperactivity Disorder Medication Adherence in the Transition to Adulthood: Associated Adverse Outcomes for Females and Other Disparities. *Journal of Adolescent Health, 69*(5), 806–814. https://doi.org/10.1016/j.jadohealth.2021.04.025

Regan, T., & Tubman, J. (2020). Attention Deficit Hyperactivity Disorder (ADHD) Subtypes, Co-Occurring Psychiatric Symptoms and Sexual Risk Behaviors among Adolescents Receiving Substance Abuse Treatment. *Substance Use and Misuse, 55*(1), 119–132. https://doi.org/10.1080/10826084.2019.1657895

Reimherr, F. W., Marchant, B. K., Gift, T. E., & Steans, T. A. (2017). ADHD and Anxiety: Clinical Significance and Treatment Implications. *Current Psychiatry Reports* Vol. 19, Issue 12. Current Medicine Group LLC 1. https://doi.org/10.1007/s11920-017-0859-6

Rucklidge, J. J. (2008). Gender differences in ADHD: implications for psychosocial treatments. *Expert Review of Neurotherapeutics, 8*(4), 643–655. https://doi.org/10.1586/14737175.8.4.643

Salem, H., Vivas, D., Cao, F., Kazimi, I. F., Teixeira, A. L., & Zeni, C. P. (2018). ADHD is associated with migraine: a systematic review and meta analysis. *European Child & Adolescent Psychiatry, 27*(3), 267–277. https://doi.org/10.1007/s00787-017-1045-4

Sarver, D. E., McCart, M. R., Sheidow, A. J., & Letourneau, E. J. (2014). ADHD and risky sexual behavior in adolescents: Conduct problems and substance use as mediators of risk. *Journal of Child Psychology and Psychiatry and Allied Disciplines, 55*(12), 1345–1353. https://doi.org/10.1111/jcpp.12249

Shoaib, A., Cepeda, M. S., Murray, G., & Ochs-Ross, R. (2022). Autism: Comorbidities and Treatment Patterns in the Real World, a Retrospective Cohort Study Among Children, Adolescents and Adults Newly Diagnosed with Autism. *Journal of Autism and Developmental Disorders, 52*(10), 4311–4320. https://doi.org/10.1007/s10803-021-05289-x

Skoglund, C., Sundström Poromaa, I., Leksell, D., Ekholm Selling, K., Cars, T., Giacobini, M., Young, S., & Kopp Kallner, H. (2024). Time after time: failure to identify and support females with ADHD – a Swedish population register study. *Journal of Child Psychology and Psychiatry and Allied Disciplines, 65*(6), 832–844. https://doi.org/10.1111/jcpp.13920

Smith, P. (2011). Den Zappel-Philipp gab es wirklich. www.aerztezeitung.de/Panorama/Den-Zappel-Philipp-gab-es-wirklich-342579.html

Soldati, L., Bianchi-Demicheli, F., Schockaert, P., Köhl, J., Bolmont, M., Hasler, R., & Perroud, N. (2020). Sexual Function, Sexual Dysfunctions, and ADHD: A Systematic Literature Review. *Journal of Sexual Medicine* Vol. 17, Issue 9, pp. 1653–1664. Elsevier B.V. https://doi.org/10.1016/j.jsxm.2020.03.019

Soldati, L., Deiber, M. P., Schockaert, P., Köhl, J., Bolmont, M., Hasler, R., & Perroud, N. (2024). Sexually Transmitted Diseases and Attention-Deficit/Hyperactivity Disorder: A Systematic Literature Review. *Journal of Psychiatric Practice, 30*(4), 259–265. https://doi.org/10.1097/PRA.0000000000000789

Solmi, M., Radua, J., Olivola, M., Croce, E., Soardo, L., Salazar de Pablo, G., Il Shin, J., Kirkbride, J. B., Jones, P., Kim, J. H., Kim, J. Y., Carvalho, A. F., Seeman, M. V., Correll, C. U., & Fusar-Poli, P. (2022). Age at onset of mental disorders worldwide: large-scale meta-analysis of 192 epidemiological studies. *Molecular Psychiatry* Vol. 27, Issue 1, pp. 281–295. Springer Nature. https://doi.org/10.1038/s41380-021-01161-7

Song, P., Zha, M., Yang, Q., Zhang, Y., Li, X., & Rudan, I. (2021). The prevalence of adult attention-deficit hyperactivity disorder: A global systematic review and meta-analysis. *Journal of Global Health, 11*, 1–9. https://doi.org/10.7189/jogh.11.04009

Song, Y., Zhao, Y., Baranova, A., Cao, H., Yue, W., & Zhang, F. (2024). Causal association of attention-deficit/hyperactivity disorder and autism spectrum disorder with post-Traumatic stress disorder. *Psychiatric Genetics, 34*(2), 37–42. https://doi.org/10.1097/YPG.0000000000000357

Spiegel, T., & Pollak, Y. (2019). Attention deficit/hyperactivity disorder and increased engagement in sexual risk-taking behavior: The role of benefit perception. *Frontiers in Psychology, 10*(MAY). https://doi.org/10.3389/fpsyg.2019.01043

Stickley, A., Koyanagi, A., Takahashi, H., Ruchkin, V., & Kamio, Y. (2017). Attention-deficit/hyperactivity disorder symptoms and loneliness among adults in the general population. *Research in Developmental Disabilities, 62*, 115–123. https://doi.org/10.1016/j.ridd.2017.01.007

Stollhoff, K. (n.d.). *Aufmerksamkeitsdefizit-/Hyperaktivitätsstörung Übersieht die Mädchen nicht!*

Taipale, H., Bergström, J., Gèmes, K., Tanskanen, A., Ekselius, L., Mittendorfer-Rutz, E., & Helgesson, M. (2024). Attention-Deficit/Hyperactivity Disorder Medications and Work Disability and Mental Health

Outcomes. *JAMA Network Open, 7*(3), E242859. https://doi.org/10.1001/jamanetworkopen.2024.2859
ter Beek, L. S., Böhmer, M. N., Wittekoek, M. E., & Kooij, J. J. S. (2023). Lifetime ADHD symptoms highly prevalent in women with cardiovascular complaints. A cross-sectional study. *Archives of Women's Mental Health, 26*(6), 851–855. https://doi.org/10.1007/s00737-023-01356-7
Tzeng, N. S., Chung, C. H., Lin, F. H., Yeh, C. Bin, Huang, S. Y., Lu, R. B., Chang, H. A., Kao, Y. C., Yeh, H. W., Chiang, W. S., Chou, Y. C., Tsao, C. H., Wu, Y. F., & Chien, W. C. (2019). Risk of Dementia in Adults With ADHD: A Nationwide, Population-Based Cohort Study in Taiwan. *Journal of Attention Disorders, 23*(9), 995–1006. https://doi.org/10.1177/1087054717714057
van Rensburg, R., Meyer, H. P., Hitchcock, S. A., & Schuler, C. E. (2018). Screening for Adult ADHD in Patients with Fibromyalgia Syndrome. *Pain Medicine, 19*(9), 1825–1831. https://doi.org/10.1093/pm/pnx275
Vázquez-González, D., Carreón-Trujillo, S., Alvarez-Arellano, L., Abarca-Merlin, D. M., Domínguez-López, P., Salazar-García, M., & Corona, J. C. (2023). *A Potential Role for Neuroinflammation in ADHD* (pp. 327–356). https://doi.org/10.1007/978-981-19-7376-5_15
Virring, A., Lambek, R., Jennum, P. J., Møller, L. R., & Thomsen, P. H. (2017). Sleep Problems and Daily Functioning in Children With ADHD: An Investigation of the Role of Impairment, ADHD Presentations, and Psychiatric Comorbidity. *Journal of Attention Disorders, 21*(9), 731–740. https://doi.org/10.1177/1087054714542001
Wallin, K., Alehagen, S., Hanberger, L., Lundell, I. W., & Hultsjö, S. (2024). Sexual and reproductive health in young women with ADHD from the view of health care professionals. *BMC Women's Health, 24*(1). https://doi.org/10.1186/s12905-024-03230-9
Wallin, K., Wallin Lundell, I., Hanberger, L., Alehagen, S., & Hultsjö, S. (2022). Self-experienced sexual and reproductive health in young women with Attention Deficit Hyperactivity Disorder a qualitative interview study. *BMC Women's Health, 22*(1). https://doi.org/10.1186/s12905-022-01867-y
Wang, F., Gao, Y., Han, Z., Yu, Y., Long, Z., Jiang, X., Wu, Y., Pei, B., Cao, Y., Ye, J., Wang, M., & Zhao, Y. (2023). A systematic review and meta-analysis of 90 cohort studies of social isolation, loneliness and mortality. *Nature Human Behaviour, 7*(8), 1307–1319. https://doi.org/10.1038/s41562-023-01617-6
Wang, L., Du, M., Wang, K., Khandpur, N., Rossato, S. L., Drouin-Chartier, J.-P., Steele, E. M., Giovannucci, E., Song, M., & Zhang, F. F. (2022). Association of ultra-processed food consumption with colorectal cancer risk among men and women: results from three prospective US cohort studies. *BMJ*, e068921. https://doi.org/10.1136/bmj-2021-068921

Weiner, L., Perroud, N., & Weibel, S. (2019). Attention deficit hyperactivity disorder and borderline personality disorder in adults: A review of their links and risks. *Neuropsychiatric Disease and Treatment* Vol. 15, pp. 3115–3129. Dove Medical Press Ltd. https://doi.org/10.2147/NDT.S192871

Westwood, S. J., Aggensteiner, P.-M., Kaiser, A., Nagy, P., Donno, F., Merkl, D., Balia, C., Goujon, A., Bousquet, E., Capodiferro, A. M., Derks, L., Purper-Ouakil, D., Carucci, S., Holtmann, M., Brandeis, D., Cortese, S., Sonuga-Barke, E. J. S., Baeyens, D., Banaschewski, T., … Wong, I. C. (2025). Neurofeedback for Attention-Deficit/Hyperactivity Disorder. *JAMA Psychiatry, 82*(2), 118. https://doi.org/10.1001/jamapsychiatry.2024.3702

White, J., Buehler, C., & Weymouth, B. B. (2014). Childhood attention deficit hyperactive disorder (ADHD) symptoms and adolescent female sexual victimisation: mediating and moderating effects of risky behaviours. *Journal of Sexual Aggression, 20*(1), 23–39. https://doi.org/10.1080/13552600.2013.782429

White, J. W., & Buehler, C. (2012). Adolescent Sexual Victimization, ADHD Symptoms, and Risky Sexual Behavior. *Journal of Family Violence, 27*(2), 123–132. https://doi.org/10.1007/s10896-012-9411-y

Wymbs, B. T., & Gidycz, C. A. (2021). Examining Link Between Childhood ADHD and Sexual Assault Victimization. *Journal of Attention Disorders, 25*(11), 1612–1622. https://doi.org/10.1177/1087054720923750

Yang, X., Yang, L., Zhang, T., Zhang, H., Chen, H., & Zuo, X. (2023). Causal atlas between inflammatory bowel disease and mental disorders: a bi-directional 2-sample Mendelian randomization study. *Frontiers in Immunology, 14*. https://doi.org/10.3389/fimmu.2023.1267834

Young, S., Adamo, N., Ásgeirsdóttir, B. B., Branney, P., Beckett, M., Colley, W., Cubbin, S., Deeley, Q., Farrag, E., Gudjonsson, G., Hill, P., Hollingdale, J., Kilic, O., Lloyd, T., Mason, P., Paliokosta, E., Perecherla, S., Sedgwick, J., Skirrow, C., … Woodhouse, E. (2020). Females with ADHD: An expert consensus statement taking a lifespan approach providing guidance for the identification and treatment of attention-deficit/ hyperactivity disorder in girls and women. *BMC Psychiatry* Vol. 20, Issue 1. BioMed Central. https://doi.org/10.1186/s12888-020-02707-9

Young, S., Hollingdale, J., Absoud, M., Bolton, P., Branney, P., Colley, W., Craze, E., Dave, M., Deeley, Q., Farrag, E., Gudjonsson, G., Hill, P., Liang, H. L., Murphy, C., Mackintosh, P., Murin, M., O'Regan, F., Ougrin, D., Rios, P., … Woodhouse, E. (2020). Guidance for identification and treatment of individuals with attention deficit/hyperactivity disorder and autism spectrum disorder based upon expert consensus. *BMC Medicine* Vol. 18, Issue 1. BioMed Central Ltd. https://doi.org/10.1186/s12916-020-01585-y

Zeides Taubin, D., Fogel-Grinvald, H., & Maeir, A. (2024). Depressive Symptoms and Quality of Life Among Women Living With a Partner Diagnosed With ADHD. *Journal of Attention Disorders*. https://doi.org/10.1177/10870547241280607

Zeides Taubin, D., & Maeir, A. (2024). »I wish it wasn't all on me«: women's experiences living with a partner with ADHD. *Disability and Rehabilitation, 46*(14), 3017–3025. https://doi.org/10.1080/09638288.2023.2239158

Zhang, L., Du Rietz, E., Kuja-Halkola, R., Dobrosavljevic, M., Johnell, K., Pedersen, N. L., Larsson, H., & Chang, Z. (2022). Attention-deficit/hyperactivity disorder and Alzheimer's disease and any dementia: A multi-generation cohort study in Sweden. *Alzheimer's and Dementia, 18*(6), 1155–1163. https://doi.org/10.1002/alz.12462

Frauen mit AD(H)S: Wissenswertes über eine übersehene Krankheit

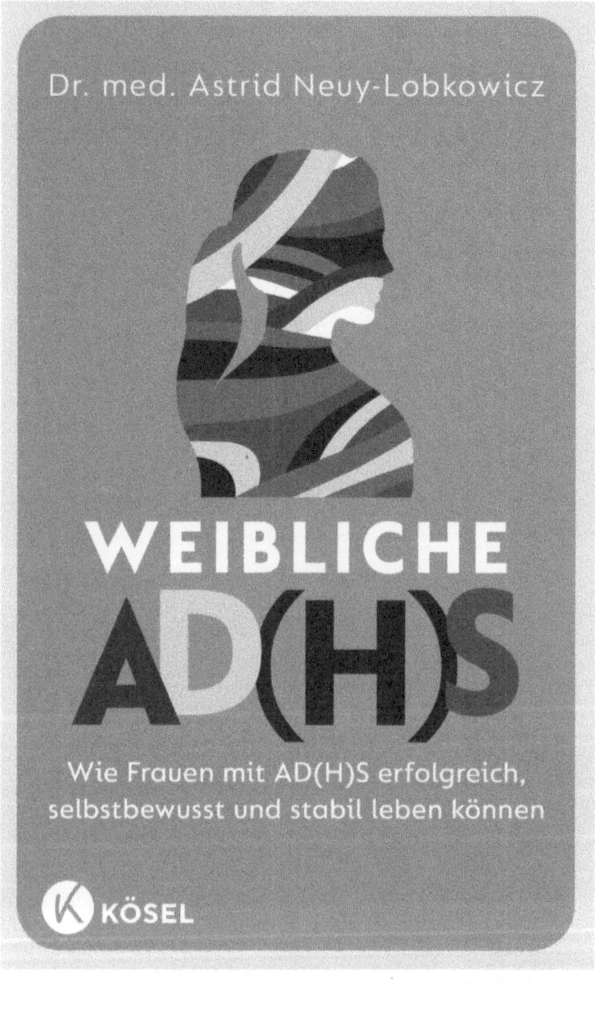